Francesco Tafuro
Nicole Franzen

Unternehmen Zahnarztpraxis – die Bausteine des Erfolgs
Teamführung, Betriebswirtschaft, Marketing, Zeitmanagement, Zukunftstrends

www.unternehmen-zahnarztpraxis.com
Die Internetseite zu Ihrem Buch mit aktuellen nützlichen Zusatzinformationen. U. a. mit
- Praxisbeispielen
- Arbeitsunterlagen
- Checklisten
- Literaturhinweisen

Erfolge ergeben sich nicht zufällig.
Nutzen Sie die Anregungen, Ideen und Informationen aus Buch und Internetseite für Ihre Mitarbeiter.
Als Besitzer dieses Buchs erhalten Sie Ihren Zugang zu den Materialien über folgende daten:
Benutzername: **Praxiserfolg2012**
Kennwort: **Tafuro_Franzen**

Viel Erfolg!

Auch diese Bücher könnten Sie interessieren
Unsere Reihe »Erfolgskonzepte Praxis- & Krankenhaus-Management«

Kutscher, Seßler
Kommunikation – Erfolgsfaktor in der Medizin
Teamführung, Patientengespräch, Networking & Selbstmarketing
2007. 144 S. 18 Abb. Geb. € (D) **36,95**
ISBN 978-3-540-48590-2

Papenhoff, Schmitz
BWL für Mediziner im Krankenhaus
Zusammenhänge verstehen – erfolgreich argumentieren
2009. 145 S. 33 Abb. Geb. € (D) **39,95**
ISBN 978-3-540-89178-9

Schurr, Kunhardt, Dumont
Unternehmen Arztpraxis – Ihr Erfolgsmanagement
Aufbau – Existenzsicherung – Altersvorsorge
2009, 178 S. 91 Abb. Geb. € (D) **44,95**
ISBN 978-3-540-48559-9

Schüller, Dumont
Die erfolgreiche Arztpraxis
Patientenorientierung – Mitarbeiterführung – Marketing
2010. 192 S. 20 Abb. Geb.
€ (D) **39,95**
ISBN 978-3-642-00733-0

Papenhoff, Platzköster
Marketing für Krankenhäuser und Reha-Kliniken
Marktorientierung & Strategie, Analyse & Umsetzung, Trends & Chancen
2010. 152 S. 30 Abb. in Farbe. Geb.
€ (D) **39,95**
ISBN 978-3-540-89090-4

Hollmann
Führungskompetenz für Leitende Ärzte
Motivation, Teamführung, Konfliktmanagement im Krankenhaus
2010. 200 S. 30 Abb. Geb. € (D) **44,95**
ISBN 978-3-642-05264-4

Frank
Meine Arztpraxis – erfolgreich im neuen Gesundheitsmarkt
Die besten Strategien, Ideen und Konzepte
2010. 190 S. 15 Abb. Geb. € (D) **39,95**
ISBN 978-3-540-89088-1

Schäfer
Honorararzt - Flexibilität und Freiberuflichkeit
Akquise, Organisation, Recht, Finanzen
2011, 200 S., 25 Abb. Geb. € (D) **39,95**
ISBN 978-3-642-13081-6

Sander, Müller
Meine Zahnarztpraxis – Marketing
Patientengewinnung, Markenbildung, Positionierung
2011. 165 S. 42 Abb. Geb. € (D) **39,95**
ISBN 978-3-642-13081-6

Sander, Müller
Meine Zahnarztpraxis – Ökonomie
Finanz-, Liquiditäts- und Investitionsplanung, Honorare, Steuern, Gewinn
2012. ca. 200 S. 50 Abb. Geb. € (D) **44,95**
Voraussichtlicher Erscheinungstermin: März 2012

Schramm
Online-Marketing und Internetpräsenz für die erfolgreiche Zahnarztpraxis
2012. ca. 200 S. 20 Abb. Geb. € (D) **39,95**
Voraussichtlicher Erscheinungstermin: April 2012

Ertl-Wagner, Steinbrucker, Wagner
Qualitätsmanagement & Zertifizierung
Praktische Umsetzung in Krankenhäusern, Rehakliniken, stationären Pflegeeinrichtungen
2012. ca. 200 S. 50 Abb. Geb. € (D) **44,95**
Voraussichtlicher Erscheinungstermin: April 2012

Francesco Tafuro
Nicole Franzen

Unternehmen Zahnarztpraxis – die Bausteine des Erfolgs

Teamführung, Betriebswirtschaft, Marketing, Zeitmanagement, Zukunftstrends

Mit 23 Abbildungen, 30 Tabellen und einer Vielzahl von Übersichten

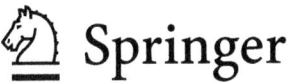

Francesco Tafuro
Tafuro & Team
Coaching – Consulting – Controlling für Zahnärzte
& Ärzte
Grelckstr. 36
22529 Hamburg

Nicole Franzen
COCON PR
Beratung für Kommunikation und Personalmarketing
Sistenichstr. 3
40597 Düsseldorf

ISBN-13   978-3-642-17169-7   Springer-Verlag Berlin Heidelberg New York

Bibliografische Information der Deutschen Nationalbibliothek
Die Deutsche Nationalbibliothek verzeichnet diese Publikation in der Deutschen Nationalbibliografie; detaillierte bibliografische Daten sind im Internet über http://dnb.d-nb.de abrufbar.

Dieses Werk ist urheberrechtlich geschützt. Die dadurch begründeten Rechte, insbesondere die der Übersetzung, des Nachdrucks, des Vortrags, der Entnahme von Abbildungen und Tabellen, der Funksendung, der Mikroverfilmung oder der Vervielfältigung auf anderen Wegen und der Speicherung in Datenverarbeitungsanlagen, bleiben, auch bei nur auszugsweiser Verwertung, vorbehalten. Eine Vervielfältigung dieses Werkes oder von Teilen dieses Werkes ist auch im Einzelfall nur in den Grenzen der gesetzlichen Bestimmungen des Urheberrechtsgesetzes der Bundesrepublik Deutschland vom 9. September 1965 in der jeweils geltenden Fassung zulässig. Sie ist grundsätzlich vergütungspflichtig. Zuwiderhandlungen unterliegen den Strafbestimmungen des Urheberrechtsgesetzes.

SpringerMedizin
Springer-Verlag GmbH
ein Unternehmen von Springer Science+Business Media
springer.de

© Springer-Verlag Berlin Heidelberg 2012

Produkthaftung: Für Angaben über Dosierungsanweisungen und Applikationsformen kann vom Verlag keine Gewähr übernommen werden. Derartige Angaben müssen vom jeweiligen Anwender im Einzelfall anhand anderer Literaturstellen auf ihre Richtigkeit überprüft werden.

Die Wiedergabe von Gebrauchsnamen, Warenbezeichnungen usw. in diesem Werk berechtigt auch ohne besondere Kennzeichnung nicht zu der Annahme, dass solche Namen im Sinne der Warenzeichen- und Markenschutzgesetzgebung als frei zu betrachten wären und daher von jedermann benutzt werden dürfen.

Planung: Hinrich Küster, Heidelberg
Projektmanagement: Kerstin Barton, Heidelberg
Lektorat: Angela Wirsig-Wolf, Wolfenbüttel
Umschlaggestaltung: deblik Berlin
Einbandabbildungen: photos.com
Satz: Crest Premedia Solutions (P) Ltd., Pune, India

SPIN: 80020410

Gedruckt auf säurefreiem Papier   21/2122 – 5 4 3 2 1 0

Danksagung

Bedanken möchte ich mich zuerst bei Ihnen, liebe Leserin und lieber Leser, für Ihr Interesse. Wenn Sie die vielfältigen Möglichkeiten aus diesem Buch – z. B. die Checklisten oder auch den Beratungsgutschein – nutzen, dann ist sicher eine wichtige Grundlage geschaffen, Ihren Praxiserfolg (noch) weiter auszubauen.

Gerne können Sie dieses Buch auch Ihren Kollegen, Lebens- und Dienstleistungspartnern weiterreichen oder empfehlen, um auch bei diesen den Unternehmersinn oder zumindest das Verständnis für Ihre vielfältigen Aufgaben zu stärken.

Ich möchte an dieser Stelle auch allen danken, die das Erscheinen dieses Buches ermöglicht haben. Zu allererst sind da die vielen langjährigen, treuen Kunden und »Coachees«, deren Beispiele und Anregungen wir hier verwenden durften. Danach kommen natürlich die vielen Kooperationspartner, die wir in unserem Spezialistennetzwerk vereinen und die eine Beratung mit rotem Faden sicherstellen. Einige finden Sie als Experten in diesem Buch, allen anderen sei an dieser Stelle für die kompetente und angenehme Zusammenarbeit gedankt.

Allen Mitarbeitern des Springer Verlags gilt ebenfalls ein besonderer Dank, da dieses Buch ohne deren Hilfe nicht zur Realisierung – zumal in dieser Reife – gekommen wäre. Und »last but not least« möchte ich jenen danken, die die Arbeit an diesem Buch neben meiner Haupttätigkeit als Berater und Coach ermöglichten: meiner Frau Kathrin für ihr Vertrauen und ihre praktischen und konstruktiven Hilfen, meinen beiden Töchtern für ihre Geduld, meiner Familie und meinen Freunden für das Tolerieren meiner zeitlichen Abstinenz. Dörte Kruse danke ich für ihre stets professionelle Unterstützung als Expertin und Kollegin und Nicole Franzen, die als unsere PR-Beraterin von der ersten Stunde an an dieses Projekt geglaubt und einen Teil ihrer breitgefächerten Kompetenz in diesem Buch zusammengefasst hat.

Francesco »Franco« Tafuro
Hamburg, im August 2011

Vorwort

Kaum ein Berufszweig hat in den letzten Jahren solch gravierende Veränderungen über sich ergehen lassen müssen wie der des Zahnarztes. Der Zahnarzt wird nun neben seiner Rolle als Zahnmediziner verstärkt als Unternehmer gefragt, ohne dass er hierfür während seiner Ausbildung vorbereitet worden wäre. Dieses Buch liefert Ihnen praktisch erprobte Hilfen und Lösungen in der Praxisführung, die Sie in allen Phasen Ihrer unternehmerischen Praxistätigkeit entlasten und bereichern.

Es kann sowohl in einem Stück wie aber auch als Nachschlagewerk gelesen werden.

- In Kapitel 1 geht es schwerpunktmäßig um die Persönlichkeit des Zahnarztes als selbstständiger Unternehmer. Der Zahnarzt hat schließlich die Aufgabe, sich auch als »unverwechselbare Marke« zu begreifen, an sich, seiner – im Idealfall – individuellen Praxisstrategie und seiner Persönlichkeit zu arbeiten.
- Kapitel 2 stellt Praxismarketing und alle Instrumente dar, mit denen Sie sich nach außen von anderen Praxen abheben können oder in Zukunft sicher auch müssen. Der Kommunikationsmix ist breit gefächert und die Möglichkeiten, die sich heute nach der Ausweitung der Werbemöglichkeiten bieten, groß.
- Kapitel 3 stellt die Betriebswirtschaft in der Zahnarztpraxis zum leichteren Nachvollziehen bzw. Verstehen an Beispielen dar. Die Erläuterung aller wichtigen Begriffe erleichtert Ihnen dabei den schnellen (Lese-)Zugang zu einer wirtschaftlichen Praxisführung.
- Wer passt in mein Praxisteam? Wen suche ich eigentlich gemäß meiner Philosophie? Wie finde und überzeuge ich diesen Kandidaten? Auf alle diese Fragen erhalten Sie in Kapitel 4 die Antworten und zusätzlich noch viele Praxistipps, um sich auch nach der Zusammenstellung eines Teams stets fortzuentwickeln, nach dem Motto: »Stillstand ist Rückschritt«.
- Kapitel 5 widmet sich dem Bereich Rezeption, Organisation und Qualitätsmanagement. Es stellt Ihnen Werkzeuge vor, deren Anwendung letztlich die Umsetzung Ihrer Strategie im Praxisablauf sicherstellt.
- Der Bereich Kommunikation steht in Kapitel 6 im Mittelpunkt, das Antworten gibt auf z. B. folgende Fragen: Wie vermittele ich als Zahnarzt meinen Patienten eine Zuzahlung für meine Leistungen? Wie kann mein Team mich dabei unterstützen? Wie können wir zusammen professionell, erfolgreich und mit Freude die »Berater- und Verkäuferrolle« ausfüllen?
- Einen Ausblick auf die zu erwartenden Trends liefert Kapitel 7. Es ist bewusst frei von politischen Diskussionen und Interpretationen gestaltet, deren Richtung heute keiner genau zu kennen vermag. Vielmehr geht es um allgemeine und gesellschaftliche Trends, mit denen sich der Unternehmer und Zahnarzt gleichermaßen auseinander zu setzen und umsetzbare Lösungen in den Praxisalltag einzubinden hat.

Insgesamt ist dieses Buch darauf ausgerichtet, Ihnen konkrete Lösungen zu liefern, und hierbei konnten wir auf den breiten Erfahrungsschatz von vielen Experten aus der Dentalbranche zurückgreifen, die Ihnen in diesem Buch als Koautoren und Interviewpartner ihr Know-how weitergeben. Auch unsere praktischen Erfahrungen als Zahnärzte- und Praxisberater seit 1994 mit mehr als 1600 verschiedenen Praxisberatungen sind dabei eingeflossen.

Dadurch ist »Unternehmen Zahnarztpraxis« ein wichtiger Ratgeber für den niedergelassenen Zahnarzt und seine Mitarbeiter/innen. Aber auch für angehende Zahnärzte in eigener Praxis oder im Anstellungsverhältnis, Zahnmedizinstudenten, Ärzte in Ärztehäusern und ambulanten Kliniken, Professoren, Dozenten und Ausbilder zahnmedizinischer Berufe ist dieses Buch sehr hilfreich.

Und sicher hilft es ebenfalls zahntechnischen Labormitarbeitern und -leitern, spezialisierten Steuerberatern, Rechtsanwälten und anderen Partnern des »Unternehmens Zahnarztpraxis«, schnell einen Überblick über die Notwendigkeiten der Praxisführung zu erhalten.

Als Umsetzungshilfen haben wir zahlreiche Checklisten erarbeitet, die Sie auf www.unternehmenzahnarztpraxis.de zusätzlich kostenlos herunterladen können. Und sollte auch hier keine zufriedenstellende Lösung vorhanden sein, die Ihre Ziele erreichbar macht, so haben Sie durch dieses Buch auch einen Beratungsgutschein über 150 € erworben. Mit diesem können Sie mit einem der Autoren in einem Beratungs- oder Coachinggespräch in Hamburg Ihren Erfolg sicher gestalten.

Wir hoffen, Ihnen mit diesem Buch ein aktives Hilfsmittel an die Hand gegeben zu haben, und freuen uns auf Ihr Feedback.

Francesco Tafuro und Nicole Franzen
Hamburg, im August 2011

Hinweis: Auch für dieses Buch mussten wir formale Entscheidungen treffen, die Ihnen beim Lesen sicherlich auffallen werden. Allen voran war die Entscheidung zu treffen, welche Geschlechtsform wir wählen. Da die Mehrheit der zahnmedizinischen Fachangestellten immer noch weiblich ist, haben wir uns hier für die weibliche Form entschieden, um eine optimale Lesbarkeit sicherzustellen. Der Einfachheit halber haben wir bei der Nennung der Zahnärzte die männliche Form gewählt und bitten die große Anzahl u. a. an Zahnärztinnen um Verständnis.

Inhaltsverzeichnis

1	**Der Zahnarzt als Unternehmer**	1
	Francesco Tafuro	
1.1	Das Behandlungskonzept: Mehr Individualität wagen	2
1.1.1	POS: Die persönliche Erfolgsstrategie in die Praxis integrieren	4
1.1.2	Persönlichkeit aufbauen	7
1.2	Selbstmanagement	10
1.2.1	Zeitmanagement mithilfe eines Coaches	11
1.3	Lösungen finden statt Probleme suchen	17
1.3.1	Der professionelle Umgang mit Konflikten und Widerstand im Praxisalltag	18
1.3.2	Entscheidungen treffen – Probleme lösen	20
1.4	Dem Stress entspannt ins Auge blicken	21
1.4.1	Lernen, mit Ängsten umzugehen	21
1.4.2	Stressmanagement	23
1.4.3	Selbsttest: Innere Antreiber	24
1.5	Interview mit Jörn Ehrlich (V.I.E.L. – Coaching + Training, Hamburg)	27
2	**Der professionelle Praxisauftritt**	31
	Nicole Franzen	
2.1	Der Patient von heute	32
2.1.1	Ein Verhältnis im Wandel	32
2.1.2	Wonach beurteilen Patienten eine Praxis?	33
2.1.3	Mit Marketing zum Erfolg	33
2.2	Marketing, Werbung oder PR?	34
2.3	Mit Konzept zum Erfolg – PR richtig planen	36
2.4	Identität schaffen (Corporate Identity)	42
2.5	Erfolgreich intern kommunizieren	46
2.6	Pressearbeit	49
2.6.1	Ihr Weg in die Presse	49
2.6.2	Presseverteiler und Themenplanung	50
2.6.3	Pressemitteilung	51
2.7	Patienteninformation	51
2.7.1	Broschüre, Flyer und Praxiszeitung	52
2.7.2	Veranstaltungen	52
2.7.3	Post vom Arzt	53
2.7.4	Bewegte Bilder	53
2.8	Neue Medien/Internet	54
2.8.1	Der eigene Internetauftritt	54
2.8.2	Informationspflichten auf Ihrer Homepage	54
2.8.3	Soziale Netzwerke	55
2.9	Beispiel einer erfolgreichen Praxisanalyse	56
2.10	In 5 Schritten zur richtigen Agentur	59
2.11	Interview mit Rechtsanwalt Dr. Karl-Heinz Schnieder (Fachanwalt für Medizinrecht, Fachanwalt für Sozialrecht) zum Thema »Marketing in der Zahnarztpraxis«	62

3	**Betriebswirtschaft in der Zahnarztpraxis**	65
	Francesco Tafuro und Uwe Schäfer	
3.1	Die Analyse einer Praxis anhand der BWA und mit Hilfe von Praxis-Benchmarking	67
3.1.1	Die Liquiditätsplanung	72
3.1.2	Die Rentabilität	75
3.1.3	Der Umsatz	77
3.1.4	Zusammenfassende Beurteilung des Praxisfalls	81
3.2	**Praxiswertermittlung und Praxiskäufertrends**	81
3.2.1	Wege zur Praxiswertermittlung	82
3.3	**Begriffserläuterungen für die BWA**	84
3.4	**Zehn Leitsätze für ein wirtschaftlich erfolgreiches Praxismanagement**	87
4	**Aufbau und Führung eines Erfolgsteams**	89
	Francesco Tafuro	
4.1	**Personalauswahl: vom Profil zum gewinnenden Erstgespräch**	91
4.1.1	Anforderungsprofil anhand des Stellenprofils	92
4.1.2	Die Stellenanzeige	92
4.1.3	Das Bewerbungsgespräch	93
4.1.4	»Azubi-Casting« – ein Assessment-Center zum Finden der geeigneten Auszubildenden	98
4.2	**Erfolgreiche Einarbeitung von Mitarbeiterinnen**	99
4.2.1	Der richtige Einstieg für »die Neue«	99
4.2.2	Feedback und Einarbeitungskontrolle	99
4.3	**Die Entwicklung eines Praxisteams fördern**	100
4.3.1	Die Phasen der Teamentwicklung	102
4.3.2	Die Aufgaben der Führungskraft in den einzelnen Phasen	102
4.3.3	Merkmale eines Teams nach Abschluss der einzelnen Phasen	106
4.4	**Die Wahl des richtigen Führungsstils**	107
4.4.1	Welcher Führungsstil passt zu Ihnen?	107
4.4.2	Coaching als Führungsstil: Elemente erfolgreicher Mitarbeiterführung	108
4.5	**Kündigung**	113
4.5.1	Schreiben eines qualifizierten Zeugnisses	114
4.6	**Stellenbeschreibungen und Teamkommunikation**	116
4.6.1	Leitfaden Teammeetings	116
4.6.2	Aufgaben- und Kompetenzverteilung	117
4.6.3	Wenn die Praxis weiter wächst	118
4.6.4	Verhaltensregeln für das Team (Praxisbeispiel)	122
4.7	**Leistungszulagen als Motivationsfaktor**	123
4.7.1	Einzelbonus	123
4.7.2	Teamzulage	124
4.7.3	Verteilungsschlüssel	125
4.7.4	Führungskonzept	125
5	**Organisation und Zeitmanagement**	127
	Francesco Tafuro	
5.1	**Visitenkarte Telefon: Die Grundregeln eines effektiven Telefonats**	128
5.2	**Die Rezeption als Ort des Empfangs**	130

5.2.1	Wartezeitmanagement	130
5.2.2	Positiver Umgang mit Kritik	131
5.2.3	Praxisbeispiel: Verhaltensknigge für den professionellen Umgang mit (Neu-)Patienten	134
5.3	**Das professionelle Terminmanagement: Der Praxisterminplaner**	136
5.3.1	ABC-Einteilung Ihrer Patienten	136
5.3.2	Die richtige Fragetechnik	138
5.3.3	Terminblöcke	138
5.4	**Praxisbeispiel: Qualitätsmanagement in Zahnarztpraxen – Last oder Lust?**	139
6	**Effektive Beratungsgespräche durch das Erfolgsteam Zahnarzt und Mitarbeiterinnen**	149
	Franceso Tafuro und Dörte Kruse	
6.1	**Organisatorische Vorbereitung**	151
6.2	**Die 5 Phasen des »Zwei-Gewinner-Gesprächs«**	153
6.2.1	Phase 1: Einstimmen auf den Patienten	153
6.2.2	Phase 2: Fragen stellen, aktiv zuhören und Ihren Patienten ehrlich verstehen wollen	154
6.2.3	Phase 3: Präsentation Ihres Behandlungsvorschlags	155
6.2.4	Phase 4: Preis benennen – aber richtig	156
6.2.5	Phase 5: Entscheidung, individuelle Kostenplanerstellung und Terminierung	156
6.3	**Die Körpersprache sagt mehr als 1000 Worte**	156
6.3.1	Merkmale der Körpersprache	157
6.3.2	Umsetzen in den Praxisalltag	158
6.4	**Ihr Mitarbeiterinnenteam aktiv in der Beratung**	159
6.5	**Beispielfragen**	160
6.5.1	Themenbezogene Fragen	161
6.5.2	Die Anpassung der Fragetechnik an den Gesprächspartner	161
6.6	**Die Patiententypen nach den Kriterien des Neurolinguistischen Programmierens (NLP)**	164
6.6.1	Visueller Typ	164
6.6.2	Kinästhetischer Typ	164
6.6.3	Auditiver Typ	165
6.6.4	Anwendung auf das Beratungsgespräch	165
6.7	**Beratungsschemata**	165
6.8	**So gehen Sie gelassen und souverän mit Einwänden um**	165
6.9	**Interview mit Dörte Kruse, Kommunikationsexpertin für Zahnärzte und Ärzte**	167
7	**Der Zahnarzt in der Zukunft**	171
	Francesco Tafuro und Nicole Franzen	
7.1	**Trends in der Zahnarztpraxis**	172
7.1.1	Mehr Komfort für Patienten und Zahnarztpraxen – Praxiskonzept und Marketing	172
7.1.2	Patientenverhalten im Internet	173
7.1.3	Der Einfluss des ästhetischen Bewusstseins der Patienten	174
7.1.4	Personalstruktur im Wandel	175
7.1.5	Einzel- oder Gemeinschaftspraxis?	175
7.2	**Vereinbarkeit von Familie und Praxis**	176
7.2.1	Work-Life-Balance für Ihre Praxis	176

| 7.2.2 | Beruf und Familie im Wandel der Zeit – Die Zahnmedizin wird weiblich | 177 |
| 7.2.3 | Die familienfreundliche Praxis | 177 |

Literaturverzeichnis ... 183

Portraits der Autoren und Interviewpartner ... 187

Stichwortverzeichnis ... 191

Autorenverzeichnis

Tafuro, Francesco Franco
Tafuro & Team
Grelckstraße 36
22529 Hamburg
E-Mail: info@tafuro-und-team.de

Franzen, Nicole
COCON PR
Beratung für Kommunikation und Personalmarketing
Sistenichstraße 3
40597 Düsseldorf
E-Mail: nicole.franzen@cocon-pr.de

Kruse, Dörte
Tafuro & Team
Grelckstraße 36
22529 Hamburg
E-Mail: info@tafuro-und-team.de

Lenz, Rudolf, Dr. med. dent.
dental-qm
Weißenburgstraße 34
24116 Kiel
E-Mail: info@dental-qm.de

Schäfer, Uwe
Vorstand Health AG
Steindamm 80
20099 Hamburg
E-Mail: u.schaefer@healthag.de

Schwinn, Kirsten
dental-qm
Weißenburgstraße 34
24116 Kiel
E-Mail: info@dental-qm.de

Der Zahnarzt als Unternehmer

Francesco Tafuro

1.1	**Das Behandlungskonzept: Mehr Individualität wagen – 2**	
1.1.1	POS: Die persönliche Erfolgsstrategie in die Praxis integrieren – 4	
1.1.2	Persönlichkeit aufbauen – 7	
1.2	**Selbstmanagement – 10**	
1.2.1	Zeitmanagement mithilfe eines Coaches – 11	
1.3	**Lösungen finden statt Probleme suchen – 17**	
1.3.1	Der professionelle Umgang mit Konflikten und Widerstand im Praxisalltag – 18	
1.3.2	Entscheidungen treffen – Probleme lösen – 20	
1.4	**Dem Stress entspannt ins Auge blicken – 21**	
1.4.1	Lernen, mit Ängsten umzugehen – 21	
1.4.2	Stressmanagement – 23	
1.4.3	Selbsttest: Innere Antreiber – 24	
1.5	**Interview mit Jörn Ehrlich (V.I.E.L. – Coaching + Training, Hamburg) – 27**	

Zahnärzte stehen seit Jahren großen Herausforderungen und Veränderungen gegenüber, deren Bewältigung ihnen über das eigentliche Fach hinaus viel Kompetenz abverlangt. Für viele Aufgaben wurden sie durch ihr zahnmedizinisches Studium kaum vorbereitet:
- wirtschaftlich orientierte Praxisführung,
- Integration eines funktionierenden Qualitätsmanagements und
- professionelle Kommunikation – sowohl dem Patienten und den Mitarbeiterinnen als auch der Öffentlichkeit gegenüber.

Das stellt viele Persönlichkeiten in ein Spannungsfeld von Herausforderungen. Bleiben die einzelnen Anforderungen noch erfüllbar, so können sie doch in der Masse den Zahnarzt rasch überrollen und sich zu massiven Schwierigkeiten ausweiten. Entschlossenheit und Erfahrung bei der Problemlösung helfen, sie im Vorfeld zu erkennen und erfolgreich zu meistern (Tab. 1.1).

1.1 Das Behandlungskonzept: Mehr Individualität wagen

Für den »Unternehmer Zahnarzt« gilt es, einen eigenen Weg zu finden, der sowohl den Bedürfnissen seiner Patientenklientel als auch den persönlichen Bedürfnissen seines Therapiespektrums gerecht wird. Wir bemerken in der Beratung, dass viele Behandlungsangebote schlichtweg von Kollegen übernommen bzw. imitiert wurden. So hat der Boom der dentalen Laserindustrie einen großen »Hype« hinsichtlich teurer und doch technisch eingeschränkter Systeme herbeigeführt. Weitere Beispiele im Rahmen der Naturheilkunde oder auch der ganzheitlichen Zahnmedizin lassen sich hier ohne Probleme aufführen: Teure Systeme und viel Zeit wurde investiert, der Erfolg blieb jedoch zu oft aus.

Dieses Beispiel zeigt auch, dass das Therapiespektrum immer auch von der persönlichen Akzeptanz des Zahnmediziners abhängt.

Gleichwohl muss im Bereich der Zieldefinition darauf hingewiesen werden, wie klar kommunizierte und im persönlichen Gespräch vom Behandler sowie vom Team vertretene Therapiekonzepte mehr Durchschlagskraft und somit Erfolg versprechen. Es ist deshalb nicht verwunderlich, dass in vielen Fällen die auf weniger konzentrierte, aber dafür mehr motivierte Zahnarztpraxis einen größeren und nachhaltigeren Erfolg aufweist als jene Praxen, die sich jedem neuen Trend verschreiben und somit inhaltlich wie fachlich zwar »up to date« sind, jedoch in der Kommunikation immer einen Nachholbedarf haben.

■ Generalist oder Spezialist

Viele Zahnärzte stellen sich die Frage »Generalist oder Spezialist«. Natürlich ist die Antwort in den meisten Fällen kein »Entweder-Oder«. Der Zahnarzt mit breitem Einzugsgebiet, vielen unterschiedlichen Patientengruppen und hohem Patientenzulauf muss sich natürlich zumindest in den Anfangsjahren einem generalistischen Behandlungskonzept verschreiben. Aber es ist auch die Aufgabe des »Unternehmers Zahnarzt«, sich bereits frühzeitig auf jene Fortbildungsbereiche zu konzentrieren, die seinen Interessensschwerpunkten und den Wünschen der Patienten nahe kommen.

Haben Sie auch den Mut zur Kooperation. Die meisten Behandler sind überrascht, wie angenehm der Patient die Information aufnimmt, dass eine bestimmte Therapie von einem spezialisierten Kollegen übernommen wird, und folgt dem weiteren Rat des Behandlers nach der Therapie durch den Spezialisten.

Ein strukturiertes Behandlungskonzept zeigt sich spätestens in der Kontrolluntersuchung des (Neu-)Patienten. So hat ein Zahnarzt seine Behandlung bei erwachsenen Neupatienten wie folgt strukturiert:
1. Bereits im Vorfeld der Behandlung hat der Neupatient bei der Terminierung eine Terminbestätigung mit Praxisbroschüre zugeschickt bekommen.
2. Im Ersttermin, zu dem der Patient 10 Minuten vor der Behandlungszeit einbestellt wird, füllt dann das Rezeptionsteam den Anamnesebogen gemeinsam mit dem Neupatienten aus. Dabei wird ein Erhebungsbogen verwendet, der den Patienten neben der medizinischen Anamnese sowohl über seine Möglichkeiten in der Praxis informiert wie auch Regeln z. B. bei Nichteinhalten von Terminen darlegt.

1.1 · Das Behandlungskonzept: Mehr Individualität wagen

Tab. 1.1 Fragebogen »Haben Sie Ziele und leben Sie danach?«

	Stimmt genau	Stimmt nur teilweise	Stimmt eher nicht	Stimmt überhaupt nicht
Ich habe für mein Privatleben und für mein Berufsleben klare Ziele definiert.				
Private wie auch berufliche Ziele sind zeitlich geordnet.				
Vor dem Beginn einer neuen Aufgabe prüfe ich, ob diese zu meinen Zielen passt bzw. mich diesen näher bringt.				
Aufgaben erhalten bei mir Prioritäten, indem ich prüfe, inwieweit sie wichtig für meine Ziele oder dringend für andere sind.				
Ich weiß, dass ich größere Ziele nur in Teiletappen erreichen kann, und plane diese ein.				
Bevor ich neue Ämter annehme, prüfe ich, ob ich diese wirklich übernehmen kann.				
Die Bereiche Praxis, Familie, Körper und Sinn fülle ich nach meinen Werten bewusst aus.				
Ich fühle mich als Gestalter meiner Praxis.				
Die Ergebnisse meiner Vereinbarungen und Ziellisten überprüfe ich regelmäßig.				
Meine Mitarbeiterinnen wissen, welche Praxisziele ich habe.				
Stress kann ich gut managen und fühle mich körperlich fit und gesund.				
Ich arbeite an meiner Persönlichkeit.				

Auswertung

1. Schauen Sie sich jetzt Ihr Ergebnis nochmals an: Welche Bereiche liegen bei »Stimmt eher nicht« oder sogar bei »Stimmt überhaupt nicht«?
2. Welche davon wollen oder müssen Sie persönlich zum Erreichen Ihrer Ziele verändern?
3. Wie wollen Sie dies machen?

3. Der Patient wird dann von der Mitarbeiterin aus dem Wartezimmer ins Behandlungszimmer, aber noch nicht an die Besprechungsecke geführt. Ein Behandlungsinstrumentarium ist im Zimmer noch nicht sichtbar aufgebaut.
4. Die konkreten Wünsche und Bedürfnisse des Patienten werden durch eine offene Fragetechnik herausgefunden und bilden für das Beratungsgespräch beim 2. Termin die Grundlage.
5. In dieser Phase gilt es dann auch für den Zahnarzt, in kurzen Sätzen die Besonderheiten der Praxis darzustellen; seine Behandlungsphilosophie, was dem Praxisteam wichtig ist, welche Behandlungen die Praxis selbst anbietet und welche in Zusammenarbeit mit weiteren Spezialisten vorgenommen werden.
6. Die Untersuchung wird von den Zähnen über das Zahnfleisch bis hin zu den Kiefergelenken vorgenommen, inklusive aller notwendigen Diagnoseverfahren. Dabei wird u. a. der PSI dem Patienten vorab kurz erläutert und es erfolgen dann Ansagen an die Mitarbeiterin zur Dokumentation. Parallel werden intraorale Kamerabilder aufgenommen, die zur Visualisierung benötigt werden. Eine Assistenzmitarbeiterin verfolgt alle weiteren Schritte konzentriert und macht ausführliche Notizen und Eintragungen.

7. Sofern der Befund einen größeren Behandlungsbedarf darstellt, wird sofort ein 2. Termin avisiert, die ersten notwendigen Schritte wie u. a. eine Professionelle Zahnreinigung jedoch schon kurz dargestellt.
8. Generell erfolgt keine prothetische Arbeit ohne vorherige Prophylaxe und/oder Zahnfleischbehandlung. Dem Patienten werden hier die Problemstellen auch klar visualisiert und die Lösungen dargestellt. Der aktuelle Recallrhythmus wird dann benannt und dem Patienten der Hinweis auf die Notwendigkeit dieser Therapie deutlich vermittelt. Er erhält hierzu auch eine individuelle Patienteninformation.

1.1.1 POS: Die persönliche Erfolgsstrategie in die Praxis integrieren

Eine Strategie ist die Konzentration Ihrer Kräfte auf Ihre Ziele. Alle erfolgreichen Menschen eint, dass sie neben klaren Zielen auch eine Strategie haben und ihre Ressourcen wie Zeit, persönliche Energie, aber auch die Finanzkraft darauf ausrichten. Wir wollen Ihnen deshalb mit den folgenden Ausführungen die Definition Ihrer persönlichen Strategie näherbringen. Doch bevor wir mit der Definition beginnen, ein paar Grundsätze vorweg zur Definition von Strategien.

Grundsätze zur POS (Patientenorientierte Strategie)

Konzentration Ihrer Ressourcen Generell gilt es, jede Strategie daraufhin zu prüfen, ob sie alle Ressourcen und Energien konzentriert und somit ein Verzetteln des Zahnarztes und seines Teams aktiv verhindert. Viele Menschen erreichen ihre Ziele nicht, weil sie ihre Energien oder auch finanziellen Ressourcen vorher vergeudet haben. Viele Zahnärzte verzetteln sich in den verschiedensten Schwerpunkten: Der Endodontiespezialist merkt nach den ersten Widerständen der Patienten, dass er doch lieber die Implantologie integrieren würde, und meldet sich zu seinem nächsten Curriculum an. Neben den Kosten für Fortbildung und Reisen entsteht ein nicht unwesentlicher Praxisausfall.

Konzentration auf bestimmte Patientengruppen Natürlich können Sie nicht von heute auf morgen nur noch eine Patientengruppe – z. B. Implantatpatienten – therapieren. Aber Sie können innerhalb Ihrer Patientenklientel jene Zielgruppe ausmachen und deren Quantität fördern, die als Zielgruppe wichtig für Ihre Strategie ist. Konsequent verfolgt bedeutet dieses Ziel dann auch, Erscheinungsbild, Technik, ja sogar die Servicementalität Ihres Teams auf diese Zielgruppenwünsche auszurichten.

Problemlöser Ihrer Zielgruppe Was wünscht sich Ihre Zielgruppe am meisten? Oder anders ausgedrückt: Was hat sie bisher am wenigsten und wünscht es sich daher sehnlich? Ist es ein attraktives gewinnendes Äußeres dank schöner Zähne? Ist es der Wunsch, endlich wieder wie mit eigenen Zähnen zubeißen zu können? Oder will ihre Zielgruppe – trotz immenser Ängste vor dem Zahnarzt – wieder gesunde Zähne haben und auch die eigene »Scheu« vor dem Besuch in Ihrer Praxis verlieren?

Maximaler Nutzen = Maximales Praxisergebnis Dies klingt logisch, doch in vielen Praxen wird nicht der Patient mit seinen »Problemen« in den Mittelpunkt gerückt, sondern strikt ausgabenorientiert die billige statt der guten Kraft an dem Empfang gesetzt, weil es 200 EUR einspart. Und aus Kommunikationsschulungen werden eher Massenseminare, weil »die Mitarbeiterinnen ja auch etwas mitnehmen« – sie bearbeiten aber nicht den »wunden« Punkt, was Sie und Ihre Praxis weiterbringen würde. Verstehen Sie uns nicht falsch. Natürlich müssen Sie Ihre Ressourcen zusammenhalten, aber Sie dürfen nicht an der falschen Stelle sparen: der Maximierung des Patientennutzens. Denn je größer der Patientennutzen wahrgenommen wird, umso wertvoller ist Ihre Leistung für den Patienten und umso mehr wird er diese Leistung auch nach außen kommunizieren. Über die Nutzenmaximierung für Ihre Patientenzielgruppe kommen Sie also automatisch zur Gewinnmaximierung – aber mit nachhaltiger Wirkung!

Das Vorgehen zur Definition der eigenen POS

Bevor Sie nun in das Buch hineinschreiben: Eine Checkliste mit diesen Fragen kann von allen Lesern kostenlos unter ▶ www.unternehmenzahnarztpraxis.de heruntergeladen werden.

- **Was sind Ihre Stärken?**

Die Stufe 1 zu Ihrer persönlichen Strategie sind die Antworten auf folgende Fragen:
- Was benennen Patienten, Mitarbeiterinnen oder auch Kollegen, die Sie gut kennen, als Ihre persönlichen Stärken? Welche Schwerpunkte passen zu Ihren Stärken?
- In welchen Bereichen haben Sie fachlich und objektiv betrachtet bisher eine besonders hohe Kompetenz? Welche Spezialgebiete ergeben sich daraus?
- Welche Zuzahler- und Privatleistungen akzeptieren Ihre Patienten bisher am meisten? Worauf führen Sie diese Akzeptanz zurück?

> **Tipp**
>
> Wenn Sie hier bei der Definition Ihrer Stärken und Besonderheiten einen »blinden Fleck« an sich selbst entdecken, lassen Sie eine kompetente Praxisanalyse durchführen!

Ein Zahnarzt aus Hamburg hat früh festgestellt, dass er lieber eine längere Behandlung an einem Patienten durchführt, als parallel auf mehreren Zimmern verschiedene Behandlungen vorzubereiten und durchzuführen. Er hat fachlich den Schwerpunkt der Endodontie verfolgt, ist hierzu im Rahmen seiner Assistentenzeit sogar zu einem renommierten Fachmann gegangen und hat die Behandlung, Aufklärung sowie die »Überweisergespräche« somit »von der Pike auf« erlernt. Über verschiedene Vorträge, Seminare und Fortbildungen hat er sich nach und nach einen Spezialistenruf erworben. Seine Praxis führt er nun 10 Jahre nach dem Ende seines Studiums als einer der Spezialisten für Endodontie in Hamburg und richtet seine zeitlichen Möglichkeiten und privaten finanziellen Notwendigkeiten auf diese Spezialisierung hin aus.

- **Was möchte Ihre bevorzugte Patientenzielgruppe?**

Sie haben verschiedene Patientengruppen und müssen sich im Laufe Ihrer Praxistätigkeit entscheiden, inwieweit Sie bestimmten Erwartungen Ihrer Patienten besonders gerecht werden wollen. Sonst erliegen sie der Gefahr, es allen recht machen zu wollen und keinem gerecht zu werden – auch nicht sich selbst!
- Analysieren Sie mithilfe Ihrer Praxissoftware Ihren Patientenstamm sowie alle Neupatienten aus den letzten 12–18 Monaten in Bezug auf Alter, Geschlecht, Wohnort, Versicherungsform. Welche Patientengruppe betreut Ihre Praxis zurzeit hauptsächlich? Welche Behandlungen haben diese hauptsächlich erhalten? Welche stehen noch aus bzw. können noch gemacht werden, z. B. im Bereich Zahnersatz, Prävention, Bleaching?
- Welches sind die primären Bedürfnisse dieser Patientenzielgruppe in Bezug auf Zähne, Ästhetik, Funktionalität, Zeit, Finanzen? Mit welchen Gefühlen gehen diese Patienten zu Ihnen zur Behandlung?
- Welche Patientengruppe passt am besten zu Ihren erarbeiteten Behandlungsschwerpunkten?
- Wo in Ihrem Umfeld befindet sich diese Patientengruppe noch (was wissen Sie über andere Fachärzte, Gesundheitsbereiche, evtl. sogar über Konsumgewohnheiten?)

Ein Zahnarzt aus Dortmund, der besonders viele Freiberufler und Selbstständige seine Patienten nennen durfte, hatte früh erkannt, wie wichtig seinen Patienten pünktliche und planmäßige Behandlungen sind. Er hat daraufhin seine spontane Art gezügelt, »mal eben 1 oder 2 Behandlungsschritte mehr zu machen«, obwohl die Zeit dafür nicht eingeplant war und dies auch der Tagesablauf nicht hergab.

> **Tipp**
>
> In der Praxis bemerken wir, dass eine Zahnarztpraxis vor der Spezialisierung durchschnittlich ca. 5 Zielgruppen bereits abdeckt. Suchen Sie sich hiervon 2 mit sich nicht widersprechenden Erwartungen aus!

Die »3-11-Regel«

Ein Patient, der mit Ihrer Praxis sehr zufrieden ist, weil seine Erwartungen mehr als übertroffen wurden, sagt es im Durchschnitt 3 potenziellen Patienten bzw. Mitmenschen in Ihrem Umfeld weiter.

Haben Sie oder Ihr Team jedoch die Erwartungen eines Patienten enttäuscht, so wird dieser es statistisch gesehen 11 Patienten weitersagen. Das ist sicher nicht gerecht, aber bekannt; »bad news are good news«. Nutzen Sie die Konzentration auf Ihre beiden Zielgruppen,

- um Ihre Zielgruppe noch enger an sich zu binden und deren Behandlungs-, Kommunikations- und Serviceerwartungen zu übertreffen,
- um sich von Ihnen unangenehmen, wenig passenden Zielgruppen (C-Patienten) zu trennen. Deren Unzufriedenheit müssen Sie im Gespräch natürlich ernst nehmen, bei nicht realistischen Forderungen z. B. im Bereich Ihrer Zuzahlung und Rechnungsstellung zurückweisen und ggf. häufigen Störungen an andere Zahnärzte verweisen: »Sehr geehrter Herr Müller, ich merke, dass Sie mit dieser Leistung nicht zufrieden sind. Das tut uns leid und ich weiß nicht, ob wir hier Ihr richtiger Ansprechpartner sind. Evtl. gibt es eine andere Praxis, die Ihnen diesbezüglich gerecht werden kann?!« Mutig, aber wichtig, um Grenzen bei jenen Erwartungen zu setzen, die nicht mit Ihrer Zielgruppe zusammenhängen, auch weil dies für Zahnarzt und gesamtes Team selbst bei Maximalleistung zu viel Aufwand bedeuten würde.

Was bedeutet dies für Ihre Praxis? Sie und Ihr Team müssen die Erwartungen Ihrer Patientenzielgruppe also übertreffen, um über Mundpropaganda neue und offene Patienten zu gewinnen, die zu Ihrer Praxis passen; deshalb ist es so wichtig, sich auf bestimmte Wünsche und Erwartungen zu konzentrieren.

Was ist das größte Problem Ihrer Patientenzielgruppe?

Nehmen Sie sich nun eine der von Ihnen – ggf. gemeinsam mit Ihrem Coach – herausgearbeiteten Zielgruppen vor:

- Fragen Sie ganz detailliert: Welche genauen Wünsche/Ziele hat diese Patientengruppe? Was ist deren größtes Bedürfnis? (Zum Beispiel: Haben wenig Zeit? Müssen gewinnende Zähne im Beruf zeigen? Wollen wieder richtig zubeißen?)
- Was erwarten diese Patienten von Ihrer Praxis?
- Welche dieser Erwartungen können Sie gemeinsam mit Ihrem Team heute bereits erfüllen?
- Wie können Sie diese Erwartungen erfüllen bzw. sogar noch übertreffen?
- Was ist das größte Problem dieser Patienten? Welche dieser Probleme können Sie mit Ihrem Team gemeinsam heute schon lösen?
- Welches »brennendes Problem« können Sie als nächstes lösen?

> **Tipp**
>
> Nutzen Sie doch eine Patientenumfrage, um für Ihre persönliche POS die für Ihre Patienten allgemein wichtigsten Punkte abzuklopfen. Professor Bochmann hat in Zusammenarbeit mit der Zahnärztekammer Hessen 2002 eine repräsentative Patientenumfrage bei 141 hessischen Zahnärzten durchgeführt (Schüller u. Dumont 2010), deren Ergebnisse in ◘ Abb. 1.1 wiedergegeben sind. Nutzen Sie diese Quelle und hinterfragen Sie auf einer geraden Antwortskala von z. B. 1 bis 4 die Ausprägung der einzelnen Punkte. Einen Musterfragebogen können Sie herunterladen unter ▶ www.unternehmenzahnarztpraxis.de.

Wie bleiben Sie »am Ball«?

- Stellen Sie sicher, dass Ihr Team patientenzielgruppenorientiert denkt (z. B. Teammeetings, interne Fortbildungen, Zielgespräche, Weiterbildungen).
- Nutzen Sie finanzielle Überschüsse für Investitionen, die zur Nutzenmaximierung passen, wie ein attraktives Erscheinungsbild, ein Duftmarketing oder auch mediale Praxisräume, die moderne Techniken aktiv zur Ablenkung und Aufklärung in die Praxis einbinden.

1.1 · Das Behandlungskonzept: Mehr Individualität wagen

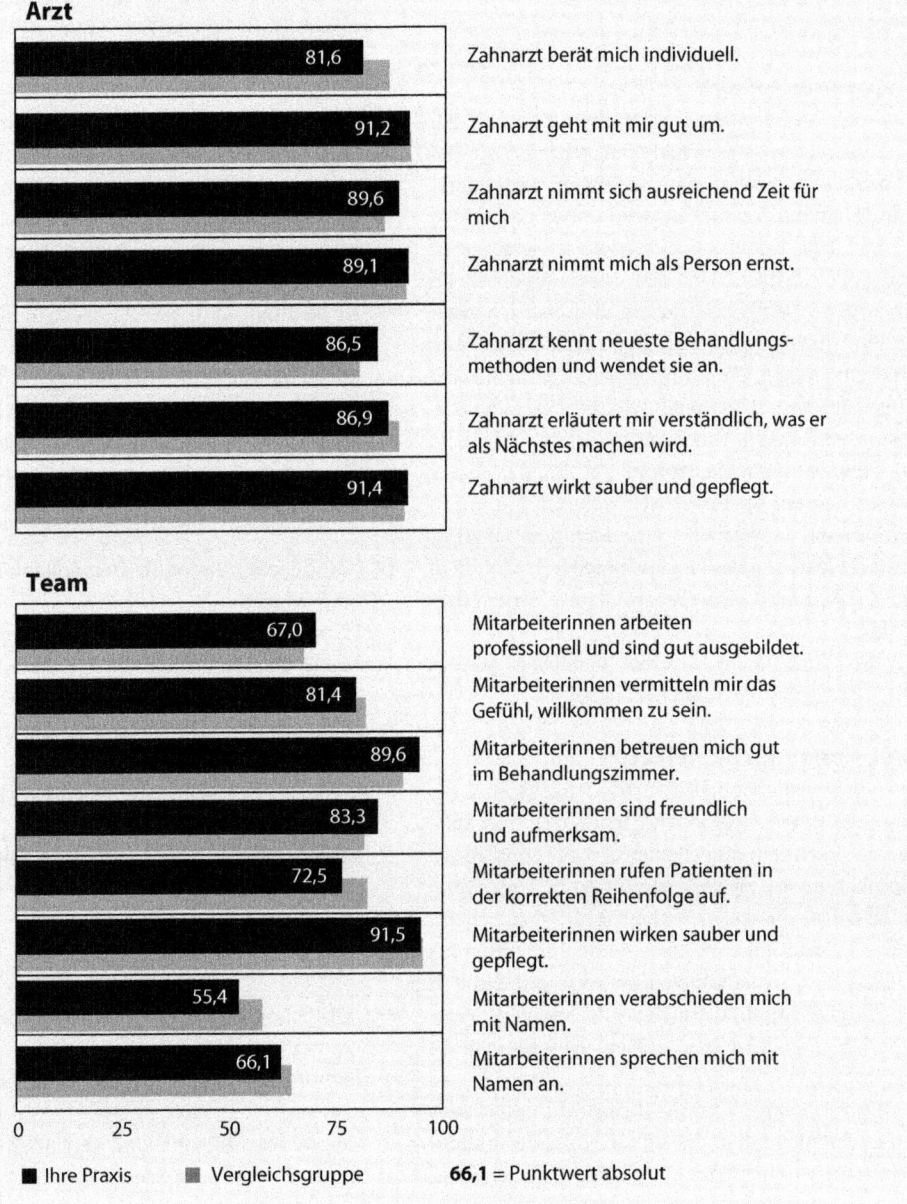

◘ Abb. 1.1 Untersuchung von Patienten- und Mitarbeiterzufriedenheit. (Aus Schüller u. Dumont 2010)

- Bewahren Sie den Zeitgeist: Wie können Sie Ihre Patienten heute und in Zukunft überraschen?

1.1.2 Persönlichkeit aufbauen

Wir Menschen unterscheiden uns nicht nur äußerlich, auch die Persönlichkeit ist einmalig und individuell. Menschen können den Begriff »Persönlichkeit« oft schwer in Worte fassen, spüren und

- **Der erste Eindruck**

Innerhalb der ersten 20 Sekunden, in denen wir Menschen bewusst wahrnehmen, schätzen wir diese bereits ein und stecken sie oft in eine Schublade. Dadurch versuchen wir, unser Gegenüber anhand uns bekannter Kriterien zu analysieren und einzuschätzen. Um den ersten Eindruck als einen gewinnenden zu nutzen, hilft es, sich eines Persönlichkeitsmodells zu bedienen. Dieses gibt Ihnen die Möglichkeit, Ihre Persönlichkeit anhand einer Vielzahl an Verhaltensweisen einzuschätzen und Ihnen ein Bild Ihrer Außenwirkung zu geben. Ein gutes Persönlichkeitsprofil gibt Ihnen in relativ kurzer Zeit ein unverwechselbares Bild mit vielen Stärken und Schwächen. Faszinierend zu sehen ist für viele hierbei, dass viele Schwächen letztendlich die Kehrseite der Medaille, sprich der Stärken darstellen.

Das Modell, das wir hier vorstellen, ist das DISG-/Persolog-Persönlichkeitsprofil.

DISG-Persönlichkeitsprofil

Ein gutes professionelles Persönlichkeitsprofil ermöglicht Ihnen, persönliche Tendenzen und Stärken zu erkennen, den eigenen Arbeits- und Kommunikationsstil zu analysieren, eine Umgebung zu schaffen, die Zufriedenheit und Erfolg schafft, sowie Verständnis für unterschiedliche Kommunikations- und Arbeitsstile zu kreieren und dadurch potenzielle Konfliktbereiche mit anderen Menschen zu erkennen bzw. auf ein Mindestmaß zu reduzieren.

Das Persolog-Persönlichkeitsprofil unterscheidet 4 Verhaltensstile, die sich in jeder Persönlichkeit wiederfinden. Diese Verhaltensstile entsprechen Eigenschaften, die eine tendenzielle Aussage über ein Verhalten zulassen. D steht für dominant, I für initiativ, S für stetig und G für gewissenhaft.

Persönlichkeitseigenschaft Dominanz (D)

Dominante Menschen fühlen sich herausgefordert, wenn Opposition und Konkurrenz überwunden werden müssen.

- Sie zielen auf sofortige Ergebnisse, veranlassen Dinge, nehmen Herausforderungen an, treffen schnelle Entscheidungen, beanspruchen Autorität, wollen die Entscheidung selbst treffen, lösen Probleme und stellen Zustände bzw. Prinzipien in Frage.
- Innerhalb der Beratung brauchen dominante Personen eine starke und klare Stellung.
- Sie brauchen Blickkontakt und Mitentscheidungsmöglichkeiten anhand von Modellen, Bildern oder auch der Situation der eigenen Zähne.
- Sie bevorzugen direkte Antworten und wenig Diskussion.
- Lange Monologe des Behandlers zur Erklärung sind ihnen zuwider, und ein sicheres Zeichen dafür, dass sie Ihnen nicht mehr folgen, ist eine verschränkte Körpersprache sowie ein abschweifender Blick.

- **Dinge, die dominante Persönlichkeiten motivieren**
- Handlungsspielraum
- Macht und Autorität in ihrer Funktion und Stellung
- einen großen Wirkungskreis in ihrem Arbeitsgebiet
- kreative, interessante Aufgaben, die es zu bewältigen gilt
- keine zu strenge Überwachung in der Ausführung der Tätigkeiten
- Prestige und Herausforderung sowie Aufstiegsmöglichkeiten

- **Dinge, durch die dominante Persönlichkeiten effektiver werden**
- Identifikation mit dem Praxisteam, indem sie arbeitet,
- Zeigen von Empathie und Verständnis und nicht nur der rauen Schale. Hierzu gehört auch in Gesprächen Sensibilität zu zeigen. Wichtig ist auch, anderen zuzuhören, ohne sie zu unterbrechen.
- Eine dominante Person sollte sich an Regeln halten, zumal wenn sie diese selbst aufstellt.

Eine dominante Person sollte sich eine Praxis mit Mitarbeiterinnen suchen, die folgendes können:
- Umfangreiche Daten sammeln und die Informationen interpretieren

- Das Umfeld stabilisieren und für Ruhe sorgen. Auch sollten diese differenziert Arbeitsprozess bewerten und die Teamarbeit fördern können
- Hilfreich bei hoch Dominanten sind zudem vorsichtigere Persönlichkeiten, die das Für und Wider abwägen können

Persönlichkeitseigenschaft Initiative (I)

Eine initiative Person fühlt sich herausgefordert, wenn andere gewonnen und zusammengebracht werden müssen.

- Initiative knüpfen Kontakte, machen einen guten Eindruck, drücken sich gut und klar aus, schaffen eine motivierende Atmosphäre und Umgebung.
- Das heißt, sie stimmen Ihnen gerne zu, vermitteln mit ihrer Stimme bereits eine Stimmung, kommen mit tollen Ideen auch bereits zum Ersttermin an, verbreiten Begeisterung, unterhalten andere und sorgen auch für Wohlbefinden bei Ihrer Assistenz.
- Eine initiative Person benötigt daher den Raum für Beliebtheit und Anerkennung, freie Meinungsäußerung. Sie möchte Gelegenheit haben, ihre Vorschläge anzusprechen und Ihnen idealerweise noch darzustellen, wie ihre Zähne auszusehen haben.
- Es ist wichtig, die Anregung Ihres Gegenübers positiv zu bestätigen, wenn Sie merken, dass Sie einen initiativen Patienten haben und dieser einen wichtigen Sachverhalt zur Beratung beigetragen hat.
- Loben Sie dies und stellen Sie dies klar heraus.

■■ Dinge, die initiative Persönlichkeiten motivieren

- Anerkennung und positive Unterstützung in ihrer Arbeit
- Neuere und bessere Möglichkeiten in der Arbeit, wie das neue, schönere Laptop, Handy etc.
- Ausdrucksfreiheit: Initiative benötigen Platz und Zeit für das Äußern Ihrer Gedanken/Ideen
- Unterrichten und Anweisungen geben
- Verbindungen zu Höhergestellten sind für Initiative wichtig. Sie wollen die Möglichkeit, ihre Talente und Fähigkeiten zu zeigen

■■ Dinge, durch die initiative Persönlichkeit effektiver werden

- Einhaltung von Terminen
- Infragestellen ihrer vielfältigen Ausreden für das Misslingen von Maßnahmen
- Fakten als Grundlage für Argumente verwenden
- Bei Entscheidungen objektiv sein und nicht zu sehr auf Sympathien achten
- Initiativen sollten die eigene Leistungsfähigkeit realistisch betrachten und benötigen hierfür regelmäßig ein objektives Feedback.

Eine initiative Person sollte sich eine Praxis mit Mitarbeiterinnen suchen, die folgendes können:
- Strenge Maßstäbe anlegen, z. B. in der Dokumentation, dem Ablauf der Prophylaxe, dem Einhalten von geplanten Behandlungen
- Organisieren können sollten ihre Mitarbeiterinnen, weil Initiative meist zu vieles gleichzeitig wollen. Deshalb sind auch Personen hilfreich, die auf Systematik Wert legen und Anforderungen mit klaren, präzisen Lösungen erfüllen

Persönlichkeitseigenschaft Stetigkeit (S)

Eine Person mit stetigem Verhalten fühlt sich herausgefordert, wenn sie mit anderen zusammenarbeitet.

■■ Tendenzen stetiger Persönlichkeiten

- Sie halten einmal akzeptierte Arbeitsabläufe ein, bleiben gerne an einem Arbeitsplatz, entwickeln spezialisiertes Können, konzentrieren sich auf die Aufgaben, sind loyal und zeigen Treue, sind ein guter Zuhörer, beruhigen aufgeregte Leute.
- Eine Person mit stetigem Verhalten braucht ein Umfeld, in dem Sicherheit, geordnete und bewährte Abläufe und Begründungen für Veränderungen gegeben werden.
- Sie möchte mit anderen im Einklang sein und erwartet Sicherheit. In der Kommunikation sowie im Umgang mit Mitmenschen bleibt die stetige Person ruhig und gefasst, baut Kraftreserven auf.
- Stetige zeigen Loyalität und Treue, bleiben aber auch mal zu lange an einem Platz. Stetige

sind sehr geduldig, weshalb ihre Zuhörfähigkeit sehr geschätzt wird.

▪▪ Dinge, durch die stetige Persönlichkeiten effektiver werden
- Das Akzeptieren notwendiger Veränderungen
- Stetige sollten ihre Kreativität fördern und ihre Überzeugungen offen äußern
- Wichtig bei Aufgaben ist es, wenn realistische Ziele gesetzt werden und wenn auch unter Druck die Kontrolle bewahrt wird.

Eine stetige Person braucht andere mit folgenden Eigenschaften:
- Die neuen, unterschiedlichen Interessen gegenüber aufgeschlossen sind
- Die große und wichtige Verantwortungsbereiche übernehmen
- Die sich durch verbale Fähigkeiten Anerkennung verschaffen
- Auch das Vorgeben eines schnellen Tempos ist sinnvoll
- Sollen Dinge umgesetzt werden, die auch das Privatleben tangieren, müssen Kontrollen zur Umsetzung des Notwendigen durchgeführt werden

Persönlichkeitseigenschaft Gewissenhaftigkeit (G)

Gewissenhafte Persönlichkeiten haben das Grundbedürfnis, ihre Aufgaben richtig zu machen: Qualität nach klaren Prinzipien zu erbringen ist für diese Personen eine Normalität. Sie reden nicht gerne, aber wenn, dann mit anderen über mögliche Konsequenzen von nicht nach ihren Vorstellungen durchgeführten Maßnahmen. Ihre Grundangst ist, kritisiert zu werden.

▪▪ Dinge, die gewissenhafte Persönlichkeiten motivieren
- Die Möglichkeit, der Ursache eines Problems auf den Grund zu gehen
- Gewissenhafte wollen Aufgaben und Ziele definieren
- Sie übernehmen deshalb auch oft eine »Sachverständigenrolle« bei langfristiger Planung
- Sie benötigen Bestätigung bzw. Absicherung von Respektpersonen für ihre Entscheidungen
- Eine große Motivation ist es für Gewissenhafte auch, eine Ordnung wieder herzustellen

▪▪ Dinge, durch die gewissenhafte Persönlichkeiten effektiver werden
- Das Knüpfen neuer Kontakte
- Gewissenhafte sollten angehalten werden, neue und unterschiedliche Erfahrungen zu machen und ihren Sinn für Experimente unter Beweis zu stellen
- Sie sollten Kontrolle über die Praxissituation selbst ausüben und sich hier besonders in der Kommunikation derselben üben
- Auch sollten sie der konstruktiven Energie freien Lauf lassen und die Nase vorn haben wollen. Ein wenig Wettbewerbssinn tut diesen Persönlichkeiten gut, um der Öffentlichkeit auch einmal den Wert zu vermitteln

Eine gewissenhafte Person braucht andere,
- … die sie zum Handeln anspornt und motiviert. Gewissenhafte sollten die Führungsqualitäten anderer fördern – und nicht nur deren Fachkompetenz
- Für die eigene Effizienz sollte eine gewissenhafte Persönlichkeit lernen, schnellere Entscheidungen zu treffen, und auch gegen Widerstände kämpfen
- Es hat sich zudem bewährt, dass besonders gewissenhafte Menschen Dinge in Frage stellen und Alternativen anbieten

Sicher haben Sie bereits eine Tendenz, zu welchem der 4 Profile Sie eher neigen und zu welchem eher nicht. Lassen Sie sich auch ein Feedback von jemandem geben, der Sie in Ihrer Praxiswelt gut kennt. Unabhängig davon, dass es sinnvoll ist, sich sein persönliches differenziertes Profil einmal selbst erstellen zu lassen (Kosten: unter 100 EUR), ist das Vokabular aus der Darstellung der 4 verschiedenen Persönlichkeitstypen aufschlussreich im Hinblick auf Weiterentwicklungsbereiche.

1.2 Selbstmanagement

Das Hamsterrad beginnt sich für viele schon am frühen Morgen zu drehen: Bereits mit dem Betreten der Praxis erwarten den Zahnarzt ängstliche und kritische Patienten, erwartungsvolle Mitarbeiterinnen mit einer Menge Fragen und ein Berg an zu bearbeitenden Kostenplänen, Rechnungen und weiterer Post. Die Mails werden noch mal eben schnell abgerufen und es folgt ein Blick auf die Telefonliste, wo auch schon wieder 3 Leute etwas von Ihnen wollen. Scheinbar unvorhergesehene Behandlungen sprengen die Tagesplanung. Muss der geplante Theaterbesuch am Abend schon jetzt abgesagt werden?

Das moderne Praxisleben ist hektisch. Zahlreiche Aufgaben bedürfen der direkten Kommunikation und sofortigen Aufgabenverteilung. Je erfolgreicher ein Zahnarzt ist, desto mehr neue Patienten kann er verzeichnen. Doch die steigenden Patientenzahlen drehen nur noch einmal mehr am Hamsterrad. Dem Zahnarzt bleibt das Gefühl, nicht mehr von der Stelle zu kommen. Statt das Praxis- und Berufsleben mit der notwendigen Zeit zu planen, kann er oft nur noch reagieren. Wie in einer Spirale hat ein mangelhaftes Zeitmanagement auch Auswirkungen auf das gesamte Team und die Patienten. Die Mitarbeiterinnen fühlen sich unsicher, überfordert und frustriert. Dieser Stress bewirkt eine spürbare Abnahme der Arbeitseffizienz und Produktivität. Für die Patienten entstehen lange Wartezeiten, die selten vom Team oder dem Zahnarzt erklärt werden. Die Unruhe im Team und in den Arbeitsabläufen überträgt sich auf die Patienten und verstärkt das Unwohlsein von Angstpatienten unnötig.

- **Störungen: Gefahr erkannt, …**

Der erste Schritt zur Verbesserung des Zeitmanagements ist eine solide Tätigkeits- und Zeitanalyse. Über eine Woche hinweg dokumentieren sowohl der Zahnarzt als auch alle Mitarbeiterinnen sämtliche Tätigkeiten und ihre Dauer. Der Zahnarzt sollte zudem im 15-Minuten-Rhythmus alle Störungen, Anrufe und Gespräche einmal protokollieren. In einem Laufzettel werden sämtliche patientenbezogenen Stationen, vom Empfang bis zum Abschied des Patienten, mit der jeweiligen Verweildauer notiert. Diese Informationen geben dem Zahnarzt Aufschluss über die Tätigkeiten während der Behandlung, über den Einfluss von unerwarteten Patienten und Ereignissen auf die Praxisabläufe sowie die Effizienz der Arbeitsverteilung.

1.2.1 Zeitmanagement mithilfe eines Coaches

Wie im Leistungssport werden auch in der Praxis Spitzenleistungen auf Dauer nur durch einen kompetenten Coach erzielt, der vorhandene Stärken und Schwächen für eine erfolgreiche individuelle Strategie nutzt. Ein erfahrener Praxiscoach kann den Zahnarzt und sein Team bereits bei der intensiven Arbeitsanalyse unterstützen, indem er nach einer ausführlichen Erklärung und Einweisung im Vorfeld auch im Anschluss die Daten der umfangreichen Dokumentation zusammenträgt und auswertet. Dieses Ergebnis wird die Basis aller weiteren Schritte. In den Mittelpunkt seiner Beratung stellt der Coach stets den Unternehmer Zahnarzt und dessen Bedürfnisse. Erklärtes Ziel ist eine Ausgewogenheit zwischen den beruflichen und privaten Pflichten und Wünschen. Nach der Ist-Aufnahme geht es deshalb im Erstcoaching um den »Zahnarzt als Mediziner und Unternehmer«. Geklärt werden u. a. die folgenden Fragen:

- Wie viel Zeit setzt der Zahnarzt hier pro Woche an? Wie viele Stunden sind es durchschnittlich tatsächlich?
- Was raubt dem Unternehmer Kraft und Energie?
- Welche Aufgaben sind nicht effizient bzw. bringen ihn letztlich seinem Ziel nicht weiter?
- Wo übernimmt er persönlich Tätigkeiten, die an sich in das Aufgabengebiet des Teams fallen – dort aber nicht »gut genug« ausgefüllt werden?

In einer konkreten Situation ging es bei einer Zahnärztin darum, dass der gestiegene Arbeitsaufwand eine Folge der zunehmenden Verschuldung war. Die Taktik, die hier gewählt wurde, findet sich häufig: Es wird mehr von demselben eingesetzt – hier wurde also mehr gearbeitet, ohne an die Art der Beratung oder den Ausbau von lukrativeren Therapien zu denken. Im Gespräch kam heraus, dass verschiedene Aufgaben aufgrund von Unzufriedenheiten mit der fachlichen Leistung gar nicht mehr an die Verwaltungsmitarbeiterin abgegeben wurden. Danach musste die für die Zahnärztin notwendige finanzielle Situation abgeklärt werden. Wie so oft gab es auch hier unklare Vorgaben, was die Zahnärztin bzw. ihre Praxis konkret pro Stunde erwirtschaften muss, um die privaten Wünsche, Ziele und Verpflichtungen auch erfüllen zu können. Diese müssen aber erst einmal erarbeitet werden, um die wirtschaftliche Basis klar vor Augen zu haben.

- **Mit Strategie zum Ziel: Der Weg aus dem Hamsterrad**

Klare Ziele und ein geschicktes Zeitmanagement für sich und seine Praxis helfen dem Zahnarzt, den Fokus neu auszurichten und mehr Zeit für die wesentlichen Dinge im Privat- und Berufsleben zu gewinnen. Der Erfolg eines persönlichen Coachings hängt auch von schnellen Erfolgen ab. Es gilt hier die 72-Stunden-Regel: »Was Sie nicht innerhalb von 72 Stunden umsetzen oder zumindest in der Umsetzung beginnen, landet auf dem großen Stapel der guten Vorsätze – wird aber meist nicht realisiert.«

Die neu definierten positiven Lebensgewohnheiten gilt es daher auch direkt in den Praxisalltag einfließen zu lassen. Der Zahnarzt fungiert mit einem verbesserten persönlichen Zeit- und Selbstmanagement als Initiator für die effektive Umstrukturierung der Arbeitsabläufe im Team.

Um das »Hamsterrad« nachhaltig verlassen zu können, muss der Zahnarzt am Anfang klare Ziele definieren, eine feste Wochenplanung nach Prioritäten vornehmen und sich selbst besser organisieren.

- **Ziele definieren**

Wer das Ziel nicht kennt, verliert sich auf dem Weg ins Nirgendwo. Wir haben es weiter vorne deutlich gemacht und wollen es hier nochmals klarstellen: Langfristig erfolgreich kann nur der Zahnarzt sein, der für sein Privatleben, v. a. aber für die Praxis klare Ziele definiert hat. Die Erfahrung jedoch zeigt, dass maximal 5% der Zahnärzte ihre Ziele kennen. Nicht selten wird der jährliche Sommerurlaub intensiver geplant als das jeweilige Geschäftsjahr der Praxis.

Dabei ist die Umwandlung persönlicher Wünsche in konkrete Ziele sehr simpel. Im ersten Schritt beschreibt der Zahnarzt seine Ziele so detailgetreu wie möglich. Anhand von Farben, Bildern und den evtl. resultierenden Geräuschen kann er seine Gefühle und Ziele visualisieren. Im Anschluss werden eventuelle negative Formulierungen in positive Bilder verwandelt. Statt »Ich will keine Schulden auf meinem Konto haben« ist es besser zu sagen »Mein Kontostand soll bis zum 31.12. des Jahres ausgeglichen sein«. Statt »Ich will mehr Prophylaxe machen« ist es besser und realistischer, z. B. für eine Prophylaxemitarbeiterin in Vollzeit, »3 große und 5 Recall-Patienten pro Tag« zu planen.

Eine Zielliste kann für alle Leser des Buches unter ▶ www.unternehmenzahnarztpraxis.de kostenlos heruntergeladen werden.

- **Wochenplanung nach Priorität**

Häufig widmet man sich den Aufgaben nach Anfall und nicht nach Priorität: Sie reagieren, statt zu agieren! So wird Unwichtiges meist sofort, Wichtiges oft zu spät erledigt. Prioritäten setzen muss der Zahnarzt für sein Team, und Prioritäten setzen muss jede Mitarbeiterin für sich selbst. Die Praxisziele müssen offen kommuniziert und verinnerlicht werden. Jede Mitarbeiterin muss ihren Beitrag zur Zielerreichung erkennen und annehmen. Eine klare Aufgabenverteilung schafft zudem Sicherheit, Motivation und Entlastung für den Zahnarzt. Die für die Zielerreichung wesentlichen Bereiche müssen kontinuierlich beobachtet, analysiert und ggf. angepasst werden.

- **Erkennen von »Zeitfressern«**

Durch Termine und Fristen werden Aufgaben meist von außen dringend gemacht. Die Praxisziele im Hinterkopf, gilt es im Alltag, die eigene Priorität für die jeweilige Aufgabe zu finden. Idealerweise besprechen Zahnarzt und Team in einem Kurzmeeting am Morgen oder zum Schichtbeginn (ca. 5–10 Minuten) die Dringlichkeit täglicher oder häufiger Aufgaben. Die gemeinsame Festsetzung von Prioritäten verhindert Missverständnisse und Frustration durch Unsicherheit. Transparente und klare Prioritäten steigern die Produktivität und die Arbeitseffizienz. Gleichartige Aufgaben wie Telefonate, Korrespondenz oder die Lektüre von Fachmagazinen können gebündelt werden.

Allein das Einführen einer Telefonliste, durch die sichergestellt ist, dass der Behandler nicht gestört wird und zugleich vom Team wichtige Informationen über Grund und Inhalt eines möglichen Gesprächs im Vorhinein angefragt werden, hat für viele Zahnärzte das Hin- und Herspringen zwischen Telefon und Behandlung deutlich minimiert und auf die wichtigen Notfälle begrenzt. Das Team kann dann im Sinne des Zahnarztes festlegen, welche Telefonate grundsätzlich durchgestellt werden sollen und welche nicht.

Eine Telefonliste kann für Leser des Buches kostenlos unter ▶ www.unternehmenzahnarztpraxis.de heruntergeladen werden.

- **Gekonnt Delegieren**

Wer delegiert, führt – wer nicht delegiert, wird meist geführt. Dem Zahnarzt steht ein Team zur Seite, das ihm auch in großer Zeitnot die nötige Entlastung und Sicherheit geben kann. Fragen Sie sich für ein erfolgreiches Delegieren: *Wer* macht *was* bis *wann*?

Grundsätzlich sollten nicht nur unbeliebte Aufgaben, sondern vielmehr wichtige, arbeitsintensive und auch verantwortungsvolle Aufgaben delegiert werden. Der Zahnarzt sollte deshalb die Stärken und Schwächen seiner Mitarbeiterinnen kennen und diese gezielt nutzen. Wer hat Freude an welchen Aufgaben, wer möchte Herausforderungen an- und Verantwortung übernehmen? Für die Erledigung der Aufgabe kann man einen festen Termin vereinbaren und bei umfangreichen Tätigkeiten zudem Meilensteine festsetzen. Wichtig ist, den Mitarbeiterinnen ihre eigene Arbeitsmethoden und Vorgehensweisen zuzugestehen. Der Zahnarzt sollte ihnen nicht seine eigene Methodik aufzwingen, sondern ihnen Freiraum für eigene Entscheidungen geben.

Auch gegenüber seinen Patienten muss der Zahnarzt lernen, eindeutig und ehrlich zu reagieren und auch »Nein« sagen zu können. Mit Selbstbewusstsein kann er eine weiterführenden Sitzung zu einem späteren, durch ihn bestimmten Termin anbieten oder an einen Spezialisten verweisen. So vermeidet er den Druck, es allen recht machen zu wollen, und die Gefahr, sich dabei zeitlich und mental zu übernehmen.

- **Arbeit lässt sich wie Gummi dehnen (»Parkinsons Gesetz«)**

Der Schriftsteller Parkinson machte eine erstaunliche Erfahrung, als er die ausufernde Kolonialverwaltung in Malaysia kennen lernte. Er stellte fest, dass die Erledigung einer Sache länger dauerte, je mehr Leute daran beteiligt waren. Und noch etwas fiel ihm auf: Egal, wie viele Menschen sich mit einer bestimmten Aufgabe beschäftigten – nie war jemand untätig. Im Gegenteil: Die Arbeit blähte sich immer mehr auf. Aus diesen Beobachtungen entstand das berühmte Parkinson-Gesetz.

Parkinsons Fazit lautete: Jede Tätigkeit dauert immer genau so lange, wie man dafür einplant (Parkinson 2001). Wenn Sie also für eine Aufgabe einen Monat veranschlagen, dann werden Sie auch einen ganzen Monat dafür brauchen! Hätten Sie sich aber nur 2 Wochen Zeit gegeben, hätten Sie es sicher auch geschafft. Also: Setzen Sie sich für jede Aufgabe ein realistisches Zeitlimit und achten Sie darauf, dieses Limit dann auch einzuhalten.

Für Ihr persönliches Zeitmanagement leitet sich hieraus ab: Klare Zeitlimits haben sich auch bei der Tagesarbeit bewährt! Jemanden anrufen, fehlende Informationen im Internet recherchieren oder Ordnung in die Ablage bringen – all das kann man unendlich in die Länge ziehen! Besser Sie setzen sich klare Limits. Zeitmanagementexperte Lothar J. Seiwert sagt dazu:

» Nutzen Sie die 3-Minuten-Regel. Machen Sie es sich zur Gewohnheit, Aufgaben, für die Sie nicht länger als drei Minuten eingeplant haben, immer komplett abzuarbeiten. So müssen Sie nicht jeden noch so kleinen Vorgang mehrmals in die Hand nehmen. Denn: In drei Minuten kann man eine ganze Menge schaffen! (Seiwert 1996) «

- **Entperfektionieren**

Vilfredo Pareto hat bereits im 19. Jahrhundert herausgefunden, das 20% der aufgewendeten Gesamtzeit immerhin 80% der Ergebnisse sichern (Seiwert 2000). Noch heute wird dieses Prinzip im Tagesablauf mehrfach bestätigt. Im Praxisalltag bedeutet dies, gleich am Morgen »den Stier bei den Hörnern zu packen« und die wichtigste Aufgabe zuerst zu erledigen. Denn diese kostbare Zeit sollte nicht mit B- oder C-Aufgaben verschwendet werden. Darüber hinaus sollte der Zahnarzt ein Bewusstsein dafür entwickeln, dass Perfektionismus zwar in allen medizinischen Bereichen essenziell ist, in vielen anderen Bereichen aber nicht gewürdigt wird oder gar notwendig ist. Ein erfolgreicher Zahnarzt kann nicht alles zu 100% und dann noch allein erledigen.

Im Zeitmanagement ist für den Zahnarzt wesentlich zu unterscheiden, welche Aufgaben, die an ihn herangetragen werden, als wichtig und welche als dringend zu bezeichnen sind. Im Umgang mit Zeit hat der Zeitmanagementexperte Lothar J. Seiwert die Zeit als ein Gefäß beschrieben, in das Steine, Sand und Wasser zu füllen sind. Im ersten Schritt werden die großen Steine für die wichtigen Prioritäten in den Krug gefüllt. Sie sind Muss-Bestandteile eines verantwortungsvollen Lebens. Sind die großen Steine im Krug, kann der verbleibende Platz mit weniger wichtigeren Dingen wie kleineren Kieseln, Sand und Wasser aufgefüllt werden (Seiwert 2005a).

Meist beginnt der Zahnarzt im täglichen Zeitmanagement jedoch mit dem Sand und füllt sein Gefäß mit den eher unwichtigeren, von außen als dringend betrachteten Details, bevor ein großer Stein hineingelegt wird. Es wird eher drauflosgearbeitet, als sich erst mal anzuschauen, was der Tag an verschiedenen Behandlungen und Herausforderungen mit sich bringt, welche Zonen und Puffer bereits gefüllt oder auch noch frei sind, welche Aufgaben für das Team anstehen und wo man sich insgesamt mit seiner Zielsetzung an diesem Tag im Rahmen der Woche bereits befindet. Zu überlegen wäre deshalb zum Start eines jeden Morgens, was die größte, wertvollste und schwierigste Aufgabe ist, die an diesem Tag in das Glasgefäß zu füllen ist. Eine nach dem Kieselprinzip ausgerichtete Zeitplanung gibt klare Prioritäten und Zeitfenster für die wichtigen Dinge wieder, was sich auch im Terminbuch widerspiegeln muss.

- **Planen wie Eisenhower**

Im Teammeeting können die Aufgaben und Prioritäten für alle nachvollziehbar z. B. im Eisenhower-Diagramm visualisiert werden. Dieses Diagramm ist benannt nach dem US-amerikanischen Präsidenten und 4-Sterne-General Dwight D. Eisenhower und beschränkt die anfallenden Aufgaben für den Zahnarzt auf 4 Möglichkeiten.

Eisenhower stellte während seines aktiven Dienstes im 2. Weltkrieg fest, dass Soldaten einen Befehl korrekt befolgen können. Waren es aber mehrere Befehle, so war es ihnen oftmals, besonders unter Zeitdruck, nicht möglich, die Befehle in einer sinnvollen Reihenfolge abzuarbeiten. Um den Soldaten die Entscheidung zu erleichtern, welche Aufgabe wann, wie und von wem zu machen oder nicht zu machen ist, entwickelte er eine Matrix mit den 2 Dimensionen Wichtigkeit und Dringlichkeit (Zeitdruck) und den 2 Ausprägungen hoch und niedrig.

Hohe Wichtigkeit bedeutet: Diese Aktivität ist wichtig für den Zahnarzt persönlich bzw. die Involvierung seiner Person ist für die Erledigung der Aufgabe unbedingt erforderlich. Demzufolge müssen Aktivitäten mit hoher Wichtigkeit früher oder später von ihm selbst erledigt werden. Aufgaben mit niedriger Wichtigkeit lassen sich häufig delegieren, minimieren oder sogar ganz streichen. Hilfreich sind die folgenden bewährten Regeln zur Einteilung in A-, B- und C-Aufgaben:

- **A-Aufgaben** müssen heute erledigt werden, weil diese dringend und wichtig zu gleich sind. Wichtig: Planen Sie nur eine pro Tag ein – und zwar zu Beginn. Reduzieren Sie diese Bereiche sukzessive, indem Sie Wichtiges vorher ernst nehmen, statt dann darauf zu reagieren, wenn es auch noch dringend erledigt werden muss.
- **B-Aufgaben** sind alle Angelegenheiten, die wichtig sind, aber heute nicht erledigt werden müssen. Setzen Sie hier konkrete Termine, die Sie sich eintragen in Ihr Zeitplanbuch oder in Ihr Outlook – und lassen Sie sich von außen keinen Termindruck aufdrängen. Achten Sie gegenüber Patienten auf Zusagen. Oft plant man zu optimistisch, meist werden nicht eingehaltene Termine dann als »unzuverlässig« wahrgenommen. Hier arbeiten Sie an Ihrer Lebensqualität, hier agieren Sie statt zu reagieren.
- **C-Aufgaben** sind alle jene Aufgaben, die anscheinend dringend sind aber nicht wichtig. Bleiben Sie hier ruhig, überlegen Sie: Können Sie diese Aufgaben delegieren? Was passiert,

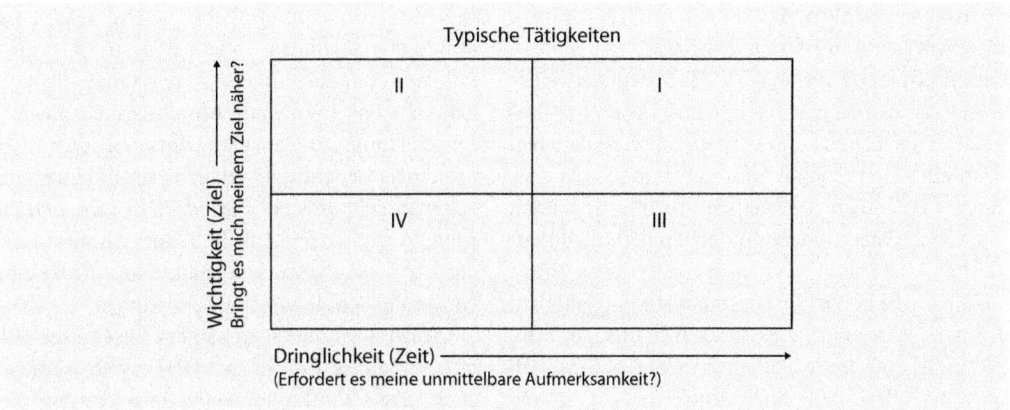

Abb. 1.2 Das Eisenhower-Prinzip

wenn diese als »unerledigt« liegen bleibt? Sagen Sie eher ab, als sich dem »Diktat des Termindrucks« zu beugen. Hier werden Sie also von anderen beschäftigt, erfüllen die Erwartungen anderer. Stopp! Minimieren Sie diese Aufgaben.

Anhand von ◘ Abb. 1.2 kann nach dem Eisenhower-Prinzip geplant werden:

Quadrant 1 kann als Selbstmanagementmatrix auch nach den Ergebnissen geordnet werden. Es gilt wiederum hier die Achse der Wichtigkeit (der Zeit) und der Frage: Bringt es mich meinem Ziel näher? Und auf der anderen Achse der Dringlichkeit ebenfalls der Zeit und der Frage: Erfordert das meine unmittelbare Aufmerksamkeit? Krisenmanagement ist bei überwiegender Arbeit in diesem durch eine hohe Wichtigkeit und eine hohe Dringlichkeit geprägten Zeitsegment vonnöten, denn dies führt häufig zu einem Ausgebranntsein. Der Zahnarzt fühlt sich ständig unter Druck und hat keinen freien Tag und immer das Gefühl, am Feuerlöschen sein zu müssen.

Quadrant 2 dagegen erreicht bei konsequenter Umsetzung einen Zeitkorridor für Zielplanung und Visionen, Perspektiven. Menschen, die mehr im Quadranten 2 leben, zeichnen sich durch Ausgewogenheit und auch Disziplin aus. Das Gefühl, Kontrolle über das Leben und die Umstände zu haben, ist in diesem Quadranten vorhanden. Die wenigen Krisen können besser gemeistert werden und der Mensch fühlt sich meist erfolgreich.

Jene Zahnärzte, die sich sehr stark der Dringlichkeit verschreiben und weniger wichtige Aufgaben wahrnehmen, leben meist im **Quadranten 3**. Dies entspricht einer kurzfristigen Orientierung und ebenfalls einem Krisenmanagement. Menschen im Quadranten 3 leben meist nach Prioritäten anderer und lassen sich von außen führen. Sie fühlen sich meist getrieben. Sie reagieren zu oft auf externe Umstände wie Reformen und Reaktionen der Mitmenschen und es kommt somit leicht das Gefühl des Opferseins auf. Menschen im direkten Umfeld nehmen Quadrant-3-Menschen oft dadurch wahr, dass diese jammern und weniger Lösungen sehen. »Was soll ich denn machen, mir bleibt doch nichts anderes übrig«, ist eine der typischen Aussagen von Quadrant-3-Menschen.

In **Quadrant 4** sind jene Menschen zuhause, die sich Aufgaben mit einer niedrigen Dringlichkeit und einer geringen Wichtigkeit einverleiben. Dies sind meist Menschen, die auf der Stelle treten und sich abhängig fühlen von einem starken Mentor. Die Verantwortungslosigkeit ist wahrzunehmen und ebenfalls der Misserfolg am eigenen Leibe zu erkennen.

Diese Aufgabe macht deutlich, dass der wichtigste Quadrant für den Erfolg des Praxislebens der Quadrant 2 ist. Sie sollten deshalb jeden Tag an einer langfristigen Quadrant-2-Aufgabe arbeiten. Verfolgen Sie das Ziel, 120 Implantate im Jahr setzen zu wollen, so gilt es jeden Tag, im Rahmen der Planung oder auch der Durchführung, sich diesem Ziel zu nähern.

Geben Sie Ihrem Team in Ihrem Terminbuch klare Vorgaben mit festen Zeitzonen – z. B. mindestens 4-mal 30 Minuten für neue berufstätige Patienten zu den Abendzeiten, damit diese Ihre Praxis auch aufsuchen können. Wesentlich ist daneben auch ein klarer Zeitkorridor von mindestens 20% Ihrer wöchentlichen Arbeitszeit für Präparationen oder auch Operationen, um letztendlich die hochwertige und damit auch anspruchsvollere Zahnmedizin wirklich in Ihren Zeitablauf einplanen zu können. Wir haben viele Praxen kennen gelernt, die zwar eine hohe Patientenanzahl haben, sich aber nicht die Zeit für eine hochwertige Versorgung nehmen, weil keine Luft und keine Zeit innerhalb der nächsten 4 Wochen vorhanden ist. Dieses Verschieben auf die Zukunft bedeutet gleichzeitig aber auch das Aufschieben von höherem und meist notwendigem Praxisumsatz. Hier gilt die Regel: »Alle Umsätze, die Sie nicht heute machen, können Sie meist nicht mehr aufholen.«

Wichtig für ein solches Terminsystem sind klare Vorgaben im elektronischen Terminsystem oder auch in dem schriftlichen Terminbuch. Egal ob digital oder analog – es sollte farblich markiert, inhaltlich klar definiert und schriftlich fixiert sein. Rechtzeitig z. B. für das Folgequartal sollten die entsprechenden Zeitzonen eingeplant werden, so dass das Wichtige auch nicht durchfällt.

Beispiel Terminbuch

Offen halten sollten Sie sich bei einem weit geplanten Terminbuch Zeitzonen für Wiederbehandlungen, um angefangene Wurzelkanalbehandlungen auch wirklich umzusetzen. Bewährt hat sich in der Praxis auch eine Zeitzone pro Tag für akute Schmerzpatienten. Beachten Sie, dass Schmerzpatienten der Definition nach Schmerzen haben. Dies sollte und muss Ihre Mitarbeiterin am Telefon auch konkret erfassen. Auch die Dauer des Schmerzempfindens sollte geklärt werden, um dann zu definieren, wann Schmerzpatienten konkret in Ihre Praxis kommen.

Der Aufschieberitis begegnen

Im täglichen Hamsterrad schiebt der Zahnarzt noch zu oft Aufgaben und die Erfüllung von Versprechungen vor sich her. Gegen dieses Phänomen der »Aufschieberitis« hilft im ersten Schritt die Priorisierung von ABC-Aufgaben – also sofort, bald und später erledigen. Indem man große Projekte in kleine Aufgaben unterteilt, senkt man die natürliche Hemmschwelle und Abwehr. Eine realistische Einschätzung der Dauer einzelner Aufgaben ist von immenser Bedeutung und die Basis für einen großzügigen Zeitpuffer, der mindestens 40% betragen sollte. Auch den persönlichen Biorhythmus und die eigenen Leistungskurven sollte man für die effiziente Aufgabenplanung berücksichtigen.

Seiwert empfiehlt in seinem Newsletter »Einfach organisiert und motiviert« vom 19.11.2010 auch eine 5-Punkte-Strategie. Angelehnt an diese sollten Sie sich die im Folgenden aufgeführten Fragen stellen.

Sie schieben Teile einer Aufgabe oder sogar die gesamte Aufgabe auf …

- **… weil Sie keine Zeit dafür haben?**
- Gegenstrategien:
  - Entledigen Sie sich anderer Aufgaben, von denen Ihr Vorhaben blockiert wird.
  - Gewichten Sie die Priorität dieser Aufgabe gegenüber anderen Tätigkeiten.
  - Planen Sie die Aufgabe in Ihrem Kalender fest ein.
  - Finden Sie jemanden, der die Aufgabe zuverlässig für Sie erledigen kann.
- **… weil Sie sie nicht mögen?**
- Gegenstrategien:
  - Vereinfachen, verkürzen, verkleinern, rationalisieren oder entperfektionieren Sie die (Teil-)Aufgabe.
  - Delegieren Sie. Falls nicht möglich: Finden Sie jemanden, der anders als Sie Spaß an der Aufgabe hat, und bieten Sie einen Aufgabentausch an.
  - Überlegen Sie, ob Sie eine ungeliebte Teilaufgabe streichen können.
  - Nehmen Sie nach Möglichkeit keine Aufgaben mehr an, die Sie nicht mögen und die Ihnen keinen Spaß machen.
- **… weil Sie vom Umfang der Aufgabe demotiviert oder verunsichert sind?**
- Gegenstrategien:
  - Zerlegen Sie die Aufgabe in kleine Einheiten.

- Fangen Sie mit dem leichtesten und am wenigsten aufwändigen Teil der Aufgabe an, um einen Einstieg zu bekommen.
- **… weil Sie glauben, sie tun zu müssen – ohne sie tun zu wollen bzw. ohne sie für wichtig zu halten?**
- Gegenstrategien:
  - Lassen Sie die Aufgabe bewusst liegen.
  - Fragen Sie sich, was schlimmstenfalls passieren könnte, wenn Sie diese Aufgabe verwerfen.
  - Prüfen Sie, ob sich Ihre Ziele und Einstellungen geändert haben und deshalb die im Hinterkopf schlummernde Aufgabe nur noch ein Papiertiger ist.
  - Überprüfen Sie Ihre Selbstansprüche: Wer oder was hat Sie überhaupt dazu gebracht, sich dieser Aufgabe zu stellen, die Sie eigentlich nicht wollen?
- **… weil Sie nicht wissen, wie Sie die Aufgabe angehen sollen?**
- Gegenstrategien:
  - Suchen Sie Hilfe und Beratung bei jemandem, der etwas davon versteht.
  - Wenn Sie dauerhaft solchen Aufgaben ausgesetzt sind, dann besuchen Sie Kurse oder Seminare, um das fehlende Know-how zu erwerben bzw. vorhandenes Wissen zu vertiefen.
  - Delegieren Sie. Falls nicht möglich: Finden Sie jemanden, der diese Aufgabe beherrscht. Bieten Sie einen Aufgabentausch an.

Nein-Sagen

In unserer Aufgabe als Praxiscoach bemerken wir oft, wie schwierig vielen Zahnärzten das »Nein-Sagen« fällt. Noch problematischer wird es dann, wenn das zur Norm geworden ist und Sie als Ja-sager bekannt sind. Denn Sie kommen nicht mehr dazu, Ihre eigenen Aufgaben vernünftig zu erledigen.

Wichtig ist es deshalb, sich zu fragen, was dahinter steckt?

1. Schritt: Typische Situationen notieren

Wann genau fällt es Ihnen schwer, Nein zu sagen, obwohl Sie es eigentlich möchten? Beispielsweise: Es fällt mir schwer …
- eine Aufgabe, die nicht in Ordnung ist, der Mitarbeiterin zurückzugeben,
- bei der Frage an die Runde »Wer von Ihnen kann das übernehmen?« nicht selbst die Hand zu heben.

2. Schritt: Die Situationen unter die Lupe nehmen

Beantworten Sie dann für jede Situation folgende Fragen:
- Welche Vorteile hat es für mich, wenn ich Ja sage, obwohl ich Nein meine? Und welche Nachteile?
- Was würde passieren, wenn ich in dieser Situation Nein sagte? Was wäre das schlimmstmögliche Ergebnis?
- Wie realistisch sind meine Befürchtungen?
- Habe ich in einer ähnlichen Situation schon einmal Nein gesagt? Mit welchem Ergebnis?
- Was würde ich von einer anderen Person denken, die in derselben Situation Nein sagte?

3. Schritt: Mit kühlem Kopf die Antworten auswerten

Sicher haben Sie festgestellt, dass die meisten Ihrer »Begründungen«, warum Sie in einer Situation nicht Nein sagen können, einer näheren Prüfung nicht standhalten. Setzen Sie Ihre Erkenntnisse in die Tat um: Betrachten Sie nochmals die Situationen-Liste, und notieren Sie eventuell Ergänzungen. Stellen Sie dann eine Rangfolge auf, und zwar mit Blick auf die Veränderbarkeit:

Setzen Sie eine Eins bei der Situation, von der Sie glauben, dort zukünftig am leichtesten Nein sagen zu können. Üben Sie in diesen Situationen dann das Neinsagen. Erfolgserlebnisse stärken Ihr Selbstvertrauen für weitere Aufgaben!

1.3 Lösungen finden statt Probleme suchen

Im Umgang mit Problemen gibt es grundsätzlich 3 Einstellungen:
1. Der Betroffene sieht sich als »Opfer« der Umstände, klagt und beklagt: »Es läuft nicht gut

bzw. schlecht. Daran kann ich aber nichts ändern.«
2. Der Betreffende denkt: »Es gibt kein Problem! Alles läuft bestens!« Weil er das Problem negiert oder versucht auszusitzen, ist dieses aber längst nicht gelöst.
3. Die Devise »Probleme sind Chancen, an denen ich wachsen kann. Wenn ich kontinuierlich und zielstrebig an einer Lösung arbeite, werde ich das Problem in den Griff bekommen und mein Ziel erreichen!«, ist eine eher reife Entscheidung, um ein Problem zu lösen. Und hierbei kann der Zahnarzt sich dann auch hinterfragen, ob er den Weg zum Ziel einmal verändert, sich einen anderen Blickwinkel auf das Problem sichert um die Gesamtsituation zu betrachten bzw. zu bewerten.

- **Der erste »Wink mit dem Zaunpfahl«**

Eine persönliche Unzufriedenheit mit einer Situation ist im Grunde der Anfang der Lösung, wenn wir dann das Ziel (neu) stecken und uns des notwendigen Weges bewusst werden. Die Unzufriedenheit verstärkt sich jedoch, wenn weitere Konflikte hinzukommen oder das Ziel wiederholt verfehlt wurde. Sie weitet sich erst durch Dauerhaftigkeit und Häufigkeit zu einem greifbaren Problem aus.

1.3.1 Der professionelle Umgang mit Konflikten und Widerstand im Praxisalltag

Wer hat solche und ähnliche Situationen nicht auch schon erlebt?
- Ein wichtiger Patient ist unzufrieden: Er beschwert sich trotz intensiver Aufklärung über den zu hohen Preis oder fordert einfach über eine andere Praxis seine Unterlagen an. Und eine Patientin kommt dann auch noch mit dem Schreiben ihrer Beihilfestelle an und sagt: »Sie haben falsch abgerechnet und müssen Ihre Rechnung umschreiben …«
- Unmut beim Team: Immer wieder taucht das Problem auf, dass viele Praxen in den heutigen Zeiten kein volles 13. oder gar 14. Monatsgehalt zahlen können oder sogar von Bankenseite aus nicht zahlen dürfen. Die Reaktion auf ein halbiertes 13. Gehalt ist in vielen Fällen dann eher stiller oder auch lauter Frust für 50% weniger, anstelle eines »Danke« für trotzdem gezahlte 50%.

Als Coaches merken wir im Praxisalltag immer wieder, dass diese Situationen »symptomatisch« sind, weil alle Betroffene in ihren eigenen Denkmustern gefangen sind.

Die Entstehung von Konflikten

Grundsätzlich entstehen in der Praxis Widerstände und Konflikte mit Ihren Patienten bzw. Mitarbeiterinnen aus folgenden Gründen:
a. Weil die Ziele, Hintergründe oder Motive nicht verstanden wurden. In der Praxis ist hier häufig ein zu langer Monolog des Zahnarztes bzw. der Zahnärztin die Hauptursache. Die wesentlichen Informationen wurden hier zwar aus medizinischer Sicht vom Patienten gehört, aber nicht als »wichtig für mich« gespeichert.
b. Oder weil diese zwar kognitiv verstanden haben, worum es geht – aber Ihnen nicht glauben bzw. vertrauen. Dies liegt in den meisten Fällen daran, dass Vertrauen nicht aufgebaut wurde oder Sie persönlich als zu befangen bzw. nicht objektiv wahrgenommen werden. Hier gilt es auch immer zu prüfen, ob negative bzw. pessimistische »Zuflüsterer« im Freundes- oder Familienkreis die Möglichkeit der Einflussnahme nutzen.
c. Drittens bemerken wir, dass diese zwar verstanden haben und Ihnen vertrauen, aber Ihren Weg nicht mitgehen wollen, weil sie keine positiven Konsequenzen bzw. Veränderungen erwarten und »der Preis zu hoch« ist. Dies ist häufig der Fall, wenn sich z. B. das Team bei einem realistischen Ausbau der Prophylaxe in »schwierigen Regionen« auf 55.000 EUR p. a. im Hinblick auf die Zahlungskraft Ihrer Patienten an Negativbespielen oder auch dem eigenen Unwillen zu Zuzahlungen orientiert.

1.3 · Lösungen finden statt Probleme suchen

- **Woran erkennen Sie versteckte Konflikte?**

Konflikte sind immer als Widerstand zu spüren. Letzterer äußert sich primär durch Emotionen. Selten gibt es hier auf klare Fragen keine klaren Antworten, manchmal kommt den Betroffenen eher »etwas nicht geheuer« vor. Die Botschaften des Widerstandes sind aus den verschiedenen Gründen heraus dann eher verschlüsselt. Dazu gehören:

- Die Arbeit innerhalb Ihres Teams wird zähflüssig, Meetings werden vom Team nicht mitgetragen oder gar positiv beeinflusst, Entscheidungen werden nicht ausgeführt, weil »anderes wichtiger war«.
- Problemlösungen werden vertagt (»Das wird schon wieder/hat sich bisher immer von selbst gelöst«).
- Es wird nicht richtig zugehört oder es entstehen »peinliche Pausen« bei der Aufklärung bzw. im Gespräch.
- Unruhen, »Cliquenwirtschaft« und auch das vermehrte Ausgrenzen jener Mitarbeiterinnen, die »es verstanden haben«, setzen ein.
- Sie spüren eine eigene Unlust oder auch »Bauchweh«, wenn Sie an bestimmte Mitarbeiterinnen oder Patienten denken.

Für Außenstehende ist ein klares Indiz für verschleppte Probleme und Widerstände eine deutlich wahrnehmbare schlechtere Atmosphäre und Stimmung innerhalb der Praxis. Dies ist dann beim ersten Eindruck am Telefon oder auch beim ersten Praxisbesuch zu spüren. Der Dialog ist aus Patientensicht reduziert, »Rituale« wie der Blickkontakt oder auch die Begrüßung mit Namen entfallen, so dass »man« merkt: »Hier stimmt etwas nicht.«

Umgang mit Konflikten

Der Einzelne wird sich in Konflikten bewusst und unbewusst in den folgenden Phasen die folgenden Fragen stellen (müssen):

- **Phase I: Die »Sinn-Fragen«**
- Was ist das Ziel des Ganzen? Ist mir dieses selbst plausibel? Stehe ich dahinter bzw. habe ich dieses Ziel als Lösung auch »inhaliert« und lebe dieses als Vorbild vor?
- Wie wichtig ist diese Sache wirklich? Soll sie evtl. von dringlicheren Problemen ablenken?
- Was ist die Konsequenz, wenn wir das Problem nicht lösen bzw. das Ziel nicht erreichen?

- **Phase II: Die Auseinandersetzung mit den eigenen Kompetenzen**
- Kann ich dem gerecht werden, was da von mir verlangt wird? Was fehlt ggf. noch an Knowhow oder an Ressourcen?
- Welche Konsequenzen hätte ein Scheitern für mich/meinen Beruf?
- Kann ich die neuen Aufgaben organisatorisch und zeitlich erfüllen? Bin ich dem eigentlich persönlich gewachsen? Oder sollten wir uns neutrale, professionelle Hilfe holen?

- **Phase III: Die »Input-Output-Diskussion«**
- Wie stehen meine Aussichten bei guten Ergebnissen? Was habe ich davon? Was bringt mir das?
- Wie ist die Veränderung dann in meinem Umfeld (Freunde, Bekannte, Kollegen) angesehen?
- Was ist der Preis für die Veränderung? Welche Risiken und Nebenwirkungen gibt es?

Als Konfliktmanager sind Sie hier letztlich aufgerufen, die Situation allein oder mithilfe eines Moderators zu lösen. Sinnvoll ist hier immer ein ruhiges, aufrichtiges Gespräch – mit ausreichend Zeit und wenig Ergebnisdruck. Denn es gilt, wirkliches Interesse und Verständnis für die Ängste und Bedenken der Betroffenen zu haben. Gehen Sie hier auch mit folgenden Beispielfragen vorbereitet in das Gespräch bzw. Meeting:

- »Was ist für Sie wichtig? Was sind Ihre Anliegen und Wünsche?«
- »Was sollte aus Ihrer Sicht des Betroffenen möglichst verhindert werden?«
- »Welche Alternativen sehen Sie selbst?«
- »Wie müsste aus Ihrer Sicht vorgegangen werden, um das Problem zur Zufriedenheit aller trotzdem zu lösen?«

Die Beantwortung dieser Fragen in 2er- oder 3er-Gruppen gibt vorhandenen Bedenken Raum.

Konfliktlösungsmuster

Konflikte ähneln sich und können daher vorweg erkannt werden:

- **Flucht:** In einem Teamkonflikt ist dies z. B. die Kündigung einer Mitarbeiterin. Kurzfristig haben Sie einen Zeitgewinn und müssen sich auch nicht auseinander setzen. Jedoch kann daraus kein Lerneffekt erzielt werden.
- **Kampf:** Eine bekannte Strategie ist auch das Bekämpfen des Gegenübers. Einer der beiden gibt dann meist auf – oder wird aufgegeben bzw. muss die Praxis verlassen. Bleibt derjenige in der Praxis, der sich innerhalb des Kampfes als »Unterlegener« darstellt, so wird es kaum Ruhe nach dem Kampf geben. Ein weiterer Nachteil liegt auf der Hand: Kämpfe kosten allen Beteiligten viel Kraft und Energie.
- **Kompromiss:** Hier lösen die Verhandlungspartner selbst einen Konflikt, um die Einheit der Praxis zu bewahren. Meist wird das Ergebnis von beiden Seiten als »fauler Kompromiss« angesehen, weil beide Seiten aufeinander zugehen müssen anstatt – vom Ziel bzw. dem Notwendigen her gedacht – die beste Lösung für die Praxis zu generieren.
- **Konsens und Synergie:** Hier werden unterschiedliche Zielsetzungen offen ausgesprochen und diskutiert. Die Interessen werden gemeinsam partnerschaftlich abgewogen, neu formuliert und gelöst. Persönlich haben beide Seiten wirklich neue Sichtweisen und Einsichten erlangt. Der Nachteil ist aber, dass eine solche Lösung Zeit und oft Geld kostet. Natürlich ist dies meist eine gute Investition, wenngleich die Überzeugung aller erst gegeben sein muss.

1.3.2 Entscheidungen treffen – Probleme lösen

Heutzutage bedarf es einer Vielzahl an z. T. weitreichenden Entscheidungen, die der Zahnarzt auch in jungen Jahren zu treffen hat. Eine unternehmerische Fähigkeit, die deshalb immer mehr gefragt ist, ist die Entscheidungskompetenz.

Wir haben nachfolgend einmal einige Entscheidungshilfen gesammelt.

Fragen Sie sich: Sie schieben eine Entscheidung (oder einen Teil davon) auf …,

■■ **… weil Sie keine Zeit dafür haben?**
Gegenstrategien:
a. Entledigen Sie sich anderer Aufgaben, von denen Ihr Vorhaben blockiert wird.
b. Gewichten Sie die Priorität dieser Aufgabe/Entscheidung gegenüber anderen Tätigkeiten.
c. Planen Sie die Aufgabe in Ihrem Kalender fest ein.
d. Finden Sie jemanden, der die Aufgabe vor der endgültigen Entscheidung zuverlässig für Sie erledigen kann – aber setzen Sie einen Termin!

■■ **… weil Sie die Aufgabe hinter der Entscheidung nicht mögen?**
Gegenstrategien:
a. Vereinfachen, verkürzen, verkleinern, rationalisieren oder entperfektionieren Sie die (Teil-)Aufgabe. Fällt die Entscheidung nun leichter?
b. Delegieren Sie. Falls nicht möglich: Finden Sie jemanden, der solche Entscheidungen bereits einmal getroffen hat, z. B. via Internet. Oder fragen Sie maximal 2 Kollegen, wie diese sich entschieden haben.
c. Überlegen Sie, ob Sie eine ungeliebte Teilaufgabe streichen können.
d. Nehmen Sie nach Möglichkeit keine Aufgaben mehr an, die Sie nicht mögen und die Ihnen keinen Spaß machen.

■■ **… weil Sie vom Umfang der Entscheidung demotiviert oder verunsichert sind?**
Gegenstrategien:
a. Zerlegen Sie die Aufgabe in kleine Einheiten.
b. Fangen Sie mit dem leichtesten und am wenigsten aufwändigen Teil der Aufgabe an, um einen Einstieg zu bekommen.

■■ **… weil Sie glauben, sie tun zu müssen – ohne sie tun zu wollen bzw. ohne sie für wichtig zu halten?**
Gegenstrategien:
a. Lassen Sie die Aufgabe bewusst liegen.
b. Fragen Sie sich, was schlimmstenfalls passieren könnte, wenn Sie diese Aufgabe verwerfen.
c. Prüfen Sie, ob sich Ihre Ziele und Einstellungen geändert haben und deshalb die im Hinterkopf schlummernde Aufgabe nur noch ein Papiertiger ist.

d. Überprüfen Sie Ihre Selbstansprüche: Wer oder was hat Sie überhaupt dazu gebracht, sich dieser Aufgabe zu stellen, die Sie eigentlich nicht wollen?

■ ■ **... weil Sie nicht wissen, wie Sie die Entscheidung/Aufgabe angehen sollen?**
Gegenstrategien:
a. Suchen Sie Hilfe und Beratung bei jemandem, der etwas davon versteht.
b. Wenn Sie dauerhaft solchen Aufgaben ausgesetzt sind, dann besuchen Sie Kurse oder Seminare, um das fehlende Know-how zu erwerben bzw. vorhandenes Wissen zu vertiefen.
c. Delegieren Sie. Falls nicht möglich: Finden Sie jemanden, der diese Aufgabe beherrscht. Bieten Sie einen Aufgabentausch an.

Tab. 1.2 Das 4-Quadranten-Modell

	Welche Vorteile ergeben sich aus dieser Situation	Welche Nachteile ergeben sich aus dieser Situation?
Wir nehmen an: Das Ziel wird erreicht/Das Problem wird gelöst		
Wir nehmen an: Das Ziel wird nicht erreicht/Das Problem wird nicht gelöst		

Schwierige Entscheidungen treffen: Der Öko-Check im 4-Quadranten-Modell

Ich setze im Coaching bei wichtigen Entscheidungen im persönlichen Gespräch gerne den »Öko-Check« ein. Dieser nähert sich der Lösung aus verschiedenen Richtungen und schafft meist auch im Eigencoaching – ohne Externen »Sparringspartner« – Klarheit, wenn folgenden Fragen ehrlich beantwortet werden (◘ Tab. 1.2):
- Nehmen wir an: Das Ziel wird erreicht:
  - Welche Vorteile hat das dann konkret für Sie? Welchen Nutzen?
  - Welchen »Preis« haben Sie hierfür zu zahlen? Welche Risiken und Nebenwirkungen gibt es?
- Nehmen wir an: Das Ziel wird nicht erreicht:
  - Welche Nachteile hätte dies für Sie? Was würde dies für Konsequenzen mit sich bringen?
  - Jedes Nichterreichen eines Zieles bringt auch Vorteile mit sich: welche hätten Sie konkret?

Für die Auswertung nehmen Sie sich zum Abschluss die 4 Felder insgesamt vor: Stellen Sie sich deren Realisierung einmal gedanklich vor: Wie attraktiv auf einer Skala von 0 (»unattraktiv«) bis 10 (»äußerst attraktiv«) ist dann für Sie die Zielerreichung (bzw. Problemlösung)?

Diese Gewichtung hilft meist, den letzten Tropfen Klarheit zu gewinnen. Wenn nicht, bewegt sich die Lösung sicherlich außerhalb der eigenen »Komfortzone« und bedarf eines neutralen Impulses durch einen Vertrauten oder auch einen Coach.

1.4 Dem Stress entspannt ins Auge blicken

1.4.1 Lernen, mit Ängsten umzugehen

Als Zahnmediziner wissen Sie aus Erfahrung, dass Angst eine nützliche Funktion des Körpers in bedrohlichen Situationen ist. Und doch ist dies etwas anderes, wenn *Sie* dieses Gefühl haben, oder? Das Angstgefühl selbst ist für viele unangenehm, aber die damit verbundenen chemischen und nervenelektrischen Reaktionen versetzen Ihren Körper in die Lage, auf die Bedrohung schnell zu reagieren.

Viele Ängste lassen sich entwicklungsgeschichtlich gut erklären. So ist die »Spezies Mensch«, die keine besonders gut in der Nacht sehenden Augen hat, eine Angst vor der Dunkelheit angeboren. Auch die Angst vor Spinnen, Schlangen und anderen möglicherweise gefährlichen Tieren ist ein guter vererbter Schutz. Das Gleiche gilt für die Angst vor Höhen. Andere Ängste müssen wir erst erlernen, damit unser Körper darauf »typisch« reagiert: Kindern wird von ihren Eltern beigebracht, dass fahrende Autos auf der Straße gefährlich sind. Wenn Sie selbst einen Arbeitsunfall hatten, entwickelt sich bei Ihnen möglicherweise eine Angst vor genau der Art von Situation, in der Sie zu Schaden kamen.

»Gesunde« Angst versetzt den Körper in Anspannung und Aufmerksamkeit: Alle Organe werden stärker durchblutet, Herzschlag und Atemfrequenz steigen an, Sinne und Denkvermögen werden geschärft. Dabei geht Ihr Körper bis an seine Grenzen – und manchmal schießt er übers Ziel hinaus. Dann kippt das System: Sie haben Schwindelgefühle, Atemnot, Durchfall, vernünftiges Denken und Handeln wird blockiert. Ihr Körper lernt aus solchen Erlebnissen und versucht, in Zukunft die Situationen zu vermeiden, die zu dieser übertriebenen Angst geführt haben. Daraus entwickelt sich häufig eine »Angst vor der Angst«.

- **Der Vermeidungsteufelskreis**

Menschen, die unter Panikattacken leiden, entwickeln Vermeidungsstrategien: Sie fliehen in Alkohol und Drogen, werden mutlos und müde – bis hin zur Depression. Sie ziehen sich zurück und meiden öffentliche Plätze – aus Angst, ihre Panikattacke vor den Augen anderer zu erleiden. Diese weit verbreitete Form der »Angst vor der Angst« wird heute auch als Agoraphobie bezeichnet. Ohne es zu wollen, trainieren die Betroffenen damit ihren Körper, immer schneller und empfindlicher auf die Panikauslöser zu reagieren. Partner oder Kinder werden mit in den Teufelskreis hineingezogen (»Geht nicht weg, lasst mich nicht allein!«). Wegen der körperlichen Symptome (Schlafstörungen, Schwindel, Darmprobleme, Muskel- und Gelenkschmerzen) gehen sie zum Arzt, aber meist lautet die Diagnose: »Sie sind vollkommen gesund.« Daher kann es lange dauern, bis die Angst als Krankheit überhaupt erkannt wird.

Stellen Sie sich Ihrer Angst Viele Menschen, die unter Angstattacken leiden, haben ein kompliziertes Vermeidungsprogramm entwickelt, mit dem sie ihre Angst auch vor sich selbst verstecken. Machen Sie sich Ihre Ängste bewusst. Wenn Sie Ihre Angst kennen, können Sie sich selbst helfen oder einen speziellen Therapeuten aufsuchen.

Fantasieren Sie sich stark Sagen Sie sich, dass Sie die (nun bekannte) Angst besiegen können. Stellen Sie sich vor, wie Sie die gefürchtete Situation meistern. Malen Sie sich aus, wie Sie als Sieger daraus hervorgehen. Sagen Sie sich: Ich bin stärker als diese Angst. Damit programmieren Sie Ihr Gehirn um: von Panikfantasie auf Powerfantasie.

Begeben Sie sich in die Angstsituation Wenn Sie z. B. Angst vor Fahrstühlen oder Menschenansammlungen haben, dann gehen Sie bewusst dorthin. Durchbrechen Sie den Vermeidungskreislauf. Bitten Sie einen Vertrauten, dass er Sie begleitet. Setzen Sie sich ein Zeitmaß: 5 Stockwerke Lift oder 10 Minuten Menschenmenge, mehr nicht.

Betrachten Sie Ihre Angst »von außen« Sehen Sie die Situation so realistisch wie möglich. Stellen Sie sich vor, wie bestimmte Hormone in Ihrem Körper wirken und die Symptome auslösen. Spüren Sie, wie die Angst kommt, sich steigert und schließlich nicht mehr wächst. Unternehmen Sie keinen Fluchtversuch. Dann werden Sie spüren, wie Ihre Angst wieder abklingt. Das wird Ihnen ein einzigartiges Hochgefühl vermitteln.

Entspannen Sie sich – gerade jetzt Nach der Angst-Übung ist Entspannung wichtig, etwa durch die progressive Muskelrelaxation oder einfach durch ruhiges, bewusstes Atmen. Suchen Sie dazu einen schönen, für Sie angstfreien Ort auf.

Wiederholen Sie Ihre »Angsttherapie« Was evtl. über Jahre negativ konditioniert wurde, kann nun nicht einfach »von heute auf morgen« geheilt sein. Nach dem ersten Erfolg muss das Training wiederholt werden. Sie werden wieder einen neuen Anlauf brauchen, aber es wird jedes Mal leichter. Verlieren Sie nicht die Geduld, sondern erkennen Sie auch kleine Fortschritte an – wenn etwa die Angst immer noch auftaucht, aber nicht mehr so lange andauert.

Allzu lange dauert das Training meist nicht: Angsttherapeuten veranschlagen 2–4 Wochen ambulante Behandlung mit solchen Übungen. Danach sind über 90% der Patienten dauerhaft geheilt.

1.4.2 Stressmanagement

Die Selbstständigkeit als Zahnarzt bedeutet die Anforderung, die stressigen Momente einer vielseitigen Tätigkeit erfolgreich zu bewältigen und eine ausgleichende Balance zwischen Beruf und Privatleben zu finden. Stress ist ein persönliches Sammelwerk verschiedener Situationen und Reaktionen, die der Unternehmer Zahnarzt rechtzeitig erkennen und somit auch minimieren kann.

Viele Zahnärzte spüren die Konsequenzen ihrer Aufgaben als Zahnarzt, Führungskraft, Qualitätsmanager, Dentalberater und Betriebswirt wortwörtlich am eigenen Leib. Oft versuchen sie den wachsenden Anforderungen gerecht zu werden, indem sie – ohne Rücksicht auf Familie und Gesundheit – länger und oft auch am Wochenenden arbeiten. Einige Zahnärzte verdrängen stressbedingte Symptome sogar bis zum Äußersten, bis zur Diagnose »Burn-out«. Schwierig ist dies zum einen, weil innerhalb kürzester Zeit körperliche und geistige Prozesse ablaufen, auf die man meist keinen Einfluss hat. Ein erhöhter Herzschlag, schnelles flaches Atmen und auch Schwitzen werden als Reaktionen in solchen Situationen nur noch selten wahrgenommen.

Körperlich müsste der Zahnarzt eigentlich seinem genetischem Erbe gehorchen und auf Flucht oder Angriff schalten. Da von ihm aber verlangt wird, verständnisvoll mit Patienten und Mitarbeiterinnen umzugehen und ruhig mit ihnen Lösungen zu finden, kann er seinem Ärger keine Luft machen. Die Distressreaktion kann nicht abgebaut werden und die erzeugten »Kampfhormone« bleiben im menschlichen System.

Als Selbstständiger gilt es daher, diese Herausforderungen bewusst zu meistern und dem vermeidbaren Stress möglichst vorzubeugen. Denn die Konsequenzen von Stress sind für das gesamte private und berufliche Umfeld wahrnehmbar:

- In der Praxis reduziert sich sukzessive die Leistungsfähigkeit des Zahnarztes, er ist leichter gereizt. Die Angestellten brauchen eine solide Führung und reagieren mit zunehmender Unsicherheit auf den gestressten Zahnarzt. Fehler häufen sich, Unsicherheiten wachsen und mit ihnen oft auch die Unzufriedenheit des Zahnarztes.
- Die Stimmung des Zahnarztes hat einen negativen Einfluss auf das Praxisklima und die Motivation der Angestellten. Die Patienten spüren eine »angespannte Atmosphäre« und empfinden sich im schlimmsten Fall selbst als Stressfaktor für das Praxisteam.
- Frust und Unzufriedenheit werden ins Privatleben übertragen. Da die Probleme einen anderen Ursprung haben, können Sie hier auch nicht gelöst werden.

■ **Stress erkennen**

Man unterscheidet zwischen Eustress, der eine positive Wirkung auf den Körper haben kann, und Distress, der eine negative Wirkung auf den Körper hat. Eustress erhöht die Aufmerksamkeit und fördert die maximale Leistungsfähigkeit des Körpers, ohne ihm zu schaden. Distress hingegen sind jene Reize, die als unangenehm, überfordernd oder bedrohlich erlebt werden. Betroffene, die unter Stress stehen, verlieren fast immer den Überblick über die Belastungen. Oft ist der erste Schritt zu einer Stressbewältigung ein Innehalten, um wieder eine Übersicht über das Stressgeschehen zu gewinnen.

Jeder Zahnarzt muss für sich selbst zwischen negativem und positivem Stress unterscheiden, um wirkungsvoll und aktiv mit dem individuellen Stressempfinden umgehen zu können.

Am Beispiel einer gewöhnlichen Arbeitswoche kann der Zahnarzt bewusst Situationen und eigene Reaktionen analysieren und jene Momente schriftlich festhalten, die negativen Stress erzeugen. Auf einer Skala von 0 bis 10 kann er die subjektive Ausprägung des negativen Stresses notieren. Die höchste Wertung bedeutet den höchsten Stressfaktor, die »0« beschreibt eine komplett stressfreie Situation. Mit dieser Methode macht sich der Zahnarzt im ersten Schritt den Einfluss des einzelnen »Stressors« bewusst.

In vielen Fällen bewirkt das Erkennen von »Stressoren« bzw. von stressigen Situationen bereits ein erstes bewusstes Umdenken. Selbstständig sein heißt natürlich auch, eine größere Verantwortung zu tragen als viele Angestellte. Es bedeutet aber nicht zwangsläufig, »selbst und ständig« aktiv sein zu müssen.

- **Den Stress in der Praxis handhaben**

Im Praxisalltag lassen sich stressige Situationen oft schon durch eine forcierte Teamarbeit und klare Aufgabenbereiche reduzieren. Einige Tätigkeiten können an das Team delegiert, andere sogar gänzlich eliminiert werden, wenn Aufwand und Nutzen gegenübergestellt und analysiert werden. Das bewusste Infragestellen von Aufgaben gibt dem Zahnarzt die Möglichkeit, eine klare Entscheidung treffen zu können, was wirklich notwendig ist..

Professionelle Stressmanager suchen nach Aufgaben und Tätigkeiten, die Freude und positive Energie verschaffen. Welche Behandlungen machen Spaß und bringen den Zahnarzt seinem Ziel näher? Wie belohnt sich der Behandler selbst für einen disziplinierten, erfolgreichen Tag? Und welche Arbeitsbedingungen sorgen (wieder) für Zufriedenheit im eigenen Unternehmen?

Eine solide Basis für eine erfolgreiche Praxis ist ein gut eingespieltes und motiviertes Team. Ein respektvoller und rücksichtsvoller Umgang miteinander stärken die tägliche Zusammenarbeit von Angestellten, Kollegen und Vorgesetzten. Wenn das Team die individuellen Stärken und Schwächen eines jeden kennt, hat es die Chance, gestresste Kollegen oder den Zahnarzt mit seinem Verhalten und rücksichtsvollen Reaktionen zu unterstützen und dem Betroffenen so den Stress zumindest nicht noch zu intensivieren.

Gemeinsam mit dem Praxisteam kann der Zahnarzt daher die Arbeitsabläufe und Zuständigkeiten neu verteilen und an die individuellen Bedürfnisse anpassen. Das fördert die Motivation und Zufriedenheit eines jeden Einzelnen, stärkt das Gemeinschaftsgefühl und bewirkt ein nahezu stressfreies Arbeitsklima. In Zeiten, in denen der Zahnarzt besonders gestresst ist und sich vielleicht auch einige Tage Ruhe gönnen muss, kann das Team bewusst reagieren und ihn durch selbstständige Entscheidungen und Tätigkeiten entlasten.

- **Privater Ausgleich gibt Stabilität**

Auch die Freizeitgestaltung und regenerative Urlaubsphasen tragen maßgeblich zum Wohlbefinden des Zahnarztes bei. Diese Auszeiten dienen der Erfüllung von individuellen Bedürfnissen. Sie gelten dem Nichtstun, der Familie und Hobbys. Umso wichtiger ist es, konsequent Abstand zur Praxis zu halten. Auch nach einem Urlaub sollten freie Zeitpuffer im Terminbuch an den ersten beiden Arbeitstagen einen fließenden und angenehmen Übergang schaffen.

Eine bewusste Wochenplanung mit Terminoasen für Sport, Familie und Freunde garantieren einen dauerhaften Ausgleich zum Praxisalltag. Am besten sollten diese als feste Termine formuliert werden. Sie bieten dem Zahnarzt eine effektive Möglichkeit, eine eigene Formel gegen aufkommenden Stress und für eine verbesserte Gesundheit zu finden.

- **Gesund leben**

Nicht zu unterschätzen sind die Einflüsse der eigenen Fitness und Ernährung. Oft hat man als Ausgleich für anstrengende Tage die falschen Belohnungssysteme in Form von üppigen und nährstoffarmen Mahlzeiten oder einer Tafel Schokolade etabliert. Falsche Ernährung und fehlende Bewegung erzeugen letztlich aber auch Distress und erhöhen somit die körperliche Belastung. Der Zahnarzt sollte deshalb auch Verantwortung für seine Gesundheit übernehmen und in der Arbeitswoche seine Energiereserven gezielt durch Bewegung und energiereiche Kost aufbauen.

- **Ent-Spannung**

War es früher verpönt, so ist es heute akzeptiert, sich mit Techniken wie Autogenes Training oder Tiefenentspannung aktiv zu erholen. Der Zahnarzt sollte diese Methoden für sich berücksichtigen und sich zumindest an langen Arbeitstagen in der Mittagspause oder am Abend regelmäßig 10–15 Minuten entspannen, anstatt nur »die Zähne zusammenzubeißen«. Geübt werden sollte dies an ruhigeren Wochenenden oder während des Urlaubs, um den positiven Effekt nach kurzer Übung dann auch in den Praxisalltag übernehmen zu können.

1.4.3 Selbsttest: Innere Antreiber

Stellen Sie sich das folgende oder ein ähnliches Szenario vor: Sie haben Ihrer Partnerin bzw. Ihrem Partner versprochen, dass Sie dieses Wochenende ganz für sie/ihn allein Zeit haben. Aber es gelingt nicht. Eine besonders wichtige Behandlung, ein Seminar oder das Erstellen von Kostenplänen kommt dazwischen, weil Sie nicht Nein sagen konnten.

Wie konnte das passieren? Warum haben Sie sich breitschlagen lassen? – Offenbar gab es eine Kraft, die stärker war als der Wunsch Ihres Partners. »Saboteure« oder »Antreiber« nennen Psychologen solche inneren Stimmen, denen ihre Besitzer hilflos ausgeliefert sind. Es sind Muster aus der Kindheit, die prinzipiell nicht schlecht sind, sondern denen Sie einen Großteil Ihrer sozialen und beruflichen Erfolge verdanken.

Jedes dieser Muster aber enthält auch eine spezifische Angst, die in Belastungssituationen die Macht übernimmt. Es kommt darauf an, diesen Ängsten auf die Schliche zu kommen (◘ Tab. 1.3). Wenn Sie das geschafft haben, können Sie die negative Einflussnahme Ihres »Antreibers« oft über Nacht brechen.

- **Die 5 Antreiber in der Übersicht**
- **E: »Beeil dich!«**

Weil Sie früher oft zur Eile und zur Aktivität getrieben wurden, tun Sie sich schwer, in aller Ruhe Schwerpunkte zu setzen und das Unwichtige vom Wichtigen zu trennen.

Abhilfe Nehmen Sie sich ganz bewusst Zeit für sich, vereinbaren Sie regelmäßig einen »Termin mit sich selbst«, bei dem Sie niemand stören darf. Streichen Sie mindestens 1-mal pro Woche einen geschäftlichen Termin und gehen Sie in der gewonnenen Zeit auf einen anderen Menschen zu. Lassen Sie sich von Ehepartner und Familie hin und wieder zu völlig »sinnlosen« Beschäftigungen verführen. Das ist gut gegen die ungesunde Seite des Beeil-dich-Musters: der Angst vor zu viel Nähe. In der Tagesplanung sollten Sie Aufgaben in Teilabschnitten erledigen und sich hierfür Zwischenziele setzen. Im Dialog mit Patienten und Mitarbeiterinnen gilt: Sprechen Sie bewusst langsamer. Und hinterfragen Sie, ob Sie wirklich verstanden wurden.

- **G: »Sei nett!«**

Oft gibt es hier aus der Kindheit Angst davor, nicht geliebt oder »übersehen« zu werden. So haben Sie das Muster »Sei jedermanns Freund« entwickelt – und sind damit z. B. für Führungsaufgaben gehandicapt, weil dort immer wieder unpopuläre Maßnahmen durchgestanden werden müssen.

Abhilfe Besiegen Sie Ihr Programm »Ich will gefallen«, indem Sie öfter einmal die Arme vor der Brust verschränken und sich innerlich sagen: »Ich bin, wie ich bin!« Nehmen Sie sich die Freiheit, einmal schlecht drauf zu sein – auch wenn Ihrer Umgebung das bei einem Sonnenschein wie Ihnen besonders unangenehm auffällt. Erlauben Sie sich die Freiheit, bestimmte Menschen nicht zu mögen, und gestatten Sie das umgekehrt auch anderen. Fragen Sie Patienten und Mitarbeiterinnen, anstatt zu erraten, was sie wollen.

- **K: »Sei stark!«**

Vielleicht hatten Sie als Kind Angst vor zu viel Kontakt, vermutlich auf Grund einer unguten Erfahrung. Daraus entwickelten Sie das Programm: »Ich schaffe es alleine!« Es fällt Ihnen schwer, andere zu gewinnen. Ohne es zu wollen, stoßen Sie andere vor den Kopf. Sie haben eine harte Schale, aber einen weichen Kern. Sie sind – das ist Ihre beste Seite – ein guter Kämpfer gegen Ungerechtigkeit und Unterdrückung anderer.

Abhilfe Öffnen Sie sich Menschen, denen Sie vertrauen können. Entdecken Sie Ihre eigenen Bedürfnisse nach Nähe und Unterstützung. Veranstalten Sie öfter einmal eine Zusammenkunft, bei dem die anderen Ihre lustige und »menschliche« Seite kennen lernen können. Dann bessert sich das Klima schlagartig. Für Ihr Zeitmanagement gilt: Lassen Sie sich durch Delegation unterstützen. Und schaffen Sie sich Puffer, um Ihre Arbeitsleistung zu überwachen. Suchen Sie sich auch privat eine Freizeitaktivität, die einfach nur Spaß macht, wo Sie nicht der/die Starke sind.

- **P: »Mach's perfekt!«**

In Ihrer Kindheit haben Sie früh Verantwortung übernehmen müssen. Man hat Ihnen beigebracht, bei Schmerzen die Zähne zusammenzubeißen, und Ihnen ein Misstrauen gegenüber allzu großer Leichtigkeit eingeimpft. So tragen Sie von allem eine Idealvorstellung mit sich herum, an die die schnöde Wirklichkeit nur selten heranreicht.

Tab. 1.3 Test zu Ihrem inneren Antreiber: Kreuzen Sie die Aussagen an, die für Sie zutreffen

An manchen Tagen habe ich das Gefühl: Heute klappt gar nichts!	S
Auch wenn ich einen Vortrag frei halte, arbeite ich ihn vorher genau schriftlich aus.	P
Beim Telefonieren arbeite ich oft nebenbei noch etwas anderes.	E
Es fällt mir schwer, Nein zu sagen. Dadurch bin ich oft überlastet.	G
Es bekommt mir nicht, wenn ich keine Aufgabe habe.	S
Ich führe gern Regie und achte darauf, dass keiner trödelt.	E
»Nicht aufgeben!«, ist mein Motto.	S
Ich sage oft »klar«, »genau« und hebe beim Reden den Zeigefinger.	P
Es fällt mir schwer, wirklich völlig abzuschalten.	E
Wenn ich etwas erkläre, zähle ich gerne auf: 1., 2., …	P
Wie es in mir aussieht, geht die anderen nichts an.	K
Andere beschreiben mich als unterhaltsam und optimistisch.	G
Die Leute sagen mir, ich schaue oft ernst aus.	P
Ich kann sehr ungeduldig werden, wenn Menschen nicht gleich zur Sache kommen.	E
Es ist mir wichtig, dass meine Mitarbeiterinnen sich wohl fühlen.	G
In Unterhaltungen falle ich anderen häufig ins Wort.	E
Ich rede oft mehr, als nötig wäre.	G
Ich tue mich schwer mit Menschen, die sorglos in den Tag hinein leben.	S
Wenn ich einen Job nicht gründlich erledigen kann, fange ich ihn gar nicht erst an.	P
Ich mag es nicht, wenn andere mich anfassen oder mir auf die Pelle rücken.	K
In langweiligen Sitzungen fällt es mir schwer, ruhig zu bleiben.	E
Ich finde bei Meinungsverschiedenheiten oft einen guten Kompromiss.	G
Manchmal komme ich mir vor wie ein Sportler, der Höchstleistungen bringen muss.	S
Menschen, die ungenau arbeiten, nerven mich.	P
Ich möchte so arbeiten, dass sich der Kunde und alle Beteiligten gut fühlen und sich freuen.	G
Erwartungen anderer will ich möglichst übertreffen.	P
Ich kann auch in extremen Stresssituationen ruhig bleiben.	K
Ich glaube, dass wirklich erfolgreiche Menschen hart arbeiten, auch wenn sie das nicht zeigen.	S
Es macht mir nichts aus, in berechtigten Fällen jemanden zur Schnecke zu machen.	K
Wenn es etwas zu tun gibt, fange ich immer sofort an.	E
Ich will, dass die anderen gut von mir reden.	G
Ich bin häufig unzufrieden mit der Erledigung meiner Arbeit.	P
Ich tue mich schwer, anderen gegenüber Gefühle zu zeigen.	K
Ich kann zugunsten anderer meine eigenen Bedürfnisse zurückstellen.	G
Meine Wünsche erfülle ich mir am liebsten selbst, und zwar schnell.	E

◻ Tab. 1.3 Fortsetzung

Ich ergreife manchmal Vorsichtsmaßnahmen, damit ich von anderen nicht dumm angeredet werde.	K
Wenn ich eine Aufgabe begonnen habe, halte ich bis zum Ende durch, auch wenn mir während der Arbeit Zweifel daran kommen.	S
Es fällt mir schwer, gegenüber Mitarbeiterinnen mit schlechten Leistungen hart zu sein.	G
Es fällt mir schwer, andere um Hilfe zu bitten.	K

Auswertung: Achten Sie nun auf die Buchstaben am Ende jeder Aussage, die Sie oben angekreuzt haben, und notieren Sie sich, wie oft Sie welchen Buchstaben ausgewählt haben. Lesen Sie dann die Beschreibung zu dem oder den Typ(en), die bei Ihnen am häufigsten vorkommen. Oft sind zwei oder drei Typen gleich stark, denn Ihre Kindheitsmuster können sich auch addieren.

Abhilfe Entspannen Sie sich, bevor Sie sich Hals über Kopf in die nächste Aufgabe stürzen, und bleiben Sie offen für negative wie positive Überraschungen. Kalkulieren Sie Mängel und Pannen mit ein, indem Sie realistischere Maßstäbe setzen. Lernen Sie aus den wirklichen Fehlern, nicht aus den vorab von Ihnen in Gedanken durchgespielten! Und vergessen Sie nicht: Fehler sind wichtig als Lernchance, hinterfragen Sie die wirkliche Konsequenz, wenn Sie »nur« 97% Vollständigkeit haben.

■ ■ **S: »Streng dich an!«**
Hinter diesem »Antreiber« steckt eine allgemeine Existenzangst. Mal ist es die Furcht vor Armut, mal die vor gesellschaftlichem Abstieg. Sie haben sicher von klein auf Fleiß und Ausdauer als höchste Werte erkannt.

Abhilfe Arbeiten Sie nicht länger an Ihren Schwächen, sondern an Ihren Stärken. Lassen Sie eine besonders eilige und dringende Aufgabe einmal bewusst aus – und warten Sie ab, ob das wirklich zu einer Katastrophe führt. Meist nicht! Und setzen Sie sich eigene Ziele und Prioritäten. Lassen Sie sich nicht von anderen und schon gar nicht von »Sachzwängen« Ihr Leben diktieren. Beherzigen Sie den Spruch: »Wer zu viel arbeitet, hat keine Zeit, Geld zu verdienen.« Wenn Sie Aufgaben annehmen, dann prüfen Sie, was dort gefordert ist, so dass Sie sicher gehen, nur das Vereinbarte zu tun.

1.5 Interview mit Jörn Ehrlich (V.I.E.L. – Coaching + Training, Hamburg)

● **Herr Ehrlich, was ist für Sie der Unterschied zwischen Beratung und Coaching?**

Der Unterschied zwischen Coaching und Beratung wird am deutlichsten in der Kommunikationsweise und im Dienstleistungsverständnis. Auf den Punkt gebracht könnte man sagen: »Beratung ist eine inhaltliche Beeinflussung. Coaching ist eine strukturierende Beeinflussung.«

Gemeinsam ist beiden, dass der Kunde mit einer Fragestellung und einem Problembewusstsein kommt und etwas zu verändern sucht. Wenn ich eine Beratung wünsche, suche ich gezielt einen Fachmann für meine Fragestellung. Ich brauche eine inhaltliche Auskunft und bin zufrieden, wenn ich diese bekomme. In diesem Sinne ist der Zahnarzt immer dann in der Beraterrolle, wenn er seinem Kunden Antworten und Empfehlungen im Hinblick auf den Gesundheitszustand und die Pflege der Zähne liefert. Auch ein Steuerberater etwa löst Probleme seines Kunden, indem er ihm konkrete Verhaltensanweisungen gibt oder aktiv etwas für ihn tut (die Steuererklärung verfasst).

Im Coaching versucht der Coach, seinen Kunden (den »Coachee«) in seiner Selbstverantwortung zu stärken und diesen eher indirekt zu fördern und zu fordern. Zunächst wird gemeinsam das Ziel des Coachees herausgearbeitet und formuliert. Anschließend geht es darum, den machbaren Weg zum Ziel zu erforschen. Über viele Fragen und unter Zuhilfenahme von sog. Coachingwerkzeugen erkennt der Coachee seine Ressourcen und entwickelt seine Lösungen. Dabei unterstützt der Coach den Coachee in seinem Bestreben nach gezielter Veränderung. Man könnte sagen, der Coach gibt den Rahmen vor, in welchem der Coachee seinen höchst individuellen Veränderungsprozess durchläuft. Ziel ist es u. a., sich als Coach möglichst schnell überflüssig zu machen. Bestenfalls lernt der Coachee über seine konkrete Fragestellung hinaus, zukünftig ähnliche Themen unabhängig zu lösen. Dadurch erhöht sich sein Freiheitsgrad, die Selbstverantwortung wird gestärkt und letztendlich erwächst zusätzliches Selbstvertrauen. Dies ist wahrscheinlich auch ein Grund, weshalb immer mehr Führungskräfte Coachings in Anspruch nehmen.

- **Gibt es einen Trend, den Sie erkennen?**

Als Inhaber von V.I.E.L – Coaching + Training und in meiner Rolle als Ausbildungsleiter werde ich dies häufiger gefragt. Meine Antwort lautet: Das Coaching wird sich im Top-Level-Bereich verändern. Die Grenzen zwischen Beratung, Training, Supervision und Coaching werden fließender. Kompetent ist, wer sich in unterschiedlichen Disziplinen auskennt und situativ entscheiden kann, was der Kunde braucht.

Die Fähigkeit, Menschen in leitender Position – und somit auch dem Zahnarzt – ein direktes, qualifiziertes und zielorientiertes Feedback zu geben, wird in den kommenden Jahren wichtiger werden. Menschen brauchen eine Art Till Eulenspiegel. Jemanden, der offen und ehrlich sagt, wie der andere wirkt, wo seine Stärken und wo seine Lernfelder liegen. Diese Qualität erfordert viel Feingefühl, Selbst- und Berufserfahrung. Gut verpackt ist ein qualitativ hochwertiges Feedback »Gold wert«, weil es hilft, Zeit zu sparen, Beziehungen zu verbessern und knappe Ressourcen zu schonen.

- **Coaching wird aus unserer Sicht oft in Anspruch genommen, wenn Probleme akut oder sogar bedrohlich werden. Wie definieren Sie aus Ihrer beruflichen Erfahrung heraus »persönliche Krisen«?**

Eine persönliche Krise liegt immer »im Auge des Betrachters«, im subjektiven Empfinden. Nach meinen Kriterien sind klassische Definitionen, nach denen man sich unter diesen oder jenen Umständen in einer Krise befindet, im Einzelfall meist wenig hilfreich.

Menschen geraten für gewöhnlich nicht »von jetzt auf gleich« in eine Krise. Die meisten Krisen entwickeln sich schleichend. Eine Sprechstundenhilfe wird krank, das Kind kommt in die Pubertät, die Hypotheken nagen am Einkommen usw. Für all diese und weitere Stressfaktoren besitzen wir Kraft- und Energiereserven, auf die wir zurückgreifen können. Wir haben gelernt, mit Stress umzugehen. Unsere »Abbuchungen vom Gesundheitskonto« verlaufen stückchenweise. Viele Zahnärzte, die ich kennen gelernt habe, arbeiten am Rande ihrer Belastungsgrenze. Zu diesem labilen Gleichgewicht gesellt sich dann eine weitere – oft gar nicht große – »Katastrophe« und die Krise ist perfekt.

Coaching ist eine hervorragende Möglichkeit, um sein Leben auf den Prüfstand zu stellen, die eigenen Prioritäten zu hinterfragen und sich für das Wesentliche zu entscheiden. Oft gilt es, lieb gewordene Gewohnheiten zu verlassen und sich für eine veränderte Lebensführung zu entscheiden. Das heißt, Lebenssinn, soziale Beziehungen, das Streben nach Leistung und Erfolg sowie Investition in die eigene Gesundheit kreativ miteinander zu verknüpfen. Eine Einsicht die übrigens einem Zahnarzt im Regelfall schnell zu vermitteln ist, weil er die Auswirkungen von Stress und Krisen von den Zähnen »ablesen« kann. Und dies täglich! Ob in einer Krise Coaching alleine hilft, wage ich allerdings zu bezweifeln. Deshalb arbeiten wir bei V.I.E.L mit einem Netzwerk von Gesundheitsexperten zusammen, dem natürlich auch Zahnärzte angehören.

- **Was raten Sie einem Zahnarzt, der merkt, dass ihm vieles »über den Kopf wächst«?**

Ich würde ihm raten, sich selbst ernst zu nehmen. Im Regelfall ist der Zahnarzt der Dreh- und Angelpunkt in der Praxis. Auf ihm lastet die meiste Verantwortung. Er hat die Investitionen getätigt und zu ihm kommen die Patienten. Wenn er ausfällt, dann gefährdet dies den Fortbestand der gesamten Praxis.

- **Wann sollte er einen Coach zu Rate ziehen?**

Ein Coach ist jemand, den man auch aufsuchen kann und sollte, wenn es einem gut geht. Die Patienten gehen ja auch alle 6 Monate zur Prophylaxe. Hier gilt eben nicht das Sprichwort: »Der Schuster trägt die schlechtesten Schuhe.« Ganz im Gegenteil! Menschen mit Führungsaufgaben haben aus meiner Sicht eine Vorbildverpflichtung. Und die zeigt sich durch rechtzeitiges Handeln und die Bereitschaft, sich unabhängig vom Gesundheitszustand zu reflektieren.

- **Können Sie uns erklären, weshalb gerade »Kopfmenschen« wie Zahnärzte, Ärzte oder auch Rechtsanwälte besonders häufig betroffen sind?**

Von Krisen? Dass etwas »über den Kopf wächst«?

- **Ja, genau!**

Wenn etwas »über den Kopf« wächst, dann wächst es im Regelfall in die falsche Richtung. Es sollte besser in die andere Richtung wachsen. In diesen Regionen sitzen nämlich Herz und Intuition. Und ich denke, in unserer Zeit wird niemand mehr anzweifeln, dass sich hier wesentliche Zonen menschlicher Intelligenz befinden. Das wird Ihnen jeder Psychologe, Neurologe und Kreativitätsforscher bestätigen.

Wir wissen heute, dass eine kluge Lebensführung nicht mehr vom Verstand alleine gesteuert werden kann. Dafür sind unsere Lebensbedingungen zu komplex geworden. Mehr als 80% aller Entscheidungen im Management werden ohnehin aus dem Bauch getroffen. Verstehen Sie mich bitte nicht falsch. Ich liebe den Verstand! Er ist ein hervorragender Berater, aber kein guter Anführer!

Doch nun zur Beantwortung Ihrer Frage. Der von Ihnen genannte Personenkreis ist auf Denken spezialisiert. Das fängt meist in der Familie an, wird hier gefördert und setzt sich in Schule und Universität fort. Wer eine solche »langjährige Schulung« durchlaufen hat, ist oft nicht ausreichend darin geübt, auf andere Signale wie etwa vitale Bedürfnisse, Körpersignale und Gefühle zu achten. Darin sind jedoch oft zentrale Botschaften enthalten, die vom Kopf nicht wahr- und ernst genommen werden. Im Coaching werden solche Impulse mit einbezogen und im Hinblick auf das Ziel berücksichtigt. Dadurch entsteht ein ganzheitlicheres Verständnis vom System Mensch und seinen Lebensbedingungen. Ich habe Menschen getroffen – in Zahnarztpraxen und in Konzernen –, die aus falsch verstandener Loyalität viel kaputt gemacht haben. Das muss nicht sein. Wenn sich der Einzelne jeden Tag aufs Neue mit Entschlossenheit, Mut und Humor auch sich selbst widmet, so widmet er sich dem Besten, das er hat!

- **Zahnärzte sind sehr fortbildungsinteressiert: Wie kann ein Zahnarzt sicherstellen, dass das, was er in einem Seminar gelernt hat, auch wirklich in die Realität umgesetzt wird? Wie sollte er vorgehen?**

Er sollte sich realistische Ziele setzen. Lieber klein und fein, aber dafür auch praktikabel. Von anderen ernst genommen zu werden, setzt voraus, dass man sich selbst ernst nimmt. Hier fängt die Veränderung an. Selbstwertgefühl, Gesundheit und eine charismatische Ausstrahlung entwickeln sich dadurch, dass wir uns angemessene Ziele setzen und diese auch erreichen.

Auch hier sehe ich den Zahnarzt in seiner Rolle als Führungskraft in einer zentralen Position: »Walk what you talk«! *Das* überzeugt die Mitarbeiter und regt zur Nachahmung an.

- **Herr Ehrlich: Sie sind ein »Meister des Reframings« – haben Sie ein Beispiel für uns, wie Sie aus einer Coachingsitzung heraus das Positive hinter einem Problem herausarbeiten konnten?**

Zunächst möchte ich auf den Begriff Reframing eingehen. Frei übersetzt bedeutet er: den Dingen, Verhaltensweisen oder Umständen einen neuen (Bedeutungs-)Rahmen verleihen. An dieser Stelle sei das berühmte Wasserglas-Beispiel erwähnt. Halb leer oder halb voll?

Konkret ist es beispielsweise zunächst hilfreich, einem (aus Sicht der Mitarbeiter) »cholerischen Chef« zu attestieren, dass er in jedem Fall über genug Durchsetzungskraft und Mut zur Konfrontation verfügt (Reframing). In einem übersteigerten Verhalten liegt immer der Keim der guten Absicht. Meine Aufgabe als Coach besteht in diesem Fall darin, die positive Absicht des negativen Verhaltens zu verdeutlichen. Diese gilt es zu bewahren, um im nächsten Schritt nach geeigneteren – im Regelfall auch für das System verträglicheren – Verhaltensalternativen zu suchen. Meistens will der Betreffende sich ja verändern. Er weiß nur nicht wie. So fühlt er sich gefangen in seinen Verhaltensweisen. Es ist immer leichter, von etwas loszulassen, wenn man es würdigt anstatt es zu verteufeln. Wie gesagt: Es gilt, die Absicht zu würdigen, nicht das Verhalten!

- **Sie sind Geschäftsführer von V.I.E.L. – Coaching + Training in Hamburg: Wie hilft eine Coachingausbildung im Praxisalltag?**

Grundsätzlich erhöht eine gute Ausbildung die soziale Kompetenz. Darüber hinaus entsteht ein Verständnis, wie menschliche Systeme funktionieren und wie man diese als Führungskraft und Verantwortlicher sinnvoll beeinflussen kann. Zum Beispiel lernen Menschen, ihre betrieblichen Abläufe besser zu verstehen, und bekommen ein Gefühl für soziale Effizienz. Nicht jeder Hebel, den man ansetzen kann, zeigt auch Wirkung. Beispielsweise reiben sich viele Praxen darin auf, die Arbeitsabläufe zu verändern, und vergessen dabei den Menschen. Computer sind halt leichter zu bewegen als Menschen. Letztere sind jedoch einer *der* Erfolgshebel für eine Zahnarztpraxis.

Konflikte werden früher wahrgenommen und die Führungskraft in der Rolle als Coach kann diese angemessen steuern. Auch Teamprozesse werden klarer. So entlastet es meine Coachees immer wieder, wenn sie erfahren, dass jedes Team früher oder später in eine »Storming-Phase« kommen muss, in welcher Regeln und Machtverhältnisse in Frage gestellt und (bestenfalls) so aktualisiert werden, dass die Zusammenarbeit künftig besser läuft. Viele Teams bleiben in dieser von Konflikten und Auseinandersetzungen geprägten Phase stecken oder wollen sie partout vermeiden (was nicht geht). Dies kostet viel Energie, letztlich sehr viel mehr, als ein konstruktiv ausgetragener Konflikt gekostet hätte. Wie sagt der Volksmund so treffend: »Ein gelöster Konflikt ist besser, als nie einen gehabt zu haben«.

Auch Selbstmanagementfähigkeiten werden verbessert. Wer gelernt hat, mit sich selbst achtsamer umzugehen, wird dies im Regelfall auch mit anderen tun. Viele Zahnärzte, die ich kenne, reiben sich im Praxisalltag auf. Kurzfristig erfährt ein System dadurch Stabilität. Langfristig steigen jedoch die Risiken und Nebeneffekte. Da geht unsere Politik mit schlechtem Beispiel voran …

- **Wer kann davon profitieren?**

Alle, die sich ernsthaft verändern wollen. Ich rate jedoch dazu, sorgfältig den richtigen Anbieter auszuwählen. Die Chemie muss stimmen. Kunde und Ausbilder müssen zusammenpassen, sonst wird Lernen schwierig. Daher bieten wir ein 5-tägiges Einstiegsseminar an, um Inhalte sowie »Land und Leute« kennen zu lernen.

- **Und kann ich mich danach als Zahnarzt selbst coachen?**

Coaching bietet Hilfe zur Selbsthilfe. Ich bekomme immer wieder die Rückmeldung, dass Teilnehmer unserer Ausbildungen ihr Leben positiv und maßgeblich verändern. Mir wird berichtet, dass der Einzelne effizienter an die Dinge herangeht, geschickter mit seinen Kunden und Mitarbeitern kommuniziert, sein Selbstmanagement verbessert usw. Wenn dies als Selbstcoaching verstanden werden kann, dann ja.

Der professionelle Praxisauftritt

Nicole Franzen

2.1	**Der Patient von heute – 32**	
2.1.1	Ein Verhältnis im Wandel – 32	
2.1.2	Wonach beurteilen Patienten eine Praxis? – 33	
2.1.3	Mit Marketing zum Erfolg – 33	
2.2	**Marketing, Werbung oder PR? – 34**	
2.3	**Mit Konzept zum Erfolg – PR richtig planen – 36**	
2.4	**Identität schaffen (Corporate Identity) – 42**	
2.5	**Erfolgreich intern kommunizieren – 46**	
2.6	**Pressearbeit – 49**	
2.6.1	Ihr Weg in die Presse – 49	
2.6.2	Presseverteiler und Themenplanung – 50	
2.6.3	Pressemitteilung – 51	
2.7	**Patienteninformation – 51**	
2.7.1	Broschüre, Flyer und Praxiszeitung – 52	
2.7.2	Veranstaltungen – 52	
2.7.3	Post vom Arzt – 53	
2.7.4	Bewegte Bilder – 53	
2.8	**Neue Medien/Internet – 54**	
2.8.1	Der eigene Internetauftritt – 54	
2.8.2	Informationspflichten auf Ihrer Homepage – 54	
2.8.3	Soziale Netzwerke – 55	
2.9	**Beispiel einer erfolgreichen Praxisanalyse – 56**	
2.10	**In 5 Schritten zur richtigen Agentur – 59**	
2.11	**Interview mit Rechtsanwalt Dr. Karl-Heinz Schnieder (Fachanwalt für Medizinrecht, Fachanwalt für Sozialrecht) zum Thema »Marketing in der Zahnarztpraxis« – 62**	

Die Bedürfnisse und das Verhalten des modernen Patienten haben sich geändert. Die Ansprüche an die Qualität der Behandlung und den Service der Praxis sind gestiegen. Patienten vertrauen nicht mehr blind dem Hauszahnarzt um die Ecke, sie informieren sich selbstständig über die Medien und zunehmend das Internet über aktuelle Produkte und Behandlungsmethoden.

Darauf muss eine moderne Zahnarztpraxis reagieren. Wir möchten Ihr Bewusstsein für den »neuen« Patienten schärfen und Ihnen in dem folgenden Kapitel beschreiben, wie Sie sich mit individuellem Praxismarketing und einem stimmigen Kommunikationskonzept im Wettbewerb hervorheben und Ihre Praxis für einen langfristigen Erfolg ausrichten können.

2.1 Der Patient von heute

Die Treue zur eigenen Zahnarztpraxis ist nach wie vor hoch, fast die Hälfte der Patienten ist noch beim ersten Hauszahnarzt. Doch auf der Suche nach der richtigen Praxis steigt die Wechselbereitschaft der Patienten kontinuierlich an. Je zufriedener Patienten mit ihrer Praxis sind, desto weitere Anfahrtswege nehmen sie auch in Kauf.

2.1.1 Ein Verhältnis im Wandel

Doch dies gilt nicht für den jüngeren Patienten unter 30 Jahren, der einer bindungslosen und ergebnisorientierten Generation angehört. Das sind die Ergebnisse einer aktuellen Qualitäts- und Zufriedenheitsmessung von Professor Gerhard Riegl (Riegl 2010).

27% suchen ihren Zahnarzt 2-mal oder öfter pro Jahr auf. Davon gehen heute 13% häufiger zum Zahnarzt als vor 11 Jahren. Diese Tatsache kann bedeuten, dass das Bewusstsein für die Ästhetik der Zähne und das Vertrauen in die modernen Behandlungsmethoden gewachsen sind.

Tatsächlich haben 72% der Patienten den für sie idealen Zahnarzt gefunden, denn sie beurteilen ihre Praxis mit den maximalen 4 und 5 Qualitätssternen. Im Jahr 1999 vergaben nur 58% der Umfrageteilnehmer die Bestnoten. Diesen Bewertungen stehen jedoch auch Defizite gegenüber: 47% der befragten Patienten sehen Verbesserungsbedarf beim ersten Eindruck am Empfang. Ein sehr hoher Wert, denn der erste Eindruck zählt.

- **Weniger Bindung**

Im Durchschnitt nehmen Patienten heute einen Weg von 7,1 km zu ihrem Zahnarzt in Kauf. Sehr Zufriedene fahren im Schnitt 1600 m weiter zu ihrem Geheimtipp-Zahnarzt als nicht hochzufriedene Patienten. Noch sind Zahnärzte im Leistungswettbewerb gut aufgestellt, denn die durchschnittliche Praxiszugehörigkeit der Patienten ist von 5,5 auf 5,7 Jahre gestiegen. 65% sind schon über 5 Jahre in ihrer Praxis, bei ihrem ersten Hauszahnarzt sind immerhin noch 45% aller Patienten.

Aber mit den jüngeren Patienten unter 30 Jahren folgt eine bindungslose und ergebnisorientierte Generation. Nur noch 23% von ihnen werden vom ersten Hauszahnarzt behandelt. Im Vergleich zur älteren Patientengruppe suchen jüngere Patienten bewusster nach einem passenden Zahnarzt für ihr Anliegen. Sie vergleichen und bewerten Leistungen, Preise und Behandlungsergebnisse stärker als je zuvor. Und auch ihre Ansprüche an die Ausstattung, den Service und die moderne Ausrichtung der Praxis sind für jüngere Patienten entscheidungsrelevant.

- **Kürzer warten**

Die Standards und das Angebot der Zahnarztpraxen haben sich für Patienten in den vergangenen Jahren kontinuierlich verbessert, aber die Ansprüche der Praxisbesucher sind punktuell noch schneller gestiegen. Auf Termine in der Praxis müssen heute 29% der Patienten über 2 Wochen warten, vor 11 Jahren waren dies noch 34%. Die meisten Patienten verabreden sich bereits von Termin zu Termin.

Die Wartezeiten in der Praxis haben sich nach Angaben der Patienten von durchschnittlich 17,2 auf 11,7 Minuten verkürzt, dennoch sinkt die Zahl der hochzufriedenen Patienten beim Praxisservice um 29% gegenüber 1999. Bemängelt wird u. a., dass Prophylaxe und zahnärztliche Routinekontrolle nicht bei einem Termin möglich sind. Kritik an der Organisation gibt es eher für größere als für kleine Praxen.

2.1.2 Wonach beurteilen Patienten eine Praxis?

Interessant ist nun zu untersuchen, nach welchen Kriterien der Patient von heute seine Zahnarztpraxis auswählt. Welche Faktoren sind so gewichtig, dass sie seine Entscheidung beeinflussen?

- **Vertrauen**

Menschliche Geborgenheit und Vertrauen sind laut der Studie von Riegl (2010) für 46% der Patienten die ausschlaggebenden Kriterien für die Wahl der idealen Zahnarztpraxis. Das Vertrauen in die Kompetenz der Praxis gewinnen ebenfalls 46% durch ausgestellte Zertifikate des Behandlers und 38% der Patienten durch die Behandlung mit modernen Apparaten.

»Exzellent in Menschlichkeit« – mit diesem Prädikat auf der Basis von bester zahnmedizinischer Versorgung könnten zahnärztliche Praxen ihre Patienten im Wettbewerb wirkungsvoll glücklich machen. Dies habe immer noch mehr mit perfekter Patientenorientierung nach sozialen Normen als mit moderner Kundenorientierung nach Marktnormen zu tun, sagt Riegl.

- **Information**

Noch nie hatten Bürger so viele Informationsmöglichkeiten über Zahnmedizin wie heute. Medien wie das Fernsehen und das Internet machen die Praxis transparent, sie informieren ausführlich über den Fortschritt von Produkten, Geräten und Behandlungsmethoden. Riegl (2010) vermutet, dass diese Informationsfülle die Entscheidungen von Patienten jedoch nicht erleichtert, vielmehr würden Unsicherheit und Entscheidungsprobleme noch verstärkt. Gute vertrauenswürdige Zahnärzte seien deshalb treuhänderische Lotsen, die Patienten auch vor unvernünftigen Entscheidungen bewahren.

Zahnärzte als Vermarktungsprofis mit übertriebenen Außenauftritten riskierten inzwischen auch Irritationen bei Patienten und sogar gegenteilige Wirkungen, wenn die Menschen überlegen: Wenn etwas zu viel Werbung braucht, ist es womöglich gar nicht so gut.

- **Mehr Beratung**

Fachliche Beratung ist aus Patientensicht nach Hygienequalität, fachlicher Behandlungsqualität und Patientenfreundlichkeit die viertbeste von 19 Kernleistungen der Zahnärzte. Inzwischen wünschen jedoch 90% der Patienten v. a. zusätzliche Beratungen zu Kosten und Finanzierungen, z. B. zu Teilzahlungen, Erstattungen und Preisunterschieden. Denn nur noch 4% der Patienten glauben an eine für sie ausreichende Regelversorgung, 43% sind von vornherein bereit, eine Zuzahlung zu leisten.

Im Vergleich dazu wünschen bei der fachlichen Beratung nur rund 30% der Patienten weitere Informationen zu Angstabbau, Haltbarkeit und Materialunterschieden.

Diese Prioritäten sollten für den modernen Zahnarzt der Grundstein zur Ausrichtung und Positionierung seiner Praxis sein. Berücksichtigen Sie die Bedürfnisse der Patienten in Ihrem Marketingkonzept und präsentieren Sie sich als moderne patienten- und serviceorientierte Wohlfühlpraxis.

2.1.3 Mit Marketing zum Erfolg

Auf die gestiegenen Bedürfnisse der Patienten kann die moderne Zahnarztpraxis mit gezielten Marketing- und Kommunikationsmaßnahmen reagieren. Vier signifikante Gründe sprechen dafür, dass Sie verstärkt professionelles Marketing in Ihrer Praxis integrieren sollten:

1. Eine extrem hohe bzw. anwachsende Zahnarztdichte führt zu einem Wettkampf um ein für hochwertige Zahnmedizin offenes Patientenklientel.
2. Die Bindung des bisherigen Patientenstamms an Ihre Praxis ist essenziell für zukünftige Praxiserfolge.
3. Sie können das gesamte privat abrechenbare Leistungsspektrum gegenüber Patienten darstellen.
4. Sie können der Praxis langfristig ein positives Image verleihen.

Der Patient kann eine Leistung wie die PA-Behandlung fachlich nicht richtig beurteilen. Er kann Ihre Therapien im wahrsten Sinne des Wortes nicht »begreifen«, weil er sie nicht mit seinen Sinnen aufnehmen, also sehen, schmecken, fühlen, hören oder riechen kann. Auch kann er Ihre Leistung nur schwer mit der eines Ihrer Kollegen objektiv vergleichen. Zugleich werden die Patienten für die zahnmedizinische Behandlung immer öfter selbst zur Kasse gebeten.

Der Patient fühlt sich verunsichert und sucht nach Kriterien, die für oder gegen eine Praxis oder eine Behandlung sprechen. In diesen Momenten der subjektiven Empfindungen sucht er weiterhin nach »objektiven« Entscheidungsmerkmalen in Ihrer Praxis und dem gesamten Umfeld. Damit bestimmen auch diese Faktoren über Ihren zukünftigen Erfolg.

- **Dem Patienten Sicherheit geben**

Genau dort setzt Praxismarketing an. Denn zum einen müssen Sie dem Patienten Ihre Leistungen angemessen darbieten. Vor allem aber muss er von den entscheidenden Faktoren Ihrer »Dienstleistung Zahnmedizin« überzeugt sein. Dazu zählen das Verhalten Ihrer Mitarbeiterinnen, die Praxisausstattung, die Lage der Praxis, das Informationsmaterial oder auch besondere Behandlungsschwerpunkte.

Machen Sie sich bewusst, dass Ihr Erfolg wesentlich von diesen Sekundärkriterien abhängt. Denn diese beeinflussen Ihr Praxisimage, das zukünftig ein noch wichtigeres Entscheidungsmerkmal für Patienten sein wird. Ihr Image muss also Ihrer gewünschten Position entsprechen, denn es muss den Patienten kognitiv in seiner Entscheidung unterstützen. Und viel mehr noch muss sich der Patient in seiner Entscheidung durch ein professionelles Umfeld in der Praxis vor und nach der Behandlung bestätigt sehen.

Dieses Ziel verlangt ein einheitliches, adäquates Praxisimage, professionell unterstützt, integriert und kontrolliert von Marketingexperten. Am Ende des Kapitels erfahren Sie, wie Sie in 5 Schritten eine passende Agentur für Ihr Praxismarketing finden.

2.2 Marketing, Werbung oder PR?

Marketing bedeutet, Dienstleistungen und Produkte an den Bedürfnissen der Zielgruppen auszurichten und sie erfolgreich am Markt zu platzieren.

Die Strategie eines Unternehmens erschließt sich aus der Konzeption aller Aktivitäten im Hinblick auf die definierten Ziele, Zielgruppen, Maßnahmen und Verantwortlichkeiten. Bereits vor der Verabschiedung einer Strategie müssen die Wirkung der Maßnahmen und die Reaktion der Zielgruppen eingeschätzt werden. Große Unternehmen sichern sich bei der Planung ihrer Marketingstrategie durch Marktforschungen ab. Für kleinere Betriebe kann neben eigenen Erfahrungswerten auch die Beratung durch Kollegen, Bekannte, Werbe- oder PR-Agenturen sehr hilfreich sein.

Als Grundlage für jede Marketingstrategie hat sich der Marketing-Mix etabliert (◘ Abb. 2.1), der im Wesentlichen 4 »P-Elemente« unterscheidet: **Pr**oduct, **P**rice, **P**lace, **P**romotion.

Public Relations (PR) bzw. Öffentlichkeitsarbeit ist ein Teil der Kommunikationspolitik, zu der auch die Werbung, Veranstaltungen, Verkaufsförderung (z. B. Direktmarketing) und Sponsoring gehören. PR wird häufig mit Werbung in Verbindung gebracht oder verwechselt. Dabei unterscheiden sich diese beiden Formen der öffentlichen Kommunikation sowohl in ihren Zielen als auch in den eingesetzten Mitteln. PR kann Werbung nicht ersetzen und umgekehrt. Beide Instrumente sollten sich in der Außendarstellung ergänzen, um die Ziele eines Unternehmens zu erreichen. Für dieses Ziel setzen PR und Werbung verschiedene Instrumente über unterschiedliche oder gleiche Medien ein. Die Gegenüberstellung in ◘ Tab. 2.1 soll Ihnen die unterschiedlichen Merkmale und Ansätze von Werbung und PR verdeutlichen.

Die Grundsätze der PR sind Wahrhaftigkeit, Offenheit und Informationsbereitschaft. Sie arbeitet mit Inhalten, Argumenten und Fakten. Werbung hingegen ist nicht zwingend ehrlich. Sie kann verschleiern und verfälschen, um die absatzorientierten Ziele eines Unternehmens zu erreichen. Werbung will in möglichst kurzer Zeit eine Botschaft verständlich machen, Vorteile aufzeigen, einen Kaufreiz auslösen und einen positiven Eindruck hinterlassen.

- **Warum ist PR für Ihre Praxis die bessere Werbung?**

In der Position des Unternehmers müssen auch Sie Ihre Praxis und Ihre Leistungen »verkaufen«.

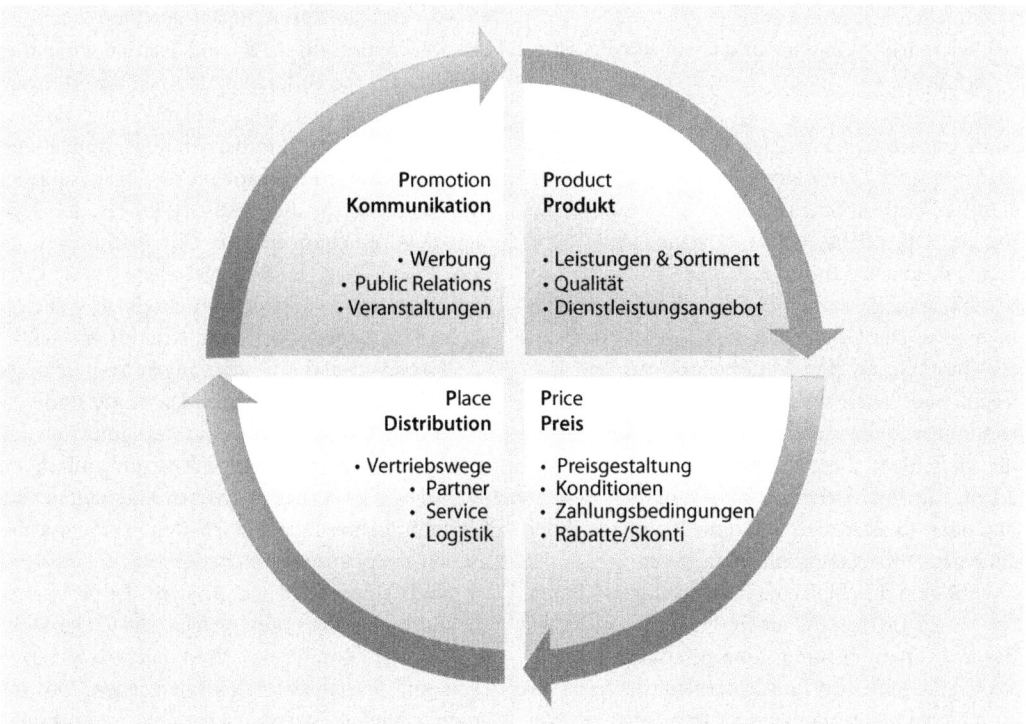

Abb. 2.1 Marketing-Mix

Tab. 2.1 Unterschied zwischen Werbung und PR

Werbung	PR
Einseitige Kommunikation	Dialogorientiert
Wirkt direkt auf Zielgruppe	Wirkt indirekt über Dritte
Ist absatzorientiert	Ist imageorientiert
Weckt Aufmerksamkeit und Bedürfnisse	Schafft Vertrauen und Glaubwürdigkeit
Will Unterbewusstsein und Wünsche manipulieren	Will offen informieren und Bewusstsein fördern
Möchte Kaufverhalten kontrollieren	Möchte Meinungen steuern/entwickeln
Zahlt für Erscheinen in Medien	Zahlt *nicht* für Erscheinen in Medien

Werbemaßnahmen sprengen oft den finanziellen Rahmen einer Praxis oder Klinik und erzielen nicht unbedingt die gewünschte Wirkung in der Öffentlichkeit. Untersuchungen zeigen regelmäßig, dass die Leser von Zeitungen und Zeitschriften redaktionell dargestellten Themen, Unternehmen und Produkten die höhere Glaubwürdigkeit gegenüber werblichen Inhalten zusprechen. Damit wird professionelle Presse- und Öffentlichkeitsarbeit dem seriösen Anspruch einer Zahnarztpraxis besonders gerecht.

Können Sie sich und Ihre Praxis mit diesen Vorstellungen identifizieren:

- Patienten und Mitarbeiterinnen informieren,
- die Bekanntheit steigern,

- ein gutes Image aufbauen,
- Vertrauen, Akzeptanz und Glaubwürdigkeit schaffen,

dann entsprechen Ihre Ziele den grundsätzlichen Zielen von PR, denn hier geht es um den professionellen und ehrlichen Kontakt und den Umgang mit der Öffentlichkeit bzw. verschiedenen Teilöffentlichkeiten, die Ihre Zielgruppen bilden.

Öffentlichkeitsarbeit bedeutet v. a. auch Kontaktpflege. Die Öffentlichkeiten Ihrer Praxis sind im Wesentlichen Ihre Mitarbeiterinnen und Kollegen, Ihre Patienten, deren Angehörige und Bekannte sowie relevante Medien. Nutzen Sie daher die vielseitigen Instrumente der Öffentlichkeitsarbeit, um Ihre Zielgruppen stets aktuell, zeitnah und offen zu informieren und im Dialog mit ihnen ein bewusstes Praxisprofil zu etablieren.

Mit dem Bruchteil eines Werbebudgets können Sie – auch junge und kleinere Praxen – ein individuelles Kommunikationskonzept ausarbeiten, um nachhaltig Patienten und Mitarbeiterinnen zu gewinnen, zu motivieren und an Ihre Praxis zu binden.

2.3 Mit Konzept zum Erfolg – PR richtig planen

Sie haben sich entschlossen, Ihre Praxis besser zu bewerben? Sie möchten sich und Ihre Leistungen in der Öffentlichkeit präsentieren und sich einen Namen machen als moderne Wohlfühlpraxis mit einem freundlichen und qualifizierten Team?

Großartig! Doch wo sollen Sie anfangen? Wie können Sie Stärken unterstreichen und mögliche Schwächen in der öffentlichen Wahrnehmung beheben? Starten Sie keinen Blindflug! Bevor Sie die erste Maßnahme anstoßen können, liegt erst noch intensive Analyse- und Planungsarbeit vor Ihnen. Nur wenn Sie einem ausgereiften und stimmigen Konzept folgen, können Sie Ihre Qualitätsmerkmale erfolgreich kommunizieren und Ihre Ziele erreichen.

- **Wer das Ziel kennt, findet den Weg**

Die Konzeption Ihrer PR- und Werbemaßnahmen bedeutet für Sie außerdem, dass Sie Ihre Ressourcen und Ihr Budget optimal planen und einsetzen können. Mit einer fundierten Kommunikationsplanung kennt jeder Betroffene die Ziele, Aufgaben und Zeitpläne für die Praxis. Es gibt in der Regel wenige Abweichungen und Überraschungen, die den Praxisalltag unvorhergesehen belasten. So stellen Sie sicher, dass der Arbeitsablauf – auch in Ihrem Privatleben – weiterhin strukturiert bleibt.

Je fundierter die Überlegungen und Analysen im Vorfeld, desto überzeugender ist am Ende das Ergebnis. Ein Konzept soll nun Anregung und Anleitung zum Handeln sein. So klar und einfach wie möglich gilt es hier die richtigen Maßnahmen zur Kommunikation Ihrer Botschaften in einem realistischen Zeitplan zusammenzuführen.

Nach einer ehrlichen Analyse der Ausgangssituation definieren Sie zunächst die Zielgruppen und Ziele für Ihre Praxis. Wen möchten Sie erreichen und von Ihrer Praxis überzeugen? Mit der anschließenden Positionierung und der Formulierung Ihrer Kernbotschaften konkretisieren Sie Ihr Praxisprofil, Ihre Tätigkeitsschwerpunkte und Alleinstellungsmerkmale. Wer sind Sie, was zeichnet Sie aus und wie wollen Sie gesehen werden? Planen Sie dann, mit welchen Medien Sie Ihre Botschaften zielgerichtet bei Ihren Zielgruppen platzieren können. Erarbeiten Sie einen Zeitplan für Ihre Aktivitäten und evaluieren Sie abschließend den Erfolg Ihrer Maßnahmen.

Nehmen Sie sich die Zeit, die Phasen der Konzeption bewusst und intensiv durchzuarbeiten. Eine externe Agentur kann Sie bereits in dieser Planungsphase beraten und Sie auch in der Umsetzung Ihrer PR- und Werbemaßnahmen begleitend unterstützen. Wie Sie eine Agentur finden, die zu Ihnen passt, erfahren Sie am Ende des Kapitels.

> **Phasen der Konzeption**
> - **Analyse:** Was ist Ihre Ausgangssituation?
> - **Zielgruppen und Ziele:** Wen soll Ihre Kommunikation mit welchem Ziel erreichen?
> - **Positionierung:** Wer wollen Sie in den Köpfen Ihrer Zielgruppen sein?

2.3 · Mit Konzept zum Erfolg – PR richtig planen

Tab. 2.2 Vereinfachtes Beispiel für einen Befragungsbogen

Beschreibung der Praxis	Sehr	Eher ja	Eher nein	Auf keinen Fall
Freundlich				
Modern				
Gutes Preis-Leistungs-Verhältnis				
Kurze Wartezeiten				
Professionelle Arbeitsweise				
Verkehrsgünstig gelegen				
Ausführliche Beratung				
Verständliches Informationsmaterial				
Flexibel				
Praxis hat ein gutes Image				

- **Botschaften:** Was vermitteln Sie Ihren Zielgruppen?
- **Maßnahmenplanung:** Wie erreichen Sie Ihre Zielgruppen?
- **Erfolgskontrolle:** Haben Sie Ihre Ziele erreicht?

Imageanalyse

Um Ihre PR-Maßnahmen sinnvoll und effizient zu gestalten, müssen Sie wissen, was Ihre Zielgruppen über Sie denken. Denn nicht immer decken sich Selbstverständnis und Fremdbild. Wissen Sie, wie Patienten Ihre Praxis, Ihr Team, das Ambiente und Ihre Leistungen beurteilen? Und wie bewerten Ihre Mitarbeiterinnen die eigene Praxis? Finden Sie es mit einer kritischen und möglichst objektiven Analyse heraus. Die gängigen Analysemethoden sind:

- Freie Analyse
- Stärken-Schwäche-Analyse
- SWOT-Analyse
- Chancen-Risiken-Analyse
- PEST-Analyse
- Soll-Ist-Analyse
- Eigenbild-Fremdbild-Analyse

Als Grundstein für eine erfolgreiche Imagekommunikation eignet sich die Eigenbild-Fremdbild-Analyse, denn nur, wenn Fremd- und Selbstbild möglichst übereinstimmen, können Sie sicher sein, Ihre Zielgruppen tatsächlich zu erreichen.

Legen Sie Wert auf die ehrliche Meinung der Befragten und führen Sie die Umfrage anonym durch. Die einfachste Variante ist ein Bewertungsbogen (Polaritätenprofil; ◘ Tab. 2.2). Füllen Sie ein Exemplar zur Selbsteinschätzung aus und stellen dieses nach der Auswertung den Umfrageergebnissen Ihrer Mitarbeiterinnen und Patienten gegenüber. Selten werden Fremd- und Selbstbild auf Anhieb übereinstimmen. Doch lassen Sie sich auch von überraschenden Ergebnissen nicht entmutigen, sondern nutzen Sie konstruktive Kritik für Ihre Offensive. Das Ergebnis der Befragung liefert Ihnen eine realistische Momentaufnahme und wertvolle Ansatzpunkte für Ihre PR-Strategie.

Am Ende einer Analyse steht die zusammenfassende Beurteilung Ihrer Ausgangssituation. Fühlen Sie sich durch die Resultate bestärkt in der Richtung, die Sie sich für Ihr Konzept überlegt hatten, oder gibt es Bereiche, in denen Sie die Prioritäten evtl. anpassen müssen? Besprechen Sie die Ergebnisse auch mit Ihrem Team und entscheiden Sie gemeinsam, welche Maßnahmen zur Erreichung der Ziele beitragen können.

Abhängig von Ihrem Zeitplan sollten Sie die Befragung nach 6 oder 12 Monaten wiederholen,

Tab. 2.3 Die 5 SMART-Kriterien

S	Specific	Spezifisch	Ziele müssen präzise formuliert sein.
M	Measurable	Messbar	Ziele müssen messbar sein (Messbarkeitskriterien).
A	Accepted	Akzeptiert	Ziele müssen von den Empfängern akzeptiert sein.
R	Realistic	Realisierbar	Ziele müssen erreichbar sein.
T	Timely	Terminierbar	Ziele brauchen einen Termin, bis zu dem sie erfüllt sein müssen.

um die Wirkung der getroffenen Maßnahmen analysieren zu können.

- **Zielgruppen definieren**

Die eigenen Mitarbeiterinnen sind die wichtigsten Multiplikatoren eines Unternehmens – und somit auch Ihrer Praxis oder Klinik. Ihre Motivation und Loyalität zeigt sich nicht nur in der Arbeitsatmosphäre in der Praxis sondern weit darüber hinaus.

Die zweite Zielgruppe ist der Kreis der ehemaligen, aktuellen und potenziellen Patienten. Die Arbeit des Zahnarztes richtet sich grundsätzlich an jeden Bundesbürger, denn von Kindesbeinen an bis ins hohe Alter benötigen wir alle zahnmedizinische Behandlung. Wenn Sie nicht gerade eine besondere Leistung anbieten, die bundesweit sonst niemand abdeckt, können Sie Ihre Aktivitäten schon einmal auf das regionale Umfeld einschränken. Als Zahnarzt in großen Städten mag sich die PR-Arbeit sogar auf einen oder wenige Stadtteile beschränken, während das Einzugsgebiet für Spezialisten und Kliniken deutlich weiter geht. Da ehemalige Kunden und Patienten schneller wieder zu gewinnen sind als Neukunden, bilden sie eine attraktive Zielgruppe, die Sie für Ihre PR-Arbeit berücksichtigen und »reaktivieren« können.

Ob ehemalige, aktuelle oder potenzielle Mitarbeiterin, ob ehemaliger, aktueller oder potenzieller Patient: Sie alle lesen Zeitung oder sehen fern. Nutzen Sie daher die Medien als dritte Zielgruppe und starken Multiplikator, um Ihre Praxis öffentlich zu präsentieren.

- **Ziele formulieren**

Die Resultate der Imageanalyse liefern Ihnen den idealen Ansatz für die Formulierung Ihrer Ziele. Die Ziele sind die Grundlage Ihrer systematischen Kommunikationsplanung und müssen v. a. für eine genaue Erfolgskontrolle klar beschrieben werden.

Konkrete Zieldefinitionen beinhalten
- eine grundlegende Kommunikationsaufgabe,
- konkrete Messwerte der angestrebten Veränderung,
- einen definierten Zeitraum, in dem das Ziel zu erreichen ist,
- die angesprochene Zielgruppe.

Ein Beispiel: »Bei der nächsten Patientenumfrage in 1 Jahr beträgt die Zustimmung zum Beurteilungskriterium »Praxis hat ein gutes Image« 75%.«

Verlieren Sie sich bei der Formulierung Ihrer Ziele nicht im grenzenlosen Optimismus; wollen Sie nicht zu viel auf einmal. Achten Sie auf eine realistische und vielleicht auch etappenweise Strategie und konzentrieren Sie sich lieber auf wenige Ziele. So bleiben Sie und Ihr Team fokussiert und können zielstrebig an der Umsetzung der einzelnen Vorgaben arbeiten. Im Rahmen der Erfolgskontrolle und der jährlichen Kommunikationsplanung für das kommende Praxisjahr können Sie die Ziele jederzeit anpassen bzw. ergänzen.

Gute Ziele sind »smart«. Im Projektmanagement dient SMART als Kriterium für eindeutig definierte Ziele. Das sind klare mess- und prüfbare Ziele, die schriftlich für alle Betroffenen festgehalten werden. Sie sollten Ihre Ziele nach dieser Methode formulieren, denn das erleichtert Ihnen später eine zuverlässige und werthaltige Erfolgskontrolle.

Ein Ziel ist nur dann »smart«, wenn es die in ◘ Tab. 2.3 aufgeführten 5 Kriterien erfüllt.

Wenn Ihre Ziele einen gewissen Umfang überschreiten, sollten Sie sie logisch strukturieren. Die Zielpakete können Sie nach Zielgruppen oder nach

2.3 · Mit Konzept zum Erfolg – PR richtig planen

der kurz-, mittel- und langfristigen Zeitachse bündeln. Nicht alle Ziele sind gleich wichtig. Einigen Zielen können Sie eine Schlüsselstellung zusprechen, andere haben lediglich eine Randbedeutung. Priorisieren Sie Ihre Ziele gerne gemeinsam mit Ihrem Team. Indem Sie alle Teammitglieder einbeziehen, stellen Sie sicher, dass sie die Strukturierung und bevorzugte Umsetzung einiger Ziele im Gesamtzusammenhang nachvollziehen und unterstützen können. Die Einstufung der einzelnen Ziele kann auf einer Skala mit den Kriterien »Sehr wichtig«, »Wichtig«, Neutral« und »Weniger wichtig« erfolgen.

- **Positionierung**

Überlassen Sie die Positionierung Ihrer Praxis im Markt und in den Köpfen Ihrer Zielgruppen nicht dem Zufall. Allein Ihre Präsenz ruft bei ihnen ein gewisses Image hervor, das Sie durch eine bewusste Strategie lenken und beeinflussen können. Mit der Zielsetzung und Zielgruppendefinition haben Sie bereits festgelegt, bei wem Sie Ihre Ziele zu welchem Zweck erreichen wollen. Mit einer guten Positionierung beschreiben Sie für das interne Bewusstsein kurz und prägnant, wo Sie Ihre Praxis am Markt platzieren wollen. Wer sind Sie? Wie wollen Sie gesehen werden?

Bestimmen Sie Ihre gewünschte Position und formulieren Sie daraus entsprechende Botschaften, die das gewünschte Bild bei Ihren Zielgruppen hervorrufen und sich in einem bestimmten Image manifestieren werden.

- **Botschaften**

Sie haben den gewünschten Imagestandort in den Köpfen Ihrer Zielgruppen festgelegt. Nun gilt es zu klären, welche Inhalte, Themen und Botschaften Sie kommunizieren möchten, um diese Position auch tatsächlich zu erreichen. Für die Kommunikation Ihrer Botschaften sollten Sie folgende Aspekte berücksichtigen und für Ihre Praxis klar definieren:
  - **Themenfelder:** Filtern Sie für Ihre Zielgruppen relevante Themen und Themenfelder heraus.
  - **Dachbotschaften:** Als Dach sind diese Botschaften übergeordnet und verbindlich für alle Kommunikationsbereiche. Sie beschreiben und verankern die Kernaussage Ihrer Öffentlichkeitsarbeit.
  - **Teilbotschaften:** Teilbotschaften ergänzen und konkretisieren die Dachbotschaften für unterschiedliche Kommunikationsmedien und Zielgruppen.
  - **Tonalität:** Bestimmen Sie den Stil und die Sprache Ihrer Kommunikationsarbeit. Sie unterstreichen Ihre Botschaften und Inhalte und beeinflussen die emotionale Reaktion der Empfänger.

Mit Ihren Botschaften möchten Sie Interesse bei Ihren Zielgruppen wecken, sie von Ihrer Praxis überzeugen und sie motivieren, als neuer oder bestehender Patient Vertrauen in Ihre Leistungen zu setzen. Die komplexe Abstimmung von Zielgruppen, Botschaften und Maßnahmen aufeinander ist ein wichtiger Prozess, um die Zielgruppen in Zeiten der medialen Informationsflut überhaupt zu erreichen. Je präziser Sie Ihre Zielgruppen zuvor definiert haben, desto höher ist die Wahrscheinlichkeit, dass diese Ihre Botschaften auch tatsächlich empfangen werden.

- **Maßnahmen- und Zeitplanung**

Sie kennen Ihre Ziele und Zielgruppen und können sich nun überlegen, über welche Medien Sie Ihre Botschaften und Themen am besten an die jeweilige Zielgruppe kommunizieren.

Entscheiden Sie, ob Ihr Maßnahmenkatalog nur Elemente von PR umfassen oder auch Werbung, Veranstaltungen und Direktmarketing beinhalten soll. Denkbar sind Postmailings an Patienten oder Bürger in Ihrem Umkreis ebenso wie die Produktion von Werbeartikeln oder die Veröffentlichung von Anzeigen.

Kommunikations- und Öffentlichkeitsarbeit bedeutet mehr als nur Pressearbeit. Auch ein individuelles Corporate Design, die eigene Internetpräsenz, Broschüren, Patienteninformationen, Newsletter, Veranstaltungen und Empfehlungsmarketing zählen zu den für Sie relevanten Instrumenten, die Sie im Folgenden kennen lernen werden.

Tab. 2.4 Beispielhafter und vereinfachter Zeit- und Maßnahmenplan für die fiktive Praxis von Dr. Josef Müller

Projekt	Maßnahme	Verantwortlichkeit	Jan	Feb	Mär	Apr	Mai	Jun
Internetseite	Agenturauswahl	Dr. Josef Müller	15.01.					
	Agenturbriefing	Dr. Josef Müller	30.01.					
	Erste Version präsentieren	Frau Schmitz, Agentur COCON PR		15.02.				
	Homepage geht online	Frau Schmitz, Agentur COCON PR			01.03.			
Praxisbroschüre	Agenturbriefing	Dr. Josef Müller				01.04.		
	Korrekturläufe und Druckfreigabe	Dr. Josef Müller, Frau Schmitz					Druck 01.05.	
Tag der offenen Tür am 20.06.	Einladungen gestalten, auslegen und versenden	Frau Schmitz					Bis 31.05.	
	Termin und Einladung an Presse versenden	Ulrike Schneider, Praxismanagerin					Bis 31.05.	
	Teambesprechung	Dr. Josef Müller					12.05. 24.05.	03.06. 17.06.
	Medienberichte sichten und veröffentlichen	Ulrike Schneider, Praxismanagerin						Ab 21.06.

Die Schritte der Maßnahmenplanung im Überblick
1. Budget für Maßnahmen festsetzen
2. Umfang der Maßnahmen definieren (PR, Werbung, Direktmarketing, Veranstaltungen)
3. Ideen für Maßnahmen entwickeln
4. Maßnahmen strukturieren
5. Maßnahmen bewerten
6. Maßnahmen budgetieren
7. Schwerpunktmaßnahmen festlegen
8. Maßnahmen- und Zeitplan mit Verantwortlichkeiten formulieren

In einem Zeitplan werden die einzelnen Mittel und Maßnahmen abschließend verknüpft und in einer übersichtlichen Aufstellung zusammengestellt (◘ Tab. 2.4). Der Zeitplan ersetzt nicht eine evtl. notwendige konkrete Projektplanung. Daher müssen die Maßnahmen nicht tagesgenau geplant werden. Der Zeitplan veranschaulicht den zeitlichen Einsatz der Kommunikationsmittel und zeigt dem Betrachter auf einen Blick, was wann passiert.

Bei der Planung Ihrer Aktivitäten sollten Sie folgende Regeln berücksichtigen:
- Vermeiden Sie Eintönigkeit – setzen Sie Highlights in Ihren Maßnahmen.
- Achten Sie auf die Wiederholung Ihrer Botschaften – so bleiben sie in Erinnerung.
- Kalkulieren Sie realistische Vorbereitungszeiten, um unter Zeitnot nicht Abstriche in der Qualität machen zu müssen.
- Planen und betonen Sie besonders den Start Ihrer Maßnahmen – Sie erreichen mehr Aufmerksamkeit und wecken nachhaltiges Interesse.
- Vermeiden Sie längere Pausen zwischen den Maßnahmen, sonst geraten Ihre Botschaften in Vergessenheit, die Stringenz ist nicht mehr nachvollziehbar.

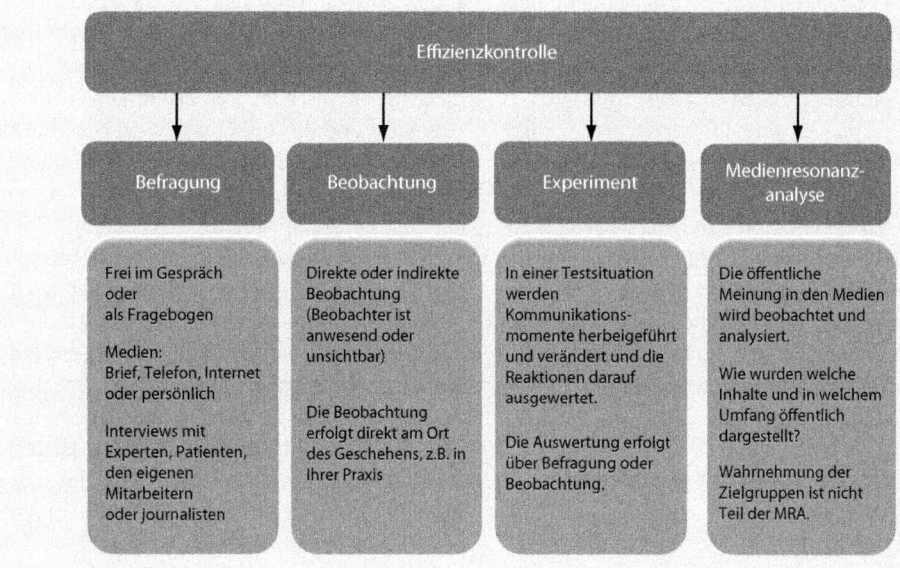

Abb. 2.2 Erfolgskontrolle

- **Erfolgskontrolle**

Sie haben nun ein professionelles und umfangreiches Kommunikationskonzept für Ihre Praxis erarbeitet. Damit Ihre Aktivitäten nicht ins Leere laufen, sollten Sie bereits im Konzept die relevanten Möglichkeiten der Erfolgskontrolle bestimmen. Wenn Ihr Konzept auf ein Kalenderjahr ausgerichtet ist, empfiehlt sich die Analyse der Maßnahmen zum Jahresende. Im letzten Quartal eines Jahres können Sie die Wirkung Ihrer Arbeit untersuchen und analysieren, um die Ergebnisse in die kommende Jahresplanung einfließen zu lassen. Die Maßnahmen der Erfolgskontrolle sollten Sie auch in Ihrer Budgetplanung berücksichtigen.

Die Überprüfung jeder einzelnen Maßnahme würde den finanziellen und zeitlichen Rahmen sprengen. Konzentrieren Sie sich deshalb auf die für Sie wesentlichen Ziele. Wenn Sie diese nach der SMART-Methode formuliert haben, ist der Erfolg messbar und eine Bewertung der getroffenen Maßnahmen mit Hilfe verschiedener Kontrollwerkzeuge möglich.

Die Instrumente der Erfolgskontrolle unterteilen wir in 4 Gruppen: die Befragung, die Beobachtung, das Experiment und, speziell für die Evaluierung von PR-Maßnahmen, die Medienresonanzanalyse. Jeder Bereich stellt wiederum verschiedene Methoden, die Sie ◘ Abb. 2.2 entnehmen können.

In den meisten Fällen werden Sie sich wahrscheinlich für die Befragung oder Beobachtung entscheiden. Im Rahmen einer Pressebeobachtung (Medienmonitoring) können Sie sich zudem Presseausschnitte über Ihre Praxis zusenden lassen. Sie geben einen oder mehrere Suchbegriffe an, nach denen eine Monitoring-Agentur täglich die vorab definierten Medien (Internet, Fachpresse, Publikumspresse, Fernsehen, Rundfunk) analysiert. Sie zahlen eine monatliche Grund- und Recherchegebühr (pro Suchbegriff) sowie einen geringen Betrag pro Presseausschnitt (Clipping). Diese Clippings können Sie wiederum öffentlichkeitswirksam nutzen, indem Sie sie in der Praxis und auf Ihrer Homepage präsentieren. Wie Sie bereits erfahren haben, genießen Medienberichte die höchste Glaubwürdigkeit. Die Darstellung von Artikeln über Ihre Praxis geben Ihren Zielgruppen ein zusätzliches Gefühl von Vertrauen in Ihre Kompetenz und das Ansehen Ihrer Praxis.

Für die Erfolgsmessung wird in Deutschland die quantitative der qualitativen Messung klar vorgezogen. Während die qualitative Messung sehr in die Tiefe geht, vertrauen die meisten Unternehmen auf die Zahlen und Prozentangaben der quantitativen Erfolgskontrolle. Gemessen werden beispielsweise der Bekanntheitsgrad Ihrer Praxis, der Couponrücklauf bei einer Anzeige oder einem Gewinnspiel oder die Anzahl der Clippings als Resonanz auf eine Pressemitteilung. Möglichst hohe Fallzahlen erzielen recht zuverlässige Aussagen.

Je nachdem, wie Ihre IT-Infrastruktur aufgebaut ist, können Sie darüber hinaus die Besucherzahlen Ihres Internetauftritts analysieren. Ihre PR- und Werbemaßnahmen stehen in Relation zueinander und können sich gegenseitig nachhaltig beeinflussen. Beobachten Sie z. B. nach einer Kommunikationsmaßnahme erhöhte Zugriffszahlen auf Ihre Homepage, ist das ein gutes Indiz für den Erfolg Ihrer vernetzten Kommunikation.

2.4 Identität schaffen (Corporate Identity)

»Der Typ ist ´ne Marke!« Mit dieser saloppen Aussage gesteht man einem Menschen Merkmale zu, die auch für Unternehmen wichtig sind: Persönlichkeit, Wiedererkennbarkeit, Individualität und eigene Meinungen.

Der Begriff »Marke« stammt von dem griechischen Wort »marca« ab (dt. Zeichen), und die Entwicklung hin zu unserem heutigen Verständnis von Marken und Markenwert geht zurück auf die Frühgeschichte der Menschheit. Bereits im alten Ägypten wurden Ziegelsteine mit Symbolen versehen, um ihre Herkunft zu kennzeichnen, denn schon damals glaubten die Menschen, dass die Ziegel von einem bestimmten Handwerker besser sind als von anderen Produzenten. Dieses Denken ist bis heute unverändert.

> Zeichen, Symbole und Marken stehen für Qualität, Kompetenz und Zuverlässigkeit.

In diesem Kapitel beschreiben wir Ihnen den Weg zu einer Praxis mit eigenem Profil, mit Charakter, mit Wiedererkennungswert und mit Persönlichkeit. Man wird sich an Sie erinnern. Man wird Ihnen glauben. Man wird Ihnen vertrauen.

Dafür brauchen Sie eine eigene Identität. Sie brauchen klare Botschaften, die Ihre »Marke« symbolisieren. Sie brauchen Individualität, um sich vom Wettbewerb abzuheben.

Sie haben bereits Ihre Ziele und Zielgruppen formuliert. Sie haben die Botschaften formuliert, die Sie kommunizieren möchten, um die Praxisziele und ein bestimmtes Image zu erreichen. Ihre Botschaften müssen konsequent und zielgerichtet an Ihre Zielgruppen gesendet werden, um in Erinnerung zu bleiben und Ihr Image nachhaltig zu festigen. Sie erhöhen die Effizienz der Kommunikation und der Wahrnehmung innerhalb und außerhalb der Praxis mit Hilfe eines einheitlichen Erscheinungsbildes.

Mit einer »Corporate Identity« (Abb. 2.3) erreichen Sie, dass Sie in der Öffentlichkeit auch tatsächlich so wahrgenommen werden, wie Sie sind und wie Sie sein wollen. »Identity« übersetzen wir mit Identität, Individualität und Persönlichkeit – und genau darauf kommt es im nächsten Schritt an. Sie definieren eine individuelle Selbstdarstellung, verleihen Ihrer Praxis Persönlichkeit, um sich von anderen Praxen abzuheben und das Meinungsbild Ihrer Zielgruppen hin zum gewünschten Image lenken zu können.

Das ist oftmals ein gar nicht so einfaches Unterfangen. Denn die Planung des öffentlichen Auftritts nach außen ist ein komplexer Prozess, der im »Inneren« – Ihrer Praxis – beginnt. Eine Identität entsteht aus der Beziehung zwischen innen und außen und beschränkt sich nicht auf Ihre PR- und Werbeaktivitäten. Das Team ist der wesentliche Erfolgsfaktor für ein glaubwürdiges und akzeptiertes Image. Nicht nur die externen Zielgruppen, auch Ihre Mitarbeiterinnen müssen sich mit den Praxiszielen und der Philosophie identifizieren. Nur wenn Sie gemeinsam die gleichen Ziele, Werte und Verhaltensweisen verfolgen, schaffen Sie eine klare und einheitliche Identität nach außen.

Eine Corporate Identity zeigt sich im Erscheinungsbild, Denken, Handeln und in den Leistungen der gesamten Praxis. Sie beschreibt eine ganzheitliche Identität, die Sie und Ihre Mitarbeiterinnen der Praxis verleihen.

Das Leitbild Ihrer Praxis wird nach innen und außen vermittelt durch
- Corporate Design, ein individuelles und ansprechendes Erscheinungsbild,
- Corporate Behaviour, das Verhalten des Praxisteams in der Praxis und nach außen, sowie
- Corporate Communications, die Kommunikation mit internen und externen Zielgruppen.

Planen Sie die Selbstdarstellung Ihrer Praxis deshalb bewusst und strategisch. Wird sie professionell

2.4 · Identität schaffen (Corporate Identity)

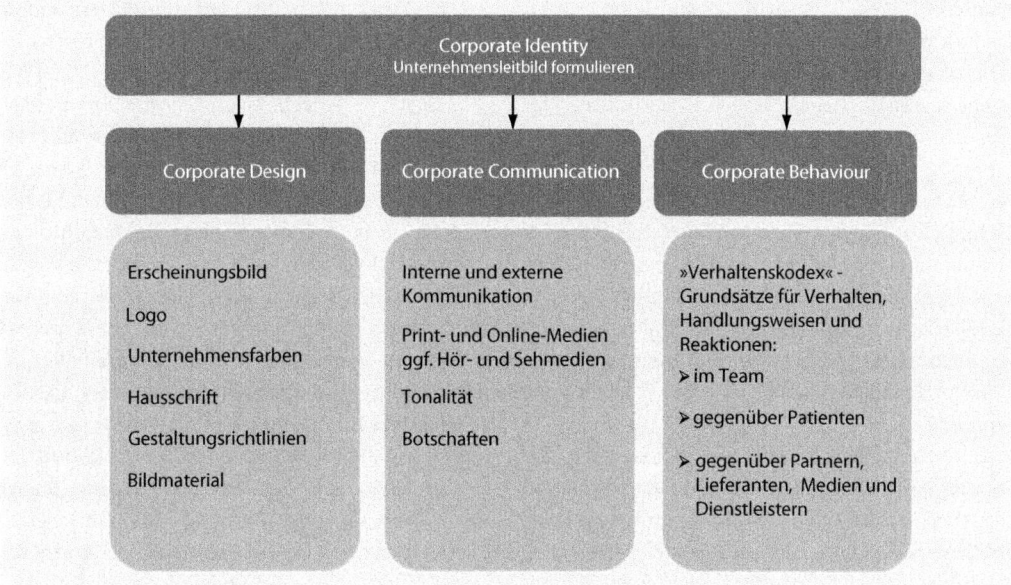

Abb. 2.3 Corporate Identity

gestaltet und glaubwürdig transportiert, erreichen Sie bei Ihren Zielgruppen Anerkennung, Sympathie und Vertrauen.

- **Corporate Design**

Der optische Auftritt der Praxis ist besonders wichtig für einen nachhaltigen Wiedererkennungswert. Das individuelle »Corporate Design« ist das grafische Grundgerüst für die visuelle Wirkung Ihrer Praxis. Es muss charakteristisch sein und der Praxis ein unverwechselbares und einprägsames »Gesicht« geben.

Das Corporate Design (CD) umfasst
- Logo
- Firmenfarben
- Hausschrift
- Gestaltungsraster/Bildmaterial

- - **Das Logo**

Das Logo ist ein elementarer Bestandteil des visuellen Erscheinungsbildes Ihrer Praxis. Die Hauptfunktion des Logos ist der Wiedererkennungswert und das Wecken von Aufmerksamkeit. Es kann aus einem oder mehreren Buchstaben, einem Bild oder auch aus einer Kombination dieser Elemente bestehen. Man unterscheidet Bildmarken, Wortmarken und kombinierte Marken. Während Wortmarken lediglich aus meist einem Wort bestehen und den Formen- oder Produktnamen spezifizieren, bedeuten Bildmarken eine Wiedererkennung ohne den Zusatz des Firmennamens. Erfolgreiche Bildmarken sind die Logos von Apple, Mercedes und Lacoste. Zu den bekanntesten Wortmarken zählen Coca Cola, Google und ebay. Kombinierte Marken oder Wort-Bild-Marken beinhalten eine Buchstabenfolge und grafische Gestaltungselemente. Unternehmen wie adidas erzielen so eine schnelle Auffassung durch den Betrachter und einen starken Erinnerungswert.

Das Logo ist das Identifikationsmerkmal für Ihre Mitarbeiterinnen, Ihre Patienten und Ihre Kunden. Ein gutes Unternehmenslogo ist nach den folgenden Prinzipien gestaltet:

Verständlichkeit Das Logo unterstreicht die Bedeutung des Namens oder verweist auf die Tätigkeit des Unternehmens. Hierzu bieten sich v. a. kombinierte Wort-Bild-Marken an.

Unverwechselbarkeit Recherchieren Sie bestehende Logos in Ihrem Umkreis und in Ihrer Branche generell. Schließen Sie mögliche Assoziationen mit anderen Marken, Unternehmen und Zahnarztpraxen aus, um sich rechtlich und im Wettbewerb mit anderen Praxen abzusichern. Das Logo betont Ihre eigene Identität – heben Sie sich ab und stechen Sie hervor!

Einprägsamkeit Machen Sie es der Öffentlichkeit leicht, sich an Sie zu erinnern. Wahrscheinlich wird sich niemand die Zeit nehmen, Ihr Logo intensiv zu betrachten und zu hinterfragen. Es muss daher in der Kürze eines Augenblicks gut zu erfassen, verständlich und einprägsam sein. Was einfach ist, ist einfach zu merken.

Reproduzierbarkeit Stellen Sie sicher, dass Ihr Logo auf allen Produkten und in jedem Medium gut erkennbar ist. Ob Sie es auf die Praxiskleidung drucken oder einsticken, ein Poster aushängen, Ihren Internetauftritt gestalten oder einen Werbekugelschreiber bedrucken lassen wollen: Ihr Logo muss sowohl aus der Entfernung als auch im komprimierten Format von ca. 20 mm Breite gut wirken. Achten Sie darauf, dass das Logo sowohl in Schwarzweiß wie auch in Farbe gut wirkt und die Schrift nicht zu klein gewählt wird.

Anforderungen »Quadratisch, praktisch, gut.« »So fühlt sich Pflege an.« »Vorsprung durch Technik.« Nicht nur bekannte Marken wie Ritter Sport, Nivea und Audi setzen auf den Effekt von Nebenelementen im Logo. Ein mögliches Element ist der Slogan, der Ihre zentrale Botschaft in komprimierter Form vermittelt. Mit einem individuellen Slogan können auch Sie die Assoziationen im Kopf des Empfängers anregen und die Wirkung Ihres Praxisauftritts verstärken. Formulieren Sie Ihren Slogan kurz, prägnant und verständlich. Achten Sie darauf, ihn konsequent bei allen öffentlichkeitswirksamen Maßnahmen zu platzieren.

Achten Sie bei der Gestaltung des Logos auf Qualität und nicht (ausschließlich) auf den Preis. Besonders im Internet locken viele Anbieter mit sehr niedrigen Komplettpreisen und das Preis-Leistungs-Verhältnis variiert sowohl bei Agenturen und freien Grafikern als auch bei den zahlreichen Internetanbietern teilweise sehr stark. Die Suche nach dem passenden Partner ist daher nicht immer leicht. Doch einige Anbieter haben sich auf kleine und mittelständische Kunden spezialisiert und erfüllen den finanziellen Rahmen dieser Unternehmen mit fairen Angeboten.

Holen Sie Angebote und Kostenvoranschläge ein und vergleichen Sie diese. Sie können auch Referenzen und Musterarbeiten anfragen. Wenn Sie sich für einen Partner entschieden haben, besprechen Sie in einem ersten Briefinggespräch Ihre Vorstellungen und Ziele. Der Grafiker oder die Werbeagentur stellen Ihnen dann meist eine kleine Auswahl verschiedener Entwürfe vor. Diese werden nach Ihren Vorstellungen so lange modifiziert, bis Ihr »Bauchgefühl« spontan bestätigt, dass die Umsetzung Ihre Erwartungen erfüllt und Sie sich zweifelsfrei mit dem Ergebnis identifizieren können.

Ihr Logo repräsentiert Ihre Unternehmenswerte, Ihre Qualität, Ihren Namen. Entscheiden Sie sich nur dann für einen Entwurf, wenn Sie von seiner Wirkung absolut überzeugt sind. Sie erhalten dann Ihr Logo in verschiedenen Dateiformaten und Auflösungen zur optimalen Einbindung in die verschiedenen Online- und Printmedien.

▪▪ Die Firmenfarben

Neben dem Logo bestimmt die »eigene« Firmenfarbe das einheitliche und professionelle Erscheinungsbild Ihrer Praxis. Farben lösen verschiedene Reaktionen, Empfindungen und Assoziationen aus und können die Darstellung Ihrer Ziele und Unternehmenswerte auf der emotionalen Ebene unterbewusst, aber effektiv unterstützen. Die Wirkung der Farben unterliegt dabei nicht dem Zufall, sondern ist auf die Farbpsychologie zurückzuführen, die auf der persönlichen Erfahrung und Jahrhunderte alten Überlieferungen basiert. Wählen Sie für Ihre Praxis eine oder 2 Farben mit dem Bewusstsein für die grundsätzlichen Stimmungen oder Gefühle, die diese bewirken können.

> **Die Wirkungen von Farben (nach Schüller u. Dumont 2010)**
> - **Blau:** Souverän, loyal, zuverlässig, seriös, verantwortungsbewusst, friedlich, sauber, heilend, beruhigend, zurückhaltend; vermittelt Konzentration und Stabilität, aber auch Kälte und Frische
>   – Die Farbe der Sieger

2.4 · Identität schaffen (Corporate Identity)

Tab. 2.5 Ihr Corporate Design zeigt sich überall

Geschäftsausstattung	Werbematerial	PR/Kommunikation	Praxiseinrichtung
– Briefpapier – Faxvordrucke – Visitenkarten – Terminblock – Notizblock – Rechnungen – Stempel – Kurzmitteilung – Briefumschläge – Namensschilder	– Poster – Aushänge – Werbemittel – Anzeigen – Einladungen	– Pressemitteilungen – Patienteninformation – Flyer – Patientenzeitschrift – Einladungen – Broschüren – Internetauftritt – Präsentationen – Newsletter	– Mobiliar – Farbgestaltung – Praxiskleidung – Duftmarketing – Spielecke – Praxisschild – Wegweiser – Wegbeschreibung

- **Grün:** Friedlich, natürlich, alternativ, harmonisch, frisch, sauber, entspannend, verständnisvoll, sichernd, ausgeglichen; steht für Mitgefühl, Zuversicht und Gleichgewicht
    - Die Farbe der Natur und der Gesundheit
- **Gelb:** Kommunikativ, leuchtend, sonnig, heiter, fröhlich, neugierig, gewitzt, inspirierend, kreativ; steht für Wärme, öffnet für Neues
- **Orange:** Motivierend, gesellig, aufbauend, gesund, vital, aktivierend, energiegeladen; hat Signalwirkung
- **Rot:** Bewegt, stark aktivierend, schnell, kraftvoll, vital, engagiert, offen für Aktion, aggressiv, dynamisch, dominant
    - Die Farbe des Handelns, aber auch der Gefahr
- **Violett:** Kreativ, inspirierend, spirituell, luxuriös, königlich, machtvoll
- **Pastelltöne:** Ruhig, zurückhaltend, sanft, weich, zart, passiv, aber auch schwach
- **Weiß:** Sauberkeit, Hygiene, Reinheit, Jungfräulichkeit; hartes Weiß wirkt klinisch und steril
- **Schwarz:** Modern, sachlich, funktional, objektiv, seriös, nobel, elegant, formell
    - Die Farbe des Luxus, aber auch der Trauer; für Praxen denkbar ungeeignet

Sie müssen nicht direkt die ganze Praxis mit »Ihrer« Farbe streichen, sie können sich auch auf ausgewählte Wände oder dezente Elemente wie einzelne Streifen beschränken. Mit der Dekoration können Sie zudem gezielt Akzente setzen, indem Sie Vasen, Blumen, Bilder(rahmen), Teppiche oder die Kissen im Wartezimmer in der neuen Hausfarbe kaufen.

Das Corporate Design, sprich das Logo, die Farben und die Gestaltungsrichtlinien, zieht sich durch alle internen und externen Kommunikationswege Ihrer Praxis (Tab. 2.5). Es spiegelt sich neben der grafischen Gestaltung von Werbung, Geschäftsausstattung, Informationsmaterial und Internetauftritt auch in der Praxiseinrichtung, der Mitarbeiterkleidung und der Gestaltung kleiner Werbeartikel wider.

Die Praxiskleidung können Sie in den Farben Ihrer Praxis bestellen. Logos, Muster und Namen können Sie aufdrucken oder einsticken lassen. Testen Sie die Praxiskleidung vor der Anschaffung auf Tragbarkeit und berücksichtigen Sie verschiedene Modelle wie T-Shirts, Girlie-Shirts, Blusen, Hemden und Sweatshirts.

Die Wiedererkennbarkeit und Konsequenz Ihres Designs zeugt von Professionalität, die letztlich Sicherheit schafft und bei Ihren Patienten Vertrauen aufbaut.

- **Corporate Behaviour**

Die Corporate Identity zeigt sich auch im Verhalten Ihrer Praxisangestellten. Das formulierte Selbstverständnis und die Philosophie der Praxis müssen sich im Verhalten aller für die und in der Praxis tätigen Personen widerspiegeln. Gemeint ist nicht nur der Umgang des Praxisteams untereinander, sondern auch ihr Verhalten »nach außen« – gegenüber Patienten, Lieferanten und Kunden. Wie das Team mit Problemen umgeht und Konflikte löst, gibt ebenso Aufschluss über den Charakter Ihrer Praxis.

Das Verhalten der Praxisangestellten muss schlüssig und stimmig sein. Leitsätze der Unternehmensdarstellung sind die Grundprinzipien für den Umgang miteinander und das Verhalten nach außen. Die Philosophie der Praxis muss gelebt und ständig überprüft werden.

Das Leitbild und die Ziele ihrer Praxis haben Sie idealerweise bereits gemeinsam mit Ihrem Team verabschiedet. Stellen Sie die Umsetzung der Verhaltensgrundsätze sicher, indem Sie ebenfalls mit Ihrem Team eine Art »Verhaltenskodex« formulieren (▶ Checkliste: Leitsätze für Ihre Praxis). Diese Richtlinien fassen die wesentlichen »Regeln für den Umgang miteinander und nach außen« zusammen. Jede Mitarbeiterin unterschreibt diese Vereinbarung. Als Führungskraft können Sie sich in Mitarbeitergesprächen und Beurteilungen auf diese berufen und Ihre Mitarbeiterinnen in die Pflicht nehmen. Im Fall einer mehrfachen Nichteinhaltung der Regeln haben Sie eine fundierte Argumentationsgrundlage für Teamumstellungen, Abmahnungen oder andere Konsequenzen.

Ihre Corporate Identity ist dann wirksam und erfolgreich, wenn visuelles Erscheinungsbild, Kommunikation und Verhalten ein einheitliches und glaubwürdiges Bild ergeben.

Checkliste: Leitsätze für Ihre Praxis

1. Zahnarzt/Führungskraft
   a. Konsequenter Führungsstil
   b. Transparente Kommunikation mit dem Praxisteam
   c. Klare Kriterien für Personaleinstellungen und Beförderungen
   d. Unterstützung von Ausbildung und Weiterbildung von Mitarbeiterinnen
   e. Faire und transparente Lohn- und Gehaltspolitik
   f. Sozialleistungen
2. Mitarbeiterinnen
   a. Verständliches und freundliches Melden am Telefon
   b. Begleitung der Patienten durch die Praxis
   c. Aufmerksames Zuhören
3. Alle
   a. Freundliche Begrüßung der Patienten
   b. Geduldiger Umgang mit den Patienten
   c. Verständliche Darlegung der Behandlungsschritte und Kosten
   d. Überlegte Reaktion auf Probleme und Konflikte
   e. Angenehmer und stressfreier Umgang miteinander innerhalb des Teams

2.5 Erfolgreich intern kommunizieren

»Wie ist denn das Arbeitsklima bei Ihnen?« »Welche Prophylaxeleistungen bietet Ihre Praxis an?« Fragen wie diese können Ihren Mitarbeiterinnen täglich beim Abholen der Kinder im Kindergarten oder im Gespräch mit dem Nachbarn gestellt werden, denn die Menschen unterhalten sich über ihren Alltag, ihren Beruf und ihre Sorgen. Kennen Sie die Antworten Ihrer Mitarbeiterinnen? Wissen Sie, welche Eindrücke und Meinungen sie gegenüber Dritten von Ihrer Praxis vermitteln?

Sehen Sie die eigenen Mitarbeiterinnen als die wichtigsten Botschafter für Ihre Praxis oder Klinik. Ihre Motivation und Loyalität zeigen sich nicht nur in der Arbeitsatmosphäre in der Praxis, sondern spiegeln sich auch nach außen wider. Sie sind zufrieden, ausgeglichen, motiviert und kooperativ. Das Team trägt die Entscheidungen der Führungskräfte mit und macht selbst Verbesserungsvorschläge. Wenn sich Ihre Mitarbeiterinnen wohlfühlen, dann spüren und übernehmen auch die Patienten diese Stimmung. Doch eine Mitarbeiterin unterstützt nur das, was sie versteht und wovon sie überzeugt ist.

Eine transparente und ehrliche Kommunikationspolitik schafft eine starke Bindung zwischen Praxis und Mitarbeiterinnen. Sie identifizieren sich mit den Praxiszielen und sind stolz auf ihren Job für einen fairen Arbeitgeber. Beziehen Sie die Erfahrungen Ihrer Mitarbeiterinnen in die Praxisstrategie mit ein und sie erzielen eine ständige Verbesserung der Organisation. Gute interne Kommunikation fördert das Verantwortungsbewusstsein und das Wir-Gefühl. Diese Erfahrungen berichten Ihre Mitarbeiterinnen nach außen, an Patienten, Familie, Freunde und Bekannte. Die Meinung Ihrer

2.5 · Erfolgreich intern kommunizieren

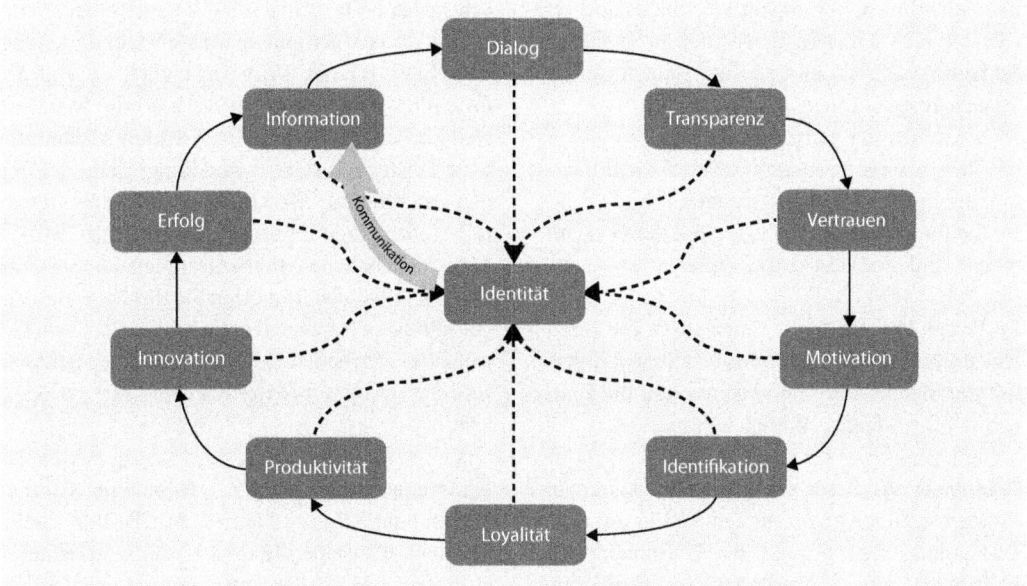

Abb. 2.4 Wirkungskreislauf angemessener und konsequenter Kommunikation (WAKK)

Mitarbeiterinnen beeinflusst Ihr Image maßgeblich. Wenn Ihre Mitarbeiterinnen Positives erzählen, können sie durch die gestreuten Erfahrungsberichte neue Patienten gewinnen, das Vertrauen bestehender Patienten stärken und neue Mitarbeiterinnen ansprechen. Der Prozess beginnt im Inneren und wirkt nach außen. Der Kreis schließt sich und Sie sehen:

> **Kommunikation mit der Mitarbeiterin ist kein Luxus, sondern Notwendigkeit, denn die Mitarbeiterzufriedenheit bestimmt den Praxiserfolg maßgeblich!**

Wie kann eine angemessene Informationspolitik zum Erfolg führen? Die Grafik in **Abb. 2.4** veranschaulicht den Zusammenhang und die Wirkung einer offenen und steten Kommunikation innerhalb der Praxis.

Der Schlüssel zum Erfolg ist die Art und Weise (»Angemessenheit«), wie Sie die Identität Ihrer Praxis oder Klinik kommunizieren. Es ist ein komplexer Zusammenhang, der eine Art Aufwärtsspirale in Gang setzt. Informationen über die Identität werden im offenen Dialog kommuniziert. Unmittelbare, offene und ehrliche Kommunikation ist transparente Kommunikation. Transparenz und Dialog stärken das Vertrauen und die Motivation von Mitarbeiterinnen. Motivierte Mitarbeiterinnen identifizieren sich mit »ihrem« Unternehmen, sie bauen eine Bindung zum Arbeitgeber auf und sind loyal. Motivierte und loyale Mitarbeiterinnen sind erwiesenermaßen produktiver und fördern die Innovationskraft der Praxis. Sie entwickeln selbstständig Ideen und möchten an der Weiterentwicklung der Praxis aktiv teilhaben.

Dies führt schlussendlich zum unternehmerischen Erfolg. Auch die einzelnen Faktoren wie Motivation, Transparenz und Produktivität wirken sich im Einzelnen positiv auf die Identität der Praxis aus. Das stärkt die Identität kontinuierlich und bringt neue starke Impulse in den Kreislauf ein.

Durch unmittelbare, ehrliche und transparente Kommunikation schaffen Sie ein starkes Fundament für die interne und letztlich auch die externe Kommunikation Ihrer Praxis.

Wie kommuniziere ich richtig?

Wie Sie die Kommunikation mit Ihren Mitarbeiterinnen gestalten, hängt im Wesentlichen von Ihrer Persönlichkeit und Ihrem Führungsstil ab. Machen Sie keine Rätsel um die Zahlen und die Entwicklung der Praxis, um Personalentscheidungen oder

neue Richtlinien. Verschleiern Sie nichts und sprechen Sie auch Schwierigkeiten offen an. Je ehrlicher Sie kommunizieren, desto höher rechnen Ihre Mitarbeiterinnen es Ihnen an:
- Sie fühlen sich ernst genommen.
- Sie gewinnen Vertrauen in Sie, in die Praxis und in ihre eigenen Leistungen.
- Sie fühlen sich als wichtiger Teil des Ganzen.
- Sie sind motiviert und engagiert.

Im Folgenden stellen wir Ihnen Ideen für eine offene und transparente Kommunikationspolitik vor, mit der Sie den Informationsfluss und die Zufriedenheit Ihres Teams erhöhen können.

Team-Meetings Besprechen Sie Neuigkeiten und Problemstellungen oder nutzen Sie die Runde zur Diskussion offener Fragen. Bei Einführung neuer Leistungen oder Behandlungsmethoden können Sie diese im Team-Meeting vorstellen und erklären. Was Sie bei der Planung und Durchführung von Team-Meetings berücksichtigen sollten, erfahren Sie in ▶ Abschn. 4.6.1.

Mitarbeitergespräch Sie möchten wissen, was Ihre Mitarbeiterinnen bewegt, was sie denken und wie sie ihren Platz in der Praxis bewerten? Nehmen Sie sich Zeit für Ihre Mitarbeiterinnen. Wählen Sie einen Turnus, in dem Sie in Einzelgesprächen über die Entwicklungen, Aufgaben und Ziele der Mitarbeiterin sprechen. Halbjährlich oder jährlich empfiehlt sich dieser Austausch auch zur Festlegung von Fortbildungs- oder Weiterbildungsmaßnahmen.

Chef-Mail Wir empfehlen zwar das persönliche Gespräch im Rahmen von Teamsitzungen, aber manche Themen eignen sich auch zur schriftlichen Ankündigung. Verfassen Sie eine »Chef-Mail«, wenn Sie beispielsweise neue Leistungsmerkmale, Verhaltenskodizes oder andere Richtlinien vorstellen möchten. Verschicken Sie diese an jede Mitarbeiterin oder hängen Sie einen Ausdruck an das schwarze Brett. Schriftlich verfasst können Mitarbeiterinnen die Informationen bei Bedarf jederzeit schnell abrufen und nachlesen.

Schwarzes Brett Bringen Sie im Aufenthaltsraum, in der Küche oder einem anderen Raum, der ausschließlich für das Team zugänglich ist, eine Informationstafel an. Stellen Sie hier alle wichtigen Neuigkeiten in kurzen Nachrichten zusammen: neue Leistungen oder Behandlungsmethoden mit den wichtigsten Merkmalen, Veranstaltungstermine oder einen Ausdruck der aktuellen »Chef-Mail«. Auch neue Mitarbeiterinnen können hier vorgestellt werden. Ergänzen Sie das Foto mit dem vollständigen Namen, dem Eintrittstermin und den Aufgaben der neuen Kollegin. Ihre Informationen sind stets präsent und werden vom Leser verinnerlicht.

Mitarbeiterzeitung/interner Newsletter Größere Praxen oder Kliniken können aktuelle Informationen auch über eine Mitarbeiterzeitung oder einen internen E-Mail-Newsletter kommunizieren. In diesen Medien können Sie Ihre Themen nicht nur schriftlich präsentieren, sondern auch mit Bildmaterial ansprechend unterstreichen. Achten Sie darauf, Ihr Corporate Design einzuhalten, eine klare Struktur mit Wiedererkennungswert zu schaffen, verständliche Texte zu schreiben sowie Erscheinungstermine klar zu definieren. Aktuelle Themen mit Nachrichtenwert können Sie wöchentlich, monatlich oder im Quartal veröffentlichen. Den Turnus bestimmen Sie anhand des Informationsaufkommens Ihrer Praxis oder Klinik.

Mitarbeiterevents »Wir bauen ein Floß!« Diese beliebte Teambuilding-Maßnahme ist das perfekte Sinnbild für den Nutzen von Team-Events: Die gemeinsame Arbeit an einem Projekt und die geteilte Freude über den erzielten Erfolg begeistern die Mitarbeiterinnen, stärken das Zusammengehörigkeitsgefühl und erhöhen die Motivation. Berücksichtigen Sie die Interessen und die Bereitschaft Ihrer Mitarbeiterinnen, an solchen Veranstaltungen teilzunehmen. Ob sie sich monatlich zum Bowlen treffen oder essen gehen, oder ob Sie einmal im Jahr ein besonderes Highlight wie den Besuch im Hochseilgarten erleben – der Fantasie sind keine Grenzen gesetzt. Auch denkbar ist z. B. ein »Sozialer Tag«, an dem Ihr Praxisteam geschlossen eine gemeinnützige Organisation oder einen Verein unterstützt.

2.6 Pressearbeit

2.6.1 Ihr Weg in die Presse

Der effektivste Multiplikator zur breiten Streuung Ihrer Botschaften und Informationen sind die Medien. Pressearbeit ist das Kernstück der PR- und Öffentlichkeitsarbeit. Mit einem verhältnismäßig geringen Zeit-, Personal- und Kostenaufwand erreichen Sie Ihre Zielgruppen mit den wichtigen Botschaften.

Entsprechende Werbemaßnahmen bedeuten vielfach höhere Aufwendungen und bei weitem nicht die seriöse und glaubwürdige Wirkung wie PR-Beiträge. Wir glauben redaktionellen Artikeln mehr als Werbeanzeigen, das belegen Umfragen und unsere eigenen Lesegewohnheiten. Oder kaufen Sie Zeitungen wegen der aussagekräftigen Anzeigen?

Die Zusammenarbeit mit den Medien ist eine Win-win-Situation für Sie und den Journalisten. Geld und Zeit sind wertvoll. In den Redaktionen wird gespart und die Journalisten sind auf kostenloses Material von außen angewiesen. Aktuelle und präzise Informationen sowie gute Geschichten werden von den Redakteuren dankend angenommen, wenn sie gut recherchiert und journalistisch aufbereitet sind. Fach- und Publikumsmedien bieten Ihnen vielseitige Möglichkeiten, sich und Ihre Praxis öffentlich zu präsentieren.

- **Wer über Sie berichtet**
- Regionale Tages- und Wochenzeitungen
- Anzeigenblätter/kostenlose Zeitungen zum Wochenende
- Stadtmagazine
- Zahnmedizinische Fachmedien
- Publikumsmedien (Beauty- und Lifestyle-Magazine)
- (Regionaler) Radiosender
- (Regionales) Fernsehen

Berücksichtigen Sie, dass alle Zeitungen, Zeitschriften, Radio- und Fernsehsender Ihre Themen meist auch online anbieten. Prüfen Sie, inwiefern Ihre redaktionellen Inhalte auch im Internet dargestellt werden können.

- **Ihr Weg in die Presse**
- Pressemitteilungen
- Ratgeberartikel
- Fallbeispiele/Anwenderberichte
- Vorher-Nachher-Artikel
- Interview oder O-Ton
- Pressegespräch
- Journalist fragt an und berichtet

- **Mögliche Anlässe**
- Eröffnung oder Erweiterung einer Praxis
- Umzug
- Praxisjubiläum
- Vorstellung neuer Leistungen und Behandlungsmethoden
- Veranstaltungen (Informationsveranstaltung, Tag der offenen Tür usw.)
- Neue Homepage mit besonderen Services

Holen Sie aus Ihren Anlässen das Beste heraus. Überlegen Sie sich genau, was interessant sein kann und wie Sie Ihre Zielgruppen erreichen können.

Beispiel »Tag der offenen Tür«
Sie eröffnen eine neue Praxis, ziehen in neue Praxisräume oder renovieren Ihre Praxis. Laden Sie zum Tag der offenen Tür und nutzen Sie diesen Anlass für die lokale Pressearbeit. Nutzen Sie die Medien vor und nach dem Event für eine bestmögliche öffentliche Präsenz:

- Einladungsschreiben an Ihre Patienten
- Poster oder Aushang in der Praxis
- Ankündigung auf Ihrer Homepage bzw. im Newsletter
- Pressemitteilung mit Terminankündigung an regionale Medien (ggf. Anzeige schalten)
- Einladung ausgewählter Medien zum Tag der offenen Tür

Nach Ihrer Veranstaltung …
- … versenden Sie einen Bericht über die Veranstaltung an regionale Medien.
- … stellen Sie den Bericht über die Veranstaltung auf Ihrer Homepage bzw. im Newsletter ein.
- … stellen Sie den Praxisalltag in einem Video oder Artikel dar (»Blick hinter die Kulissen«).

- ... hängen Sie Zeitungsberichte ansprechend in der Praxis aus (machen Sie sie auch auf Ihrer Homepage und/oder in sozialen Netzwerken bekannt).
- ... werden evtl. weitere Radio- und Fernsehbeiträge gesendet, die Sie auf Ihrer Homepage und/oder Ihrem Profil in sozialen Netzwerken einbinden können.
- ... bieten Sie auf Ihrer Homepage einen virtuellen Rundgang an.

- **Extra-Tipp: »Löchern Sie den Zahnarzt!«**

Sie erzielen besondere Aufmerksamkeit und Glaubwürdigkeit, wenn Sie sich öffentlich als Experte positionieren können. Sprechen Sie mit den Redaktionen Ihrer lokalen Zeitungen. Vielleicht können Sie im Rahmen einer Schwerpunktausgabe oder einer regelmäßigen Kolumne mit einem »Expertenrat« auftreten. Sie beantworten eingereichte Patientenfragen oder schalten eine gesonderte Hotline für Patienten. Sie sind beispielsweise jeden Freitag von 12.00 bis 13.00 Uhr erreichbar, ausgewählte Fragen aus diesen Gesprächen werden dann regelmäßig in der Zeitung abgedruckt. Sie sind kontinuierlich in den Medien präsent, gewinnen Vertrauen und festigen Ihr Image.

Die Presse ist ein wichtiger Partner. Eingehende Presseanfragen oder Anrufe sollten daher mit Priorität bearbeitet werden. Instruieren Sie Ihre Mitarbeiterinnen, wie sie sich bei dem Anruf eines Journalisten verhalten sollen. Vielleicht möchten Sie eine Mitarbeiterin festlegen, die die Anfragen grundsätzlich beantworten kann. Bieten Sie dem Journalisten jedoch immer den Rückruf durch den Zahnarzt für weitere Informationen an.

2.6.2 Presseverteiler und Themenplanung

Pressearbeit heißt v. a. Beziehungspflege. In einem Presseverteiler sammeln und klassifizieren Sie die Kontaktinformationen zu den für Sie relevanten Medien. Sie erstellen einzelne Datensätze für jeden Redaktionskontakt bei Print- oder Online-Medien, Hörfunk und Fernsehen. Diese Datenbank ermöglicht Ihnen den schnellen und effizienten Kontakt mit den Journalisten und eine zielgenaue Aussendung Ihrer Neuigkeiten.

Bauen Sie Ihren Presseverteiler nach Mediengruppen auf. Unterscheiden Sie nach:
- Tageszeitungen (Überregional-, Regional- oder Lokalausgaben)
- Wochen- und Sonntagszeitungen
- Anzeigenblätter
- Fachmedien
- Zeitschriften
- Hörfunk und Fernsehen
- Online-Redaktionen

Genaue Kontaktinformationen sind das A und O eines strukturierten Presseverteilers. Folgende Daten bilden daher die Basis Ihrer Datenbank:
- Titel des Mediums
- Vollständiger Name des Redakteurs, ggf. mit Titel
- Genaue Anschrift des Verlags und der Redaktion
- E-Mail-Adresse
- Versand per Post oder E-Mail?
- Ggf. sonstige Bemerkungen

Für einen regelmäßigen Kontakt mit den Redaktionen und eine frühzeitige Zeit- und Themenplanung können Sie den Verteiler auch um weitere Informationen ergänzen:
- Erscheinungsfrequenz
- Erscheinungsdaten
- Auflage und Reichweite
- Redaktionsschlusszeiten
- Sonderthemen/Schwerpunktthemen
- Technische Informationen, z. B. Bildmaterial
- Geburtstag, persönliche Interessen
- Aktualisierung: letzter Kontakt

Fordern Sie von jedem Kontakt die Mediadaten an. Bis auf die persönlichen Angaben enthalten sie eine kompakte Zusammenfassung aller wichtigen Informationen zu dem jeweiligen Medium. Neben konkreten Ansprechpartnern für die einzelnen Ressorts finden Sie in den Mediadaten auch die Erscheinungstermine, Daten für den Redaktions- und Anzeigenschluss sowie Preise für Anzeigen und Sonderwerbeformen.

Der Presseverteiler muss aktuell sein. Senden Sie deshalb alle 9–12 Monate ein Schreiben an die Redaktionen. Bitten Sie sie, die Mitarbeiterdaten und Kontaktinformationen zu überprüfen, wenn Sie die Informationen nicht selbstständig überprüfen können oder wollen.

- **Themen richtig platzieren**

In den Mediadaten finden Sie oft auch eine Jahresübersicht der Schwerpunktthemen eines Mediums. Prüfen Sie, in welchen Sonderausgaben Sie vertreten sein wollen, und lassen Sie diese Informationen frühzeitig in Ihre Themenplanung einfließen.

> **Tipp**
>
> Fokussieren Sie sich nicht ausschließlich auf für Sie passende (zahn)medizinische Schwerpunktthemen. Sicher sollten Sie auch in diesen Spezialausgaben vertreten sein, doch Sie können mehr Aufmerksamkeit erzielen, wenn Sie Ihre Themen in den Ausgaben ohne oder mit anderen Sonderthemen platzieren.

Seien Sie kreativ und finden Sie passende Anlässe für Ihren Rat als Zahnmediziner. In der Weihnachtszeit wird viel geschlemmt. Geben Sie in einem Artikel beispielsweise Tipps für die richtige Zahnpflege in den kalten Wintertagen. Suchen Sie das Gespräch mit Ihrem Team, Ihrer Agentur, den Redaktionen und Ihren Freunden. Sammeln Sie Ideen und nutzen Sie diese für eine regelmäßige Medienpräsenz.

2.6.3 Pressemitteilung

Die Pressemitteilung ist das Standardwerkzeug der PR-Arbeit. Die Idee dahinter ist simpel: mit dem eigenen Unternehmen in der Zeitung stehen, ohne für Agenturen und Anzeigen zahlen zu müssen.

Beim Texten einer Pressemitteilung müssen PR-Fachleute arbeiten wie Journalisten. Denn mit einer Pressemitteilung stellen sie den Medien fertig aufbereitete Informationen kostenlos zur Verfügung. Auf der Suche nach guten Geschichten und interessanten Neuigkeiten können sich die Redakteure aus dem vorgefertigten Material bedienen. Sie haben somit weniger Arbeit und sparen Zeit.

So weit, so gut. Doch wie stechen Sie hervor in den Fluten von Pressemitteilungen, die Redaktionen täglich erhalten? Welche Kriterien muss Ihre Pressemitteilung erfüllen, um nicht ungelesen im Papierkorb zu landen?

> **Tipp**
>
> Ihre Meldung muss aktuell, neu und interessant sein.

Sie überzeugen mit guten Geschichten, starken Texten und einer klaren Struktur, die wichtigsten Informationen auf möglichst einer Seite zusammengefasst. Das ist leichter gesagt als getan. Denn Ihre Themen müssen interessant und journalistisch aufbereitet sein, Hintergrundinformationen liefern, aber nicht ausufern. Journalisten kürzen Texte für gewöhnlich von unten nach oben. Bereiten Sie den Text stilistisch so auf, dass Sätze von unten nach oben einzeln gestrichen werden können und der verbleibende Text verständlich bleibt.

2.7 Patienteninformation

Wie werden Ihre neuen Patienten auf Sie aufmerksam? Ist es oft nicht der erste Blick in eine Broschüre oder der spontane Besuch auf Ihrer Internetseite?

Ihr Informationsmaterial ist ein Spiegel Ihrer fachlichen Kompetenz. Achten Sie bei der Kommunikation mit Ihren Patienten deshalb auf Qualität, Professionalität und angemessene Inhalte. Eine PR-Agentur kann Sie umfassend beraten und in der Umsetzung Ihrer Kommunikationsmaßnahmen unterstützen. In ▶ Abschn. 2.10 beschreiben wir Ihnen den Weg zur geeigneten Agentur in 5 Schritten.

Inhalte sollten Sie grundsätzlich durch einen rechtskundigen Experten prüfen lassen.

> Fragen Sie Ihre Patienten bei der Aufnahme in Ihre Praxis, ob sie schriftliche Informationen nach Hause bekommen möchten. Die Zustimmung der Patienten ist notwendig. Ohne die Einwilligung dürfen Sie keine Newsletter, Mailings oder Rundschreiben versenden.

2.7.1 Broschüre, Flyer und Praxiszeitung

Geben Sie Ihren Patienten etwas an die Hand! Ob als gedruckte Version in Form von Broschüren, Flyern oder einer Patientenzeitung oder als Download auf Ihrer Internetseite: Bei Bedarf kann der interessierte Leser schnell auf die umfassend bereitgestellten Informationen zu Ihrer Praxis zugreifen.

Wie verteile ich mein Informationsmaterial?
- Im Beratungsgespräch anbieten
- Auslage im Wartezimmer
- Broschürenständer im Eingangsbereich
- Beilage in Zeitungen/Magazinen
- Postversand als Vorabinformation zu Behandlungen (z. B. Implantation)
- Download auf der Homepage oder in Ihren Profilen in sozialen Netzwerken (als PDF-Datei)
- Verteilung durch Mitarbeiterinnen im Bekanntenkreis

Die ausführliche Visitenkarte

Broschüren und Flyer eignen sich hervorragend, um Ihre Behandlungskompetenz und die Serviceleistungen Ihrer Praxis in den Köpfen Ihrer Patienten dauerhaft präsent zu machen.

Betrachten Sie Ihr Informationsmaterial als eine Art »ausführliche Visitenkarte«, die Sie Ihren Patienten mitgeben, die aber mehr enthält als reine Adressdaten. Der Patient erhält alle wichtigen Informationen zu Ihrer Praxis auf einen Blick. Er fühlt sich gut informiert, gewinnt Vertrauen und ist zufrieden. Er kann die Unterlagen zu Hause aufbewahren und seinen Bekannten und Verwandten zeigen.

Was könnte in meiner Broschüre stehen?
- Praxisprofil
- Vorstellung des Teams (mit Namen, Foto, Fachgebieten)
- Leistungen der Praxis/Schwerpunkte
- Behandlungsmethoden beschreiben
- Besondere Angebote (z. B. für Kinder)
- Zuzahlerleistungen vorstellen und als solche deklarieren
- Hinweis auf allgemeine Serviceleistungen (Telefonsprechstunde, Informationsveranstaltungen etc.)
- Informationen zu Behinderteneinrichtungen
- Lageplan und Hinweis auf Parkplätze
- Sprechstundenzeiten
- Kontaktdaten inklusive Internetadresse

In einer Patientenzeitung informieren Sie über Neuigkeiten aus Ihrer Praxis und Wissenswertes aus dem Bereich Zahnmedizin: neue Behandlungsmethoden, Erweiterung der Serviceleistungen, Modernisierung der Praxis und der Geräte, Veranstaltungstermine, Personalwechsel. Sie können in der Zeitung aber auch Ratgeber zu verschiedenen Themen einbauen, Fragen von Patienten beantworten oder gesunde Rezepte vorstellen. Bieten Sie Ihren Patienten an, die Patientenzeitung kostenfrei zu abonnieren.

Die Qualität Ihrer Behandlung spiegelt sich auch in der Qualität Ihres Infomaterials wieder. Anders herum: Patienten ziehen aus Ihren Unterlagen Rückschlüsse auf die Qualität Ihrer Leistungen. Achten Sie deshalb auf
- eine gute Gliederung mit Überschriften,
- kurze und verständliche Texte,
- aussagekräftige Bilder,
- eine dunkle Schrift auf hellem Hintergrund,
- eine klare und ausreichend große Schrift,
- ansprechendes Layout gemäß Ihrem Corporate Design,
- gute Papier- und Druckqualität,
- ein praktisches Format.

2.7.2 Veranstaltungen

Im Rahmen von Informationsveranstaltungen können Sie Patienten, Medienvertreter und Interessenten über verschiedene Behandlungsmethoden und wichtige Themen informieren. Großen Zuspruch finden Vorträge rund um das Thema Zahnersatz, Schnarchtherapie und Implantologie. Aber auch

Kinderzahnpflege kann ein spannendes Thema sein.

Findet die Veranstaltung in Ihren Praxisräumen statt, haben die Patienten die Möglichkeit, sich die Praxis in Ruhe anzusehen und so einen Blick »hinter die Kulissen« zu werfen. Begrüßen Sie Ihre Gäste mit einem kleinen Willkommensgetränk und legen Sie auf jedem Platz Informationsmaterial zu Ihrer Praxis und, sofern vorhanden, dem jeweiligen Thema aus.

Ziel dieser Veranstaltungen sollte für Sie neben der fachlichen Information auch sein, die Fragen der Gäste zu beantworten. Weisen Sie bei Beginn Ihrer Präsentation darauf hin und bitten Sie um Beteiligung durch Fragen oder Anregungen.

Eine Bewerbung der Veranstaltungen empfiehlt sich über die eigenen Patienten hinaus. Nutzen Sie die Reichweite der regionalen Medien, um weitere Interessenten und potenzielle neue Patienten anzusprechen.

Wie bewerbe ich meine Veranstaltung richtig?
- Hinweis im Behandlungsgespräch
- Ankündigung in der Praxis (Flyer, Poster, Präsentationsbildschirme etc.)
- Ankündigung auf der Homepage und/oder in Ihren Profilen in sozialen Netzwerken
- Redaktionelle Terminankündigung oder Anzeige in Lokalzeitungen
- Terminankündigung im Radio
- Veröffentlichen Sie einen Artikel über das Thema mit Verweis auf die anstehende Veranstaltung
- Anschließender Bericht in Regionalzeitung und/oder Lokalfernsehen über die Veranstaltung und/oder das Thema

2.7.3 Post vom Arzt

»Ich habe an Sie gedacht.« Signalisieren Sie Ihren Patienten, dass Sie Ihnen wichtig sind. Die einzige Post, die viele Patienten von ihrem Zahnarzt erhalten, sind Rechnungen. Dabei sind es die kleinen, unverhofften Dinge im Leben, die uns überraschen und uns erfreuen. Wenn Sie die Einwilligung zum schriftlichen Informationsversand haben, können Sie mit Ihrem Team und/oder Ihrer Agentur kreative Ideen entwickeln. Verschicken Sie z. B. Weihnachts- oder Geburtstagsgrüße oder erinnern Sie lediglich an die Routinekontrolltermine.

Handschriftliche Nachrichten erzielen eine besonders persönliche und wertschätzende Wirkung.

- **Überraschen Sie!**

Besondere Aufmerksamkeit erzielen Sie mit außergewöhnlicher Post, außergewöhnlich im Sinne von neuartig, proaktiv, unerwartet und nützlich. Schreiben Sie z. B. alle Kinder an, die kurz vor der Einschulung stehen. Geben Sie den Kindern und Eltern Tipps für die richtige Zahnpflege oder schlagen Sie gesunde Leckereien für die Schultüte vor.

2.7.4 Bewegte Bilder

Bilder sagen mehr als tausend Worte. Besonders bewegte Bilder regen die Vorstellungskraft der Zuschauer an und bleiben im Gedächtnis. Präsentieren Sie Ihre Botschaften und Neuigkeiten also auch digital. Bewegte Bilder wirken lebendig, aussagekräftig und realistisch.

Neuigkeiten, Videos und Fotos der Praxis können Sie in einer Endlosschleife auf Präsentationsbildschirmen im Empfangsbereich oder im Wartezimmer laufen lassen. Sehr angenehm wirkt die Untermalung durch ruhige Melodien.

Auf Ihrer Homepage oder in sozialen Netzwerken können Sie Videos zu unterschiedlichen Themen einbinden. Stellen Sie Ihre Praxis in einem Rundgang durch die Räumlichkeiten vor und geben Sie Einblicke in Beratungsgespräche. Stellen Sie Ihre Leistungen und Tätigkeitsschwerpunkte vor und sagen Sie, was Sie auszeichnet, welchen Service Sie bieten und was den Patienten konkret erwartet. Auch neue Behandlungsmethoden können Sie in einem kurzen Film im Internet vorstellen.

Der Patient kann sich anhand der Videos sofort ein Bild von den Inhalten machen und mögliche Vorurteile und Ängste abbauen.

2.8 Neue Medien/Internet

Ob jung oder alt – das Internet zieht uns alle als regelrecht allwissendes Medium in seinen Bann. Wir haben weltweit Zugriff auf Informationen zu sämtlichen Themen, Fragen und Problemen. Die digitale Wissensbibliothek hat längst unsere Haushalte erobert. In Deutschland sind rund 50 Mio. Menschen online.

Auch die Generation der »Silver Surfer«, benannt nach dem meist graumelierten Haar der über 60-Jährigen, hat die Vorzüge des Internet für sich entdeckt. Mit einem Nutzungsverhalten von nahezu 30% ist auch der »klassische« Patient von Zahnärzten eine wachsende Zielgruppe im Internet. Und die Nutzerzahlen steigen jährlich.

Vielfältige Gesundheitsfragen sind dabei das führende Thema, die Menschen suchen im Internet nach Wissen und Alternativen. Und die Gründe hierfür sind vielseitig: Interesse an medizinischen Fachthemen, Vertrauensverlust, Unzufriedenheit mit Behandlungsergebnissen oder mangelhafte Aufklärung im Gespräch mit dem Arzt. Die aktuellen Entwicklungen des Patientenverhaltens im Internet erläutern wir ausführlich in ▶ Kap. 7 (»Der Zahnarzt in der Zukunft«).

Erkennen Sie die Chance des Internets für Ihre Praxis? Die Präsenz im Internet ist heute Standard und eine eigene Homepage somit regelrecht Pflicht für jedes Unternehmen. Auch Zahnarztpraxen nutzen diesen Kommunikationskanal immer mehr zur Imagepflege, Patientengewinnung und -bindung.

Planen Sie entsprechende Online-Maßnahmen als festen Bestandteil in Ihr Kommunikationskonzept ein, denn mit einem überschaubaren Zeit- und relativ geringen finanziellen Aufwand können Sie hier viel erreichen:

- Präsenz
- Dialog
- Informationsplattform
- Patientengewinnung und -bindung
- Kompetenz vermitteln
- Vertrauen schaffen
- Image aufbauen und festigen
- Presseservice
- Schnelle Kontaktaufnahme
- Transparenz
- Service verbessern

2.8.1 Der eigene Internetauftritt

Mit Ihrer Website können Sie Ihre Praxis, Ihr Team und Ihre Leistungen der breiten Öffentlichkeit präsentieren. Darüber hinaus können Sie in den direkten Dialog mit Interessenten, Patienten und den Medien treten. Nutzen Sie diese Chance.

Es existieren unzählige Internetseiten, aber die Zahl wirklich guter Webseiten ist verhältnismäßig gering. Wenn Sie nur wenige Grundregeln beachten, erhöhen Sie die Chance, dass Ihre Homepage gefunden und für gut befunden wird (▶ Checkliste: Das macht Ihre Homepage erfolgreich).

Wichtig sind:
- Sichtbarkeit
- Mehrwert/Information
- Attraktivität
- Wiedererkennungswert

Es gibt viele Anbieter von sog. Internetbaukästen. Für einen monatlichen Festpreis können Sie Ihre Homepage nach dem Baukastenprinzip schnell selber erstellen. Sie wählen aus Standardlayouts und Grafiken aus, entscheiden sich für die Menüstruktur und benennen die einzelnen Seiten, ergänzen Ihre Texte und fertig!

Wir empfehlen jedoch die individuelle Gestaltung Ihrer Homepage. Schließlich wollen Sie sich vom Wettbewerb abgrenzen und Ihr eigenes, unverwechselbares Corporate Design umsetzen. Die freie Gestaltung durch Ihre Agentur oder einen Webdesigner bedeutet für Sie oft auch den flexiblen Einsatz von vielen weiteren Elementen, die die Baukastensysteme nicht bieten.

Auch für Ihre Homepage gilt: Sie muss aktuell sein. Achten Sie deshalb darauf, veraltete Informationen direkt zu entfernen und neue Informationen rechtzeitig einzustellen.

2.8.2 Informationspflichten auf Ihrer Homepage

Sie haben vielseitige Möglichkeiten, einen ansprechenden Internetauftritt zu gestalten, der umfassende Informationen für Ihre Patienten und Medienvertreter bereitstellt. Seien Sie kreativ und proaktiv.

Checkliste: Das macht Ihre Homepage erfolgreich

1. Namen der Praxis als Domain, z. B. »www.zahnarzt-schmitz.de« oder »www.implantatzentrum-schmitz.de«
2. Eintrag und Pflege in Suchmaschinen
3. Die Seiten klar und übersichtlich strukturieren
4. Grafische Gestaltung gemäß Ihrem Corporate Design (Farben, Schriften, Bilder)
5. Kurze, prägnante und verständliche Texte
6. Umfangreiche Informationen (Praxisprofil, Leistungen, Sprechzeiten, Veranstaltungstermine, Newsletter, Informationsmaterial als Download)
7. Dialogmittel (Kontaktdaten, Kontaktformular, FAQ, Forum, Notfalltelefon, Newsleteranmeldung)
8. Presseservice (Pressemitteilungen, Presseberichte und Grafiken zum Download anbieten, Aufnahme in Presseverteiler, Pressekontakt)
9. Karriere (Präsentieren Sie Ihre Werte als Arbeitgeber sowie aktuelle Stellen- und Ausbildungsangebote)
10. Kontaktaufnahme erleichtern (Kontaktdaten sichtbar platzieren, Notfalltelefon, Rückrufservice oder Kontaktformular anbieten)

Aber beachten Sie das umfangreiche Regelwerk über zugelassene und verbotene Inhalte auf Internetseiten. Das Telemediengesetz (TMG) beschreibt die rechtlichen Rahmenbedingungen für Telemedien, elektronische Informations- und Kommunikationsmedien.

Auskunft über die konkreten rechtlichen Vorschriften für Zahnarztpraxen und Kliniken erhalten Sie durch die Zahnärztekammern der Länder oder des Bundes.

Zulässige Inhalte Ihrer Internetseite (nach Schüller u. Dumont 2010; ▶ www.duxxess.com)

— Kontaktdaten: Praxisanschrift, Telefon, Fax, E-Mail-Adresse
— Erklärung als Gemeinschaftspraxis, Partnerschaft
— Führbare Arztbezeichnungen, medizinisch-akademische Grade, ärztliche Titel
— Fachgebiet(e), Spezialisierung, Zusatzqualifikation
— Sachliche Informationen zu Untersuchungs- und Behandlungsverfahren
— Sprechstundenzeiten, Sondersprechstunden
— Privatadresse, Telefon, Fax
— Zulassung bei Krankenkassen
— Angaben zum Praxisbetreiber (Ausbildung, Mitgliedschaften, Privates)
— Plan der Praxislage, Parkplätze, Behinderteneinrichtungen etc.
— Fotos der Räumlichkeiten, Portraits von Ärzten und Mitarbeiterinnen
— Organisatorische Informationen zum Praxisablauf
— Ankündigung von Urlaub, Vertretungen etc.

Nicht erlaubte Inhalte Ihrer Internetseite (ohne Gewähr auf Vollständigkeit und Aktualität; nach Schüller u. Dumont 2010; ▶ www.duxxess.com)

— Berufswidrige, anpreisende, irreführende, vergleichende Werbung
— Fotos von Patienten während der Behandlung
— Vorher-Nachher-Bilder bei Behandlungen und Operationen
— Werbung mit Kassenleistungen und deren Kostenübernahme
— Gewerbliche Dienste in Verbindung mit der Praxis

2.8.3 Soziale Netzwerke

Die Welt vernetzt sich im Internet. Menschen »treffen« sich online, knüpfen neue Kontakte und kommunizieren über verschiedene Plattformen. Die Medien berichten fast täglich über Geschichten,

Chancen und Risiken des digitalen Netzwerkens. Integrieren Sie die Online-Netzwerke auch in die Kommunikationsarbeit Ihrer Praxis.

Verschiedene Plattformen sind dem altbewährten Branchenbuch ähnlich. Mit einem Praxiseintrag in den relevanten Portalen werden Sie schnell von interessierten Patienten gefunden. Die Suche nach einem Zahnarzt erfolgt in der Regel über die Postleitzahl. Die Ergebnislisten enthalten allgemeine Kontaktdaten und manchmal eine kurze Darstellung der Praxisleistungen.

Mit einem Praxisprofil in sozialen Netzwerken können Sie den Dialog mit Ihren Zielgruppen intensivieren. Sie können Informationen, wichtige Neuigkeiten und Termine Ihrer Praxis unmittelbar bereitstellen und auf Patientenfragen reagieren. Interaktive Elemente wie Videos und Fotos verleihen Ihrer Praxis ein Gesicht. Sie steigern Ihre Präsenz und verbessern Ihr Image als moderne, serviceorientierte Praxis.

Einige Portale in der Übersicht
- Business-Portale: ▶ www.xing.de, Fach- oder Verbandsportale
- Soziale Netzwerke: facebook, twitter, YouTube
- Regionale Portale: ▶ www.Meinestadt.de, ▶ www.duesseldorf.de
- Spezielle Portale: ▶ www.zahnarzt-empfehlung.de, ▶ www.die-zahnarztempfehlung.com, ▶ www.zahnarztpraxen.net, ▶ www.portal-der-zahnmedizin.de

2.9 Beispiel einer erfolgreichen Praxisanalyse

Zahnärzte müssen sich zunehmend betriebswirtschaftlichen Herausforderungen stellen und erkennen somit, dass sie ihre Praxis für einen langfristigen Erfolg strategisch neu konzipieren und organisieren müssen. Damit ein solches Konzept erfolgreich umgesetzt werden kann, bedarf es zunächst einer Analyse der Ist-Situation durch Externe, denn der Behandler kann viele Bereiche selbst nicht ausreichend beurteilen. Einerseits bekommt er während der Behandlungen vieles nicht mit, hinzu kommt eine gewisse Form der Betriebsblindheit, die sich unabhängig von der Branche meist nach einiger Zeit einstellt. Andererseits erlaubt die (zahn)medizinische Ausbildung der Inhaber selten eine neutrale, kritische und intensive Prüfung der eigenen Praxis, insbesondere der betriebswirtschaftlichen Aspekte.

Demzufolge empfiehlt sich zur Analyse aller wesentlichen internen und externen Erfolgsfaktoren die Unterstützung durch externe Experten. In unserem Fallbeispiel waren 2 Berater von Tafuro & Team 2 Tage lang vor Ort und haben alle relevanten Bereiche einer Praxis analysiert. Hierdurch wurde die gegenwärtige Situation der Praxis transparent abgebildet und kann nun als Basis für eine neue Strategie dienen.

- **Umfeldanalyse – was ist überhaupt möglich?**

Informationen zum regionalen, demografischen und makroökonomischen Umfeld geben Aufschluss über das grundsätzliche wirtschaftliche Potenzial des Praxisstandortes. Mithilfe von wirtschaftlichen Größen wie Einwohneranzahl, Pro-Kopf-Einkommen oder Arbeitslosenquote können wir den möglichen Patientenzulauf und die Zahlungsfähigkeit des Klientels erfassen. Die Bestandsaufnahme unserer Beispielpraxis ergab, dass die Praxis in einer Kleinstadt mit ca. 48.000 Einwohnern im Wettbewerb mit 9 weiteren Praxen steht. Die Einbeziehung des Umlandes ergab 13.000 weitere Patienten und 6 weitere Zahnärzte. Die Praxis unterliegt somit einem starken Wettbewerb.

- **Image – wo stehe ich?**

Die Bekanntheit und Beliebtheit, aber auch die Patientenzufriedenheit einer Praxis lassen sich hervorragend durch die Befragung von Patienten untersuchen. Diese liefert wertvolle Erklärungen für Patientenzulauf oder -abwanderung. Die Patientenbefragung, die die Praxis aus einem subjektiven Blickwinkel zur Atmosphäre, zum Praxispersonal und zur Qualität der zahnärztlichen Behandlung beurteilen sollte, zeichnete im Fall der Praxis Dr. Frank G. schon bald ein klares Bild:
- Die Praxis ist seit langer Zeit in der Kleinstadt ansässig (zuvor unter anderem Inhaber) und daher weithin bekannt.

- »Seit der Praxisübernahme durch Dr. Frank G. vor 14 Jahren hat sich aber kaum etwas verändert. Sie ist nur teurer geworden«, sagt eine 40-jährige Patientin. Die Praxis und der Zahnarzt gelten als alt und unmodern.
- Die Praxis und die Behandlungsmethoden sind nicht attraktiv und genießen den Ruf, unnötig teuer zu sein; das sind keine guten Voraussetzungen, um Vertrauen beim Patienten aufzubauen. Vordergründig werden jedoch eine angespannte Atmosphäre und unfreundliches Personal bemängelt.
- »Man fühlt sich nicht wirklich willkommen, aber ich bin hier schon lange Patient und bleibe trotzdem, weil Dr. Frank G. ein guter Zahnarzt ist«, erklärt eine ältere Patientin.
- Ein anderer Patient ist hingegen stark verunsichert: »Ich weiß nicht, ob die Praxis modern ist. Ich bin auch schon viele Jahre als Patient in Behandlung und mir fällt auf, dass ich plötzlich für einige Dinge Geld bezahlen muss, die ich gar nicht richtig verstehe und wo ich auch nicht weiß, ob ich sie wirklich brauche. Aber ich glaube dem Herrn Doktor einfach, denn er ist mir als Mensch sympathisch.«

Auffällig waren die unbehagliche Atmosphäre und eine spürbare Unfreundlichkeit des Personals im Umgang miteinander und gegenüber den Patienten. Auch die mangelnde Aufklärung und Information nicht nur über zuzahlungspflichtigen Behandlungsmethoden und deren Notwendigkeit lassen erkennen, dass die Patienten dem Zahnarzt nur noch bedingt vertrauen, sofern sie nicht schon viele Jahre in Behandlung sind und der Behandler dadurch noch einen »Stein im Brett« hat. Das sind möglicherweise Patienten, die Angst vor Veränderung haben und trotz Unsicherheit und Unwohlsein treu bleiben. Ein erschreckender Trend zeigt analog dazu, dass Jüngere und besser aufgeklärte Patienten nach wenigen Terminen eher in eine alternative Praxis wechseln.

Die Analyse ergab außerdem, dass Potenziale in der Kommunikation mit den Patienten nicht genutzt wurden, wie z. B. der Einsatz innovativer Medien zur Bekanntheits- und Vertrauenssteigerung. Im Internet ist die Praxis lediglich über den Eintrag im Telefonbuch zu finden. Andere Zahnarztpraxen hingegen präsentieren ansprechende Internetseiten, in denen sie ihr Team, ihre Leistungen und andere wichtige Informationen vorstellen und auch hierüber in den direkten Dialog mit dem Patienten treten.

- **Das Praxisteam als Aushängeschild**

Nachdem man die Probleme und Potenziale von Bekannten und Patienten hat beurteilen lassen, folgte die interne Analyse und Beobachtung der Verhaltens- und Kommunikationsmuster in der Praxis sowie eine Befragung aller Teammitglieder. Hierüber wurden Kommunikationshemmnisse, verdeckte Konflikte, aber auch ungenutztes Potenzial des Teams sichtbar.

In der Praxis von Dr. Frank G. stellte sich schnell heraus, dass es keine gemeinsamen Ziele von Mitarbeiterinnen und Praxisführung gab. Der Zahnarzt verstand es nicht, seine Mitarbeiterinnen zu führen und sein Team zu motivieren. Es gab keine klaren Richtlinien und Ziele. Jeder »kochte sein eigenes Süppchen«. Als logische Konsequenz wurden einzelne Versuche des Zahnarztes, Veränderungen in der Praxis umzusetzen, nicht ernst genommen und sind bereits mit der Idee gescheitert.

Darüber hinaus entstanden kleine Grüppchen, die sich zum Teil gegenseitig ausgespielt haben. Es wurden bewusst Informationen zurückgehalten oder falsch notiert. An der Anmeldung wurden die Zuzahlerpakete torpediert, weil eine »Verbrüderung« mit den Patienten stattfand und die Zuzahlungen im Mitarbeiterkreis als »zu hoch« propagiert wurden. Nicht nur die Wirtschaftlichkeit, das Team und die Arbeitsatmosphäre haben stark unter dieser Situation gelitten, sondern auch der Service am Patienten und somit die gesamte Außenwirkung der Praxis in die Öffentlichkeit.

- **Die wirtschaftliche Analyse**

Eine umfassende Analyse der wirtschaftlichen Situation war notwendig. Hierfür wurden bei der Praxis Dr. Frank G. die wichtigsten wirtschaftlichen Zahlen wie beispielsweise Kosten, Stundensätze, Honorar- und Gesamtumsätze, Anteil der Privatliquidation und auch die Verteilung auf die einzelnen Leistungsarten geprüft. Diese Analyse ergab, dass bei einem durchschnittlichen Umsatz die Kosten der Praxis überdurchschnittlich hoch waren:

Miete, Personal und Finanzierung fielen dabei besonders ins Gewicht. Die endfällige Finanzierung (abgedeckt über eine Lebensversicherung) belastete zudem die zur Verfügung stehende Liquidität überproportional hoch.

Und auch die zahlreichen Steuersparmodelle taten ihr übriges, weshalb das Konto des Zahnarztes trotz einer grundsätzlich gesunden Ergebnisstruktur rote Zahlen aufwies. Erschwerend kam hinzu, dass die Kostenanpassung nicht mit der Abwertung der Kassenhonorare standhalten konnte. Weitere Kosteneinsparungen hätten zu einem »Totsparen« geführt und somit dem Praxisprofil geschadet. Die Zuzahleranteile hatten bis dato zusätzlich eine zu vernachlässigende Größe dargestellt und wurden durch die genannten Sachverhalte in der Praxis nicht forciert. Eine Schere tat sich auf: steigende Kosten auf der einen Seite, sinkende bzw. stagnierende Umsätze auf der anderen Seite, bei gleichzeitig nur schwer zu reduzierenden Privatentnahmen.

- **Die weitere Analyse vor Ort**

Im Vorfeld der Analyse wurde die Terminierung über 2 Testpatienten geprüft, die sich als berufstätige Patienten ausgaben. »Unter die Lupe genommen« wurden vom Analytikerteam auch das Erscheinungsbild der Praxis und die Organisation inklusive dem Terminmanagement. Über Hospitationen wurden verschiedene Patientenbehandlungen begleitet und die Abläufe somit aus deren Sicht detailliert erfasst. Hierdurch konnten auch jene »Servicelücken« dargestellt werden, die sich in der Behandlung ergeben haben.

Auffallend bei dieser Praxis war zudem, dass Patienten sehr selektiv über Zuzahlerleistungen informiert wurden, weil diese vom Behandler über ihren Kopf hinweg ausgewählt wurden. »Der macht das eh nicht«, oder »Die sind daran gar nicht interessiert«, waren typische Aussagen des Zahnarztes und seines Teams. Einige Patienten hatten deshalb auch über besondere Behandlungsmöglichkeiten keine Information und Aufklärung erhalten. Eine Systematik war hier nicht zu erkennen. Vielmehr wurde das »Beste aus jeder Situation gemacht«, wie es eine Mitarbeiterin treffend formulierte. Das Ergebnis: Suboptimalitäten in allen Bereichen des Beratungskonzepts.

- **Gesamtergebnis des Ist-Zustands**

Um die weiteren Schritte zur Optimierung der Praxis zu definieren, wurden zunächst alle Ergebnisse der Praxisanalyse zusammengefasst und für den Zahnarzt aufbereitet.

Nachdem der Zahnarzt die Analyse schriftlich erhalten hatte und studieren konnte, wurde diese in einem persönlichen Gespräch zum Strategiecoaching noch einmal ausführlich präsentiert. Hier konnte auf einzelne Aspekte und Fragen detailliert eingegangen werden. Die notwendigen Veränderungen wurden ebenso direkt im Gespräch festgehalten wie auch die zeitlich sinnvollen und möglichen Wege. In diesem Coaching wurde geprüft, in welcher Intensität eine Veränderung notwendig ist und was bei den Praxiszielen als »Basic« ein Muss ist. Für einen strukturierten Tagesablauf wurde ein Morgenbriefing vereinbart, in dem das gesamte Team mit dem Zahnarzt den Tag bespricht, Beratungen plant und weitere Fragen klärt. Viele organisatorischen Engpässe wurden dadurch im Vorhinein angepackt. So hat das Team mehr Zeit und Energie für die Behandlung und die üblichen Tagesarbeiten gewonnen. Einzelne Terminblöcke wurden sensibel an die Terminnachfragen und Praxisnotwendigkeiten angepasst.

Dr. Frank G. zeigte sich über einige Punkte des Gesamtergebnisses zunächst überrascht. Typisch für solche Situationen ist die von ihm geschilderte »Betriebsblindheit«, durch die er wesentliche, auch den Erfolg hemmende Faktoren »übersehen« hat. Gleichzeitig erkannte er, dass mit der aktuell gelebten Unternehmenskultur das gewünschte Praxiskonzept nicht erfolgreich umgesetzt werden konnte. Dr. Frank G. entschloss sich zur Veränderung mit neuem Konzept – mithilfe eines professionellen Praxiscoachings. Nach einer Schulung wurde das Team in die Beratungen eingebunden. Der Zahnarzt selbst stärkte sich und seine Rolle als Unternehmer im Einzelcoaching, auch indem er sich persönlich coachen und beurteilen ließ.

Unsere Beispielpraxis schaffte es in knapp 12 Monaten und somit im ersten Jahr, das Betriebsergebnis trotz der anfallenden Beratungs- und Schulungskosten um 22% zu steigern, in den beiden Folgejahren nochmals um 26 und 18%. Dies ist ein übliches Ergebnis, da über den Fokus auf ein gemeinsames Ziel und die kontrollierte Beharrlichkeit in der Umsetzung das Zusammenspiel Zahnarzt-Team und Praxis-Coach die Effizienz und Praxisatmosphäre verbessert. Dass der Zahnarzt seine persönliche Zufriedenheit weiter ausgebaut hat, spricht neben diesen Fakten für sich.

- **Das Prinzip der kleinen Schritte**

Praxismarketing sollte nach dem »Prinzip der kleinen Schritte« vollzogen werden. Wollen Sie nicht zu viel auf einmal. Überrumpeln Sie Ihr Team und Ihre Patienten nicht mit radikalen Veränderungen. Gestehen Sie allen Beteiligten eine angemessene Umgewöhnungsphase zu und erklären Sie Ihre Absichten offen. Berücksichtigen Sie Einwände und Fragen von Angestellten und Patienten. So lebt das komplette Praxisteam die neuen Ziele und Prinzipien und Ihre Patienten werden fließend in die neuen Abläufe eingebunden. Sie schaffen eine solide Basis für Ihr neues Konzept.

So eingesetzt stellt Praxismarketing die Patienten und Ihre Behandlungen in den Mittelpunkt. Dabei gewinnen beide Seiten: ihre Praxis mit wirtschaftlich langfristig gesunder Basis und zufriedenen, motivierten Teammitgliedern und die glücklichen und gebundenen Patienten.

- **Fazit**

Die Praxisanalyse ist ein besonders effizientes Instrument, um eine Vielzahl interner und externer Praxisvariablen zu erfassen und zu dokumentieren. Die Erfahrung der externen Berater und die Kooperation von Zahnarzt und Team ermöglichen dann die gezielte Definition der für den Praxiserfolg wesentlichen »Variablen«. Diese und ein zuvor im Coaching definierter Zielkatalog bilden die Grundlage für den »Erfolgsfahrplan« – eine individuelle Praxisstrategie.

2.10 In 5 Schritten zur richtigen Agentur

Sie können wertvolle Zeit sparen und sich auf Ihr Tagesgeschäft konzentrieren, wenn Sie eine externe Agentur oder einen freien Berater mit Ihren Projekten beauftragen. Dabei sollte es Ihnen auf ein überzeugendes Konzept, starke Texte, ansprechende Grafik und professionelle Kommunikation ankommen.

In Deutschland ist die Anzahl von PR-Agenturen und freiberuflichen PR-Beratern nahezu unüberschaubar. Das Angebot ist vielseitig. Qualität und Preise variieren. Sie fragen sich deshalb zu Recht: Wo finde ich Agenturen? Welche Agentur ist die richtige? Was muss ich beachten?

Finden Sie in 5 Schritten die passende Agentur.

- **1. Schritt: Agentursuche**

Grundsätzlich finden Sie Agenturen über 3 verschiedene Wege:
- Sprechen Sie zunächst mit Bekannten und Kollegen. Fragen Sie nach deren Erfahrungen und Empfehlungen. Diese Gespräche ergeben vielleicht noch den einen oder anderen Praxistipp zur Suche und Vertragsgestaltung mit Agenturen.
- Nutzen Sie die klassische Suche im Branchenbuch.
- Das Internet bietet Ihnen einen schnellen Zugang zu den unterschiedlichsten Anbietern in Ihrer Stadt, Region oder bundesweit.

Suchmaschinen In Suchmaschinen können Sie Suchbegriffe wie z. B. »PR-Agentur Düsseldorf« eingeben. Sie erhalten eine Ergebnisliste mit Anbietern, die Ihre Suchkriterien erfüllen. Da die Platzierung der Unternehmen durch gezielte Suchmaschinenoptimierung und Werbung beeinflusst wird, sind die Suchergebnisse für Sie nicht unbedingt qualifiziert genug.

Agenturplattformen In speziellen Plattformen zur Agentursuche und Auftragsvermittlung finden Sie die richtigen Adressen konzentriert und auf Ihre Suchkriterien abgestimmt. Sie können nach PLZ, Stadt oder speziellen Tätigkeitsschwerpunkten filtern und erhalten eine qualifizierte Liste passender Agenturen.

Businessnetzwerke Das Netzwerken im Internet wird immer wichtiger. Nicht nur für Privatpersonen. Besonders auch für Unternehmen und Geschäftskontakte. In Netzwerken wie Xing können Sie sich als Person und Inhaber einer Praxis registrieren und sich mit Kollegen, Patienten, Partnern

Checkliste: Die richtige Agentur finden

1. Was genau soll eine Agentur für meine Praxis/Klinik leisten?
2. Welche Anforderungen soll die Agentur erfüllen?
   a. Spezialisierung auf Zahnmedizin?
   b. Räumliche Nähe zur Praxis/Klinik?
   c. Nationale oder internationale Ausrichtung?
   d. Erfahrungen mit Veranstaltungen?
   e. Erfahrungen in der Pressearbeit mit Publikumsmedien?
   f. Erfahrungen in der Pressearbeit mit Fachmedien?
   g. Erfahrungen mit Online-Medien?
3. Welche Honorarvereinbarung bevorzuge ich? Monatlicher Festpreis, Jahresbudget oder die Abrechnung einzelner Maßnahmen?
4. Gibt es Agenturempfehlungen von Kollegen oder Bekannten?
5. Führen Sie ein Gespräch mit der Agentur. Lernen Sie sich kennen.
6. Fordern Sie Angebote bei verschiedenen Agenturen oder freien Beratern an und vergleichen Sie diese. Zögern Sie nicht, unklare Inhalte anzusprechen und nachzufragen.
7. Fühlen Sie sich wohl im Gespräch mit den Vertretern der Agentur/dem Berater?
8. Hören Sie auf Ihren Bauch und entscheiden Sie sich für einen Dienstleister.
9. Besprechen Sie die Vertragsdetails und beginnen Sie die Zusammenarbeit mit einem ausführlichen Briefing.
10. Ziehen Sie Ihr Resümee im Jahresendgespräch. Sie sind zufrieden? Dann planen Sie direkt für das kommende Jahr.

und Bekannten vernetzen. Über die Suchfunktion können Sie nach einer passenden Agentur oder Anbietern spezielle Leistungen suchen. Sie können nach »PR-Agentur« in »Düsseldorf« suchen. Oder bei »Person bietet« Ihr Projekt umschreiben: »Broschüre«, »Visitenkarte« oder »Internetauftritt«.

2. Schritt: Vorauswahl treffen

Gewinnen Sie einen ersten Eindruck vom Leistungsumfang und der Erfahrung der Agenturen. Decken sie ein breites Spektrum von Kommunikationslösungen ab oder haben sie klare Tätigkeitsschwerpunkte? Einige Agenturen haben sich auf Medizin-PR spezialisiert. Doch das muss nicht automatisch die beste Lösung für Sie sein. Einen guten PR-Berater zeichnet aus, dass er sich schnell auch in branchenfremde Themen einarbeiten kann. Eine branchenneutrale Agentur kann manchmal geeigneter sein, denn ihre Berater sind noch nicht betriebsblind und schauen auf der Suche nach überzeugenden Lösungen über den Tellerrand hinaus. Sie können Synergie-Effekte schaffen und Erfahrungen aus anderen Projekten und Branchen in Ihre Maßnahmen einfließen lassen.

Schauen Sie sich auch die Kunden von potenziellen Agenturen an. Die meisten Agenturen führen auf Ihren Internetseiten eine Auswahl an Referenzkunden auf. Hier wird manchmal etwas getrickst, um sich mit großen Kunden besonders zu positionieren. Wenn namhafte Unternehmen als Referenz aufgeführt werden, lohnt sich ein genauer Blick. Wurden umfangreiche Kommunikationsprojekte durchgeführt oder nur ein simpler Flyer gestaltet? Weitere Referenzen und Details zu den Aufträgen können Sie bei den Agenturen anfragen.

Für Zahnarztpraxen empfiehlt sich eher eine kleine Agentur oder ein freier Berater, denn man kann individuell auf Sie eingehen und sich auf Ihre Projekte konzentrieren. In großen Agenturen sind Sie vielleicht nur ein Kunde von vielen, und das noch mit – vergleichsweise – kleinem Etat.

3. Schritt: Lernen Sie sich kennen

Beim sog. Agentur-Screening, dem Begutachten von Agenturen, gibt es grundsätzlich 2 mögliche Vorgehensweisen. Sie können ein erstes schriftliches Angebot anfordern, wenn Sie bereits klare Ziele und Aufgaben definiert haben. Unsere Checkliste hilft Ihnen dabei (▶ Checkliste: Die richtige Agentur finden).

Sofern Sie noch keine konkreten Vorstellungen haben, laden Sie die Agenturen zu einem Vorgespräch ein. Dieses sollte kostenlos sein. Besprechen Sie Fragen, Honorare und mögliche Leistungen. Die Agenturen werden Ihnen auch selbstständig Ansätze für Ihre Kommunikationsarbeit vorstellen.

Fordern Sie von mehreren PR-Dienstleistern Angebote an. Sie bekommen ein Gefühl für die Kostenstruktur, die gebotenen Leistungen und mögliche Schwerpunkte. Die Angebote sollten enthalten:
- Maßnahmenplan gemäß Ihrem vorherigen Briefing
- Zeitplan zur Umsetzung
- Budgetierung der einzelnen Maßnahmen oder das Jahresvolumen mit einer Auflistung der zu erbringenden Leistungen

Machen Sie Ihre Entscheidung für oder gegen einen Dienstleister nicht allein vom Preis abhängig. Ausschlaggebend für eine gute Kooperation ist die persönliche Chemie, die muss am Ende des Screenings stimmen. Fühlen Sie sich wohl im Gespräch mit den für Sie zuständigen Beratern? Werden Ihre Ziele und Bedürfnisse erkannt? Fühlen Sie sich verstanden? »Können« Sie miteinander? Kommunikation ist Vertrauenssache und die Entscheidung für eine Agentur letztlich eine Bauchentscheidung.

■ **4. Schritt: Vertragsbedingungen/Honorar**
Sie haben einen Partner für die PR-Arbeit gefunden? Herzlichen Glückwunsch! Eine reibungslose Zusammenarbeit ohne Missverständnisse erzielen Sie durch einen Vertrag, der sämtliche Rahmenbedingungen einer Zusammenarbeit beschreibt. Für Zahnarztpraxen eher irrelevant sind Ausschlüsse von konkurrierenden Praxen. Wenn Sie dies jedoch wünschen, können Sie entsprechende Mitbewerber sogar namentlich nennen, um Missverständnisse auszuschließen.

Wichtig ist eine klar definierte und verbindliche Honorarvereinbarung. 2 Varianten der Agenturbezahlung haben sich in der Praxis bewährt:

Großer fixer Betrag Sie gewähren der Agentur eine feste monatliche oder jährliche Summe, mit der sämtliche Leistungen abgegolten sind. Für Sie entstehen keine weiteren Kosten für Pressemitteilungen, Broschüren, Texte oder andere Projekte. Bei dieser klaren Kostenstruktur müssen Sie sich keine Gedanken über einzelne Maßnahmen machen.

Kleiner fixer Betrag und Abrechnung einzelner Leistungen Sie zahlen einen geringen monatlichen Betrag, mit dem die Agentur die für Ihren Vertrag anfallenden laufenden Kosten abdecken kann. Alle weiteren Leistungen werden nur dann berechnet, wenn sie auch tatsächlich erbracht wurden. Lassen Sie sich eine Preisliste für die einzelnen Leistungen erstellen, wenn diese nicht im PR-Konzept enthalten sind.

Wir bevorzugen die zweite Variante. Sie ist flexibel und transparent. Sie haben eine gute Kostenkontrolle und können den Umfang der Leistungen bei Bedarf kurzfristig anpassen.

Beide Vertragsparteien sollten feste Ansprechpartner bestimmen und im Vertrag festhalten. So können Sie Abstimmungsprozesse und Fragen bündeln und Missverständnisse oder unnötige Verzögerungen vermeiden.

■ **5. Schritt: Vertrag unterzeichnen**
Der Vertrag ist unterzeichnet. Die Zusammenarbeit beginnt. Treffen sie sich erneut zu einem umfassenden Briefing. Die Agentur wird daraufhin ein passendes PR-Konzept erstellen und die verschiedenen Maßnahmen in einem Zeitplan zusammenfassen.

Besprechen Sie die Jahresplanung mit allen beteiligten Ansprechpartnern seitens Ihrer Praxis und der Agentur. Vereinbaren Sie auch, wie und in welchen zeitlichen Abständen Sie miteinander kommunizieren und sich über den Verlauf und den Erfolg der Maßnahmen austauschen wollen.

In einem Jahresendgespräch können Sie die Zusammenarbeit mit allen Beteiligten offen resümieren und die weitere Vorgehensweise für das nächste Jahr planen. Legen Sie Wert auf ehrliche, verständnisvolle und faire Kommunikation. Die Agentur ist Ihr Partner! Gemeinsam verfolgen Sie die gleichen Ziele. Ihre Ziele!

2.11 Interview mit Rechtsanwalt Dr. Karl-Heinz Schnieder (Fachanwalt für Medizinrecht, Fachanwalt für Sozialrecht) zum Thema »Marketing in der Zahnarztpraxis«

- Herr Dr. Schnieder, was macht eine Zahnarztpraxis in der heutigen Zeit erfolgreich?

Die Beantwortung dieser Frage erfordert eine Differenzierung. Erfolg lässt sich in eine qualitative und eine wirtschaftliche Komponente aufteilen.

Die Qualität einer Praxis spiegelt sich wider in der Größe des vorhandenen Patientenstammes und insbesondere in dem Zuwachs an Patienten. Je größer beides ist, desto beliebter ist die Zahnarztpraxis. Diese Beliebtheit ist Indikator für die objektive Qualität der Praxis, wie sie subjektiv durch die Patienten empfunden wird. Erfolgreich ist danach eine Praxis, die aufgrund von hervorragender Qualität über einen großen und v. a. im Wachstum begriffenen Patientenstamm verfügt.

Ein anderer Aspekt ist der wirtschaftliche Erfolg der Praxis. Selbstverständlich hängt der Umsatz einer Praxis direkt mit der Größe des Patientenstammes zusammen. Je nach Ausrichtung, Leistungsspektrum und Strategie kann jedoch der Umsatz pro Patient gesteigert werden. Danach ist eine Praxis erfolgreich, die einen guten Gesamtumsatz erwirtschaftet, aber v. a. in der Lage ist, einen hohen Umsatz pro Patient zu erzielen. Im Ergebnis ist die Zahnarztpraxis besonders erfolgreich, die ein professionelles Honorarmanagement betreibt, die in besonderer Weise in ihrer Region vernetzt ist und so über einen ständigen Zufluss an Patienten verfügt, die von den besonderen Leistungsschwerpunkten der Praxis abgedeckt werden können.

- Wie wichtig ist professionelles Marketing und Imagearbeit für Zahnarztpraxen und Kliniken?

Die Bedeutung von Marketing und Imagearbeit kann nicht hoch genug eingeschätzt werden. Wie die Antwort auf die vorstehende Frage gezeigt hat, kommt es nicht nur auf die objektiv gute Qualität der zahnärztlichen Leistung an. Die Zahnärztin/der Zahnarzt muss erreichen, dass potenzielle neue Patienten davon erfahren und diese Qualität auch dann in Anspruch nehmen, wenn die Leistungen nicht erstattungsfähig sind. Ein wichtiges Instrument dafür ist, dass die vorhandenen Patienten die gute Qualität registrieren und die Zahnärztin/den Zahnarzt weiterempfehlen.

Das allein genügt jedoch nicht. Weitere Aktivität ist hier gefragt. Eine Praxis muss regelrecht vermarktet werden, um einen Patientenzuwachs zu erlangen. Stillstand auf diesem Gebiet bedeutet Rückschritt, weil inzwischen jede moderne Praxis über eine durchdachte Marketingstrategie verfügt. Präsenz in den einschlägigen Medien, Patienten- und Informationsaktionen sowie beispielsweise ein Tag der offenen Tür sind nur einige wenige Möglichkeiten, eine Praxis in den Blickpunkt potenzieller neuer Patienten zu rücken.

Oft sind die Zahnärztin/der Zahnarzt sowie die Praxismitarbeiterinnen selbst nicht in der Lage, solche Maßnahmen zu planen und zu organisieren. Ihre eigentlichen Aufgaben nehmen sie aufgrund der (angestrebten) guten Auslastung der Praxis genug in Beschlag. Aus diesem Grund nutzen immer mehr Praxen professionelle Praxis- und Marketingberater. Auch hier wird der Markt immer kunden- und damit zahnarztfreundlicher. Die Zahl der professionellen Beratungsfirmen ist in stetigem Anstieg begriffen. Dementsprechend ist es ratsam, wenn die Zahnärztin/der Zahnarzt ihre/seine Energien auf die zahnärztliche Tätigkeit und gleichzeitig auf die Auswahl und Beauftragung einer geeigneten Beraterfirma bündelt. Die Bedeutung von Imagearbeit und professionellem Marketing wird noch immer von vielen Praxen massiv unterschätzt.

- Worauf müssen Zahnmediziner bei ihren Marketing- und PR-Maßnahmen achten? Welche Fehler werden gerne gemacht?

Eine Praxis muss wie auch jedes andere Unternehmen zunächst darauf achten, dass die beabsichtigten Maßnahmen auf die richtige Zielgruppe zugeschnitten sind und von genügend Adressaten wahrgenommen werden. Im Gegensatz zu anderen Berufszweigen unterliegen die Zahnmediziner jedoch einer Vielzahl von berufsrechtlichen Vorschriften, die es zu beachten gilt.

Auch wenn im Gegensatz zu den Medizinern bereits eine deutliche Liberalisierung des Berufs- und Wettbewerbsrechts zu erkennen ist, bestehen noch zahlreiche Fallstricke, die umgangen werden müssen. Anknüpfungspunkt ist § 21 Abs. 1 der (Hamburger) Berufsordnung für Zahnärzte. Diese Vorschrift lautet:

» Dem Zahnarzt sind sachliche Informationen über seine Berufstätigkeit gestattet. Berufswidrige Werbung ist dem Zahnarzt untersagt. Berufswidrig ist insbesondere eine anpreisende, irreführende, herabsetzende oder vergleichende Werbung. Der Zahnarzt darf eine berufswidrige Werbung durch Dritte weder veranlassen noch dulden und hat dem entgegenzuwirken. «

Zu den Begriffen »anpreisend« und »vergleichend« sind bereits zahlreiche Rechtsstreite geführt worden. So darf ein Zahnarzt nach der Rechtsprechung keine sog. Alleinstellungsmerkmale verwenden wie »*Der* Zahnarzt in Hamburg«. Lediglich eine Bezeichnung ohne bestimmten Artikel ist hier zulässig.

Um eine irreführende Werbung zu vermeiden, sollte die Zahnärztin/der Zahnarzt bei der Darstellung innovativer Behandlungsmethoden Vorsicht walten lassen. Dem Patienten darf z. B. keine vollständige Schmerzfreiheit versprochen werden, wenn lediglich eine gravierende Schmerzreduzierung im Gegensatz zu herkömmlichen Behandlungsmethoden erreicht werden kann. Kritisch ist auch die Behauptung, eine Betäubung ohne Spritze vornehmen zu können, wenn ein neues technisches Gerät zwar eine für den Patienten deutlich angenehmere computergesteuerte Injektion vornehmen kann, aber dennoch eine Kanüle dafür benötigt. Nach teilweise vertretener Auffassung definiert sich eine Spritze nämlich über das Vorhandensein einer solchen.

Ob eine konkrete Werbung oder andere Maßnahme zulässig ist, ist im jeweiligen Einzelfall zu entscheiden. Unsere Kanzlei verfügt in diesem Bereich über vielfältige Erfahrungen, so dass wir bereits im Vorfeld mit großer Sicherheit die Zulässigkeit der geplanten Maßnahme einschätzen können.

- **Wie schätzen Sie die Bedeutung des Internets ein – vor dem Hintergrund des zunehmenden Nutzungsverhaltens aller Altersklassen?**

Auch für Zahnärztinnen und Zahnärzte gewinnt das Internet zunehmend an Bedeutung. Ein Aspekt ist, dass inzwischen die überwältigende Mehrheit der Patienten im Internet nach einem Zahnarzt sucht, soweit sie sich nicht bereits für einen bestimmten Zahnarzt entschieden haben. Also gilt es, einen möglichst aussagekräftigen Internetauftritt zu erstellen. Hierzu gehört auch die Überlegung, ob man in die Verwendung von »Google AdWords« investiert oder sich für die professionelle Gestaltung der Website durch ein entsprechendes Unternehmen entscheidet.

Es besteht aber inzwischen nicht mehr nur noch die Möglichkeit, sich finden zu lassen. Vielmehr kann man auch aktiv Patienten finden. Nach einem aktuellen BGH-Urteil vom 01.12.2010 (Aktenzeichen I ZR 55/08) ist eine Internetplattform zulässig, auf der Patienten Ihren Heil- und Kostenplan veröffentlichen und andere Zahnärzte dem Patienten sodann Vergleichsangebote unterbreiten können. Ausgerechnet 2 Zahnärzte hatten gegen die Vergleichsplattform im Internet geklagt – ohne Erfolg. Das Urteil stellt einen weiteren Schritt der Liberalisierung des Wettbewerbs- und Berufsrechts der Zahnärztinnen und Zahnärzte dar und verdeutlicht einmal mehr die großen Möglichkeiten, die das Internet zu bieten hat.

- **Welche Vorschriften gilt es insbesondere für die Präsenz im Internet zu beachten?**

Eine zentrale Vorschrift ist das Telemediengesetz (TMG), aus dem sich unmittelbar ergibt, welche Informationen auf einer Homepage (auch einer Zahnarztpraxis) enthalten sein müssen. § 5 Abs. 1 TMG enthält eine entsprechende Aufzählung.

Weitere Vorschriften sind in der Berufsordnung enthalten und wurden teilweise bereits angesprochen. Sie lassen überwiegend nur mittelbare Rückschlüsse auf den notwendigen bzw. verbotenen Inhalt der Internetpräsenz zu und sind daher auslegungsbedürftig bzw. einzelfallabhängig. Hier gilt es, die zahlreichen von der Rechtsprechung getroffenen Entscheidungen im Blick zu behalten und zu nutzen.

- **Erinnern Sie sich spontan an gute Marketing- oder PR-Maßnahmen von Zahnärzten?**

Für einige unserer Mandanten haben wir bereits Gerichtsverfahren gegen die Zentrale zur Bekämpfung unlauteren Wettbewerbs geführt. Die PR-Maßnahmen, die sich als zulässig erwiesen und der rechtlichen Überprüfung durch das Gericht standgehalten haben, haben jeweils zu unglaublich positiver Resonanz in Form von Patientenzuwachs geführt. Einzelne Maßnahmen aufzuzählen würde aber nicht nur gegen die anwaltliche Verschwiegenheitspflicht verstoßen, sondern auch unsere Mandanten um den Lohn ihrer Bemühungen bringen. Sie werden daher sicher verstehen, wenn ich an dieser Stelle keine Denkanstöße geben kann.

- **Wie können sich Zahnmediziner absichern? Welche Anlaufstellen gibt es für rechtliche Unterstützung?**

Die beste Absicherung ist natürlich immer eine rechtliche Überprüfung der geplanten Maßnahmen und Aktionen vor ihrer Veröffentlichung. Getreu unserem Kanzleimotto gilt: Wer Recht behält, ist gut beraten. Wie ich eingangs bereits erwähnt habe, haben wir bereits vielen unserer Mandanten in rechtlichen Auseinandersetzungen im Zusammenhang mit Marketingmaßnahmen geholfen und v. a. dazu beigetragen, diese im Vorfeld zu vermeiden. Diese Erfahrungen möchten wir gerne an die Leser dieser Zeilen weitergeben.

Betriebswirtschaft in der Zahnarztpraxis

Francesco Tafuro und Uwe Schäfer

3.1	**Die Analyse einer Praxis anhand der BWA und mit Hilfe von Praxis-Benchmarking – 67**
3.1.1	Die Liquiditätsplanung – 72
3.1.2	Die Rentabilität – 75
3.1.3	Der Umsatz – 77
3.1.4	Zusammenfassende Beurteilung des Praxisfalls – 81
3.2	**Praxiswertermittlung und Praxiskäufertrends – 81**
3.2.1	Wege zur Praxiswertermittlung – 82
3.3	**Begriffserläuterungen für die BWA – 84**
3.4	**Zehn Leitsätze für ein wirtschaftlich erfolgreiches Praxismanagement – 87**

Im Unternehmenscoaching hat das Thema Betriebswirtschaft einen wesentlichen Anteil am Gesamterfolg des Unternehmens Zahnarztpraxis. Dies resultiert zum einen aus der Notwendigkeit, dass sich Zahnarztpraxen in der heutigen Zeit im zunehmend dichteren »Nachfragermarkt« auch als Unternehmen positionieren müssen. Zum anderen bemerken wir immer wieder, dass viele Zahnärzte sich primär der Zahnmedizin verschrieben haben und sich um die betriebswirtschaftlichen Belange wenig bis gar nicht gekümmert haben. Die Konsequenzen dieser einseitigen Ausrichtung sind daran zu erkennen, dass der Zahnarzt zu große Privatentnahmen vornimmt, ohne dass dies erwirtschaftet ist. Auf der anderen Seite existieren gerade in einer »Betriebswirtschaft negierenden« Praxis die größten Unsicherheiten für den Unternehmer und Mediziner. Diese Haltung geht sicherlich auch auf eine frühere Konstellation zurück, in der der Beruf des Zahnarztes voll ausgeübt werden konnte und die Krankenkassen wie auch die Privatversicherungen als Geldgeber auch zahlungsfähig und -willig waren.

Nun sind betriebswirtschaftliche Basiskenntnisse wichtig – doch was ist die »BWL« ganz genau? Wikipedia schreibt zur Definition hier: »Die Betriebswirtschaftslehre befasst sich mit planerischen, organisatorischen und rechentechnischen Entscheidungen in Betrieben und Unternehmen. Sie ist dabei funktions- und branchenübergreifend ausgerichtet, die allgemeine Betriebswirtschaftslehre gibt einen Überblick über die Wissenschaft der Betriebswirtschaftslehre und legt dabei funktions- und branchenübergreifende Zusammenhänge dar. Ziel ist es, das fachübergreifende Denken und entscheidend zu fördern.«

Die Besonderheit des Mittelstandsunternehmens Zahnarztpraxis ist es, dass es sich – ob 3 oder 20 Mitarbeiterinnen – den diversen Bereichen der Betriebswirtschaftslehre wie Marketing, Personalwirtschaft und auch dem Controlling im Speziellen zu unterwerfen hat. Dies bedeutet, dass Praxisführung im Speziellen auch immer damit zu tun hat, dass der einzelne Zahnarzt seinen Praxisumsatz planen muss. Häufig trifft man aber auf eine eher ablehnende Haltung, wenn es darum geht, den notwendigen Umsatz zu planen. Hilfen geben hierbei die Analyse der einzelnen Umsatzarten um letztendlich festzustellen, aus welchen Größen der aktuelle Umsatz besteht und wo Potenziale für eine Umsatzausweitung bestehen (◘ Tab. 3.1).

Das nachfolgende fiktive Beispiel zeigt eine Ein-Behandler-Praxis aus einer Großstadt im Westen Deutschlands. Wesentlich ist hierbei die Unterscheidung zwischen Gesamteinnahmen und Honorareinnahmen, denn in vielen Fällen bemerken wir bei Zahnärzten eine Orientierung ausschließlich am Gesamtumsatz. Auch wenn dies eine wesentliche Größe für die Praxis darstellt, so ist doch zu bedenken, dass in vielen Praxen kein Eigenlabor vorhanden ist und somit nur der reine Honorarumsatz als letztendliche Eigenleistung der Praxis herangezogen werden sollte. Die Kostenposition Fremdlabor ist in vielen Praxen als durchlaufender Posten anzusehen.

Daraus resultieren auch viele Probleme, mit denen Zahnärzte zum Anfang einer Beratung an uns herantreten. Hierbei wird offensichtlich, dass das Ergebnis im Vergleich zu vielen anderen Praxen im überdurchschnittlichen Rahmen anzusiedeln ist. Die Liquidität ist jedoch eher unbefriedigend und wird als nicht mögliche Privatentnahme und somit als Hemmnis wahrgenommen.

Im Rahmen des Unternehmenscoachings gilt es nun, die notwendige Liquidität – inklusive aller Ausgaben und Steuerlasten – von oben nach unten zu planen. Maßgeblich sind hierbei auch die Fixgrößen, denn besprochen werden sollte in solchen Fällen ebenfalls, dass z. B. die Finanzierung der Kinderausbildung oder der privaten Immobilie ein wichtiger, aber eben auch hochpreisiger Faktor ist, da diese Ausgaben neben einigen anderen auch aus dem zu versteuernden Ergebnis zu tragen sind.

In der Liquiditätsplanung bespricht der Berater mit dem Steuerberater dann die Höhe der Steuerlast. Die Kosten werden parallel mit einer relativen Preissteigerung angesetzt, so dass wir nun mit den einzelnen Budgets pro Jahr planen können. Diese Rechnung wird in der Betriebswirtschaft auch Bottom-up-Betrachtung genannt. Dies ist gerade im Mittelstand wichtig, weil somit die Zielgrößen von den notwendigen Privatentnahmen bis hin zu dem dafür benötigten Gesamtumsatz eruiert werden können.

Für ein Erfolgskonzept muss die Liquidität einer regelmäßigen Analyse unterzogen werden.

◘ Tab. 3.1 Fragebogen »Meine Praxis als Wirtschaftsunternehmen«

	Stimmt genau	Stimmt nur teilweise	Stimmt eher nicht	Stimmt überhaupt nicht
Ich weiß, was ich als Praxisergebnis erzielen muss, um das zu entnehmen, was ich entnehmen möchte.				
Meine voraussichtlichen Steuerzahlungen stimme ich vierteljährlich mit meinem Steuerberater ab.				
Mein Kontokorrent ist noch so hoch, dass ich 1 Monat einen Umsatzausfall von 50% bei den Honorareinnahmen verkraften könnte.				
Betrachtet werden bei uns auch vierteljährlich und im Jahresvergleich die Ergebnisse der BWA.				
Bei Praxisinvestitionen prüfe ich, welche Renditen diese wahrscheinlich erbringen werden.				
Für einzelne Therapiebereiche, wie z. B. Prophylaxe, werden getrennte Leistungsstatistiken erfasst und ausgewertet.				
Ich kenne mein Kassenbudget und meinen Anteil an Privateinnahmen.				
Rechnungen können unsere Patienten z. B. über eine Bank oder ein Factoring-Unternehmen auch bequem in Raten begleichen.				

Auswertung

1. Schauen Sie sich jetzt Ihr Ergebnis nochmals an: Welche Bereiche liegen bei »Stimmt eher nicht« oder sogar bei »Stimmt überhaupt nicht«?
2. Welche davon wollen oder müssen Sie persönlich zum Erreichen Ihrer Ziele verändern?
3. Wie wollen Sie dies machen?

Dies bedeutet in der Praxis immer wieder die Auseinandersetzung mit Realitäten, denn in vielen Fällen ist die Privatentnahme nicht an die reale Ergebnisentwicklung angepasst, so dass es zu finanziellen Schräglagen zwischen Einnahmen und Entnahmen kommt, die häufig das Kontokorrentdarlehen auszugleichen hat. Oft wird eine Verschuldung auch über den Kontokorrentkredit für einen längeren Zeitraum in Anspruch genommen, bis es zu einer Umschuldung oder einer weiteren Liquiditätsspritze kommt. Um diesem vorzubeugen, hat in vielen Zahnarztpraxen ein Controllingsystem Einzug gehalten, dass u. a. die wesentlichen Stellgrößen Liquidität, Praxisergebnis, Honorar-, Privat- und Gesamtumsatz beschreibt. In der Praxisführung hat auch der Bereich des Benchmarking einen immer größeren Einfluss gewonnen. Hierbei geht es darum, möglichst vergleichbare Zahnarztpraxen in ihren jeweiligen Kennzahlen einzustufen und hieraus Lösungen zu generieren. Das Benchmarking ist jedoch in seiner Anwendung nicht ganz unumstritten, da es letztendlich in der sehr heterogenen Zielgruppe der Zahnärzte immer auch eine Tendenz zur Mitte hat. Es gibt jedoch Einblicke und somit auch Richtgrößen, weshalb es in der vorliegenden Falluntersuchung herangezogen wird.

3.1 Die Analyse einer Praxis anhand der BWA und mit Hilfe von Praxis-Benchmarking

Die Analyse einer Praxis anhand von »Zahlen« ist nur ein Teilschritt einer Gesamtbewertung. Auch der Vergleich zu anderen Praxen ähnlicher Größenordnung, Struktur und Fachrichtung, der

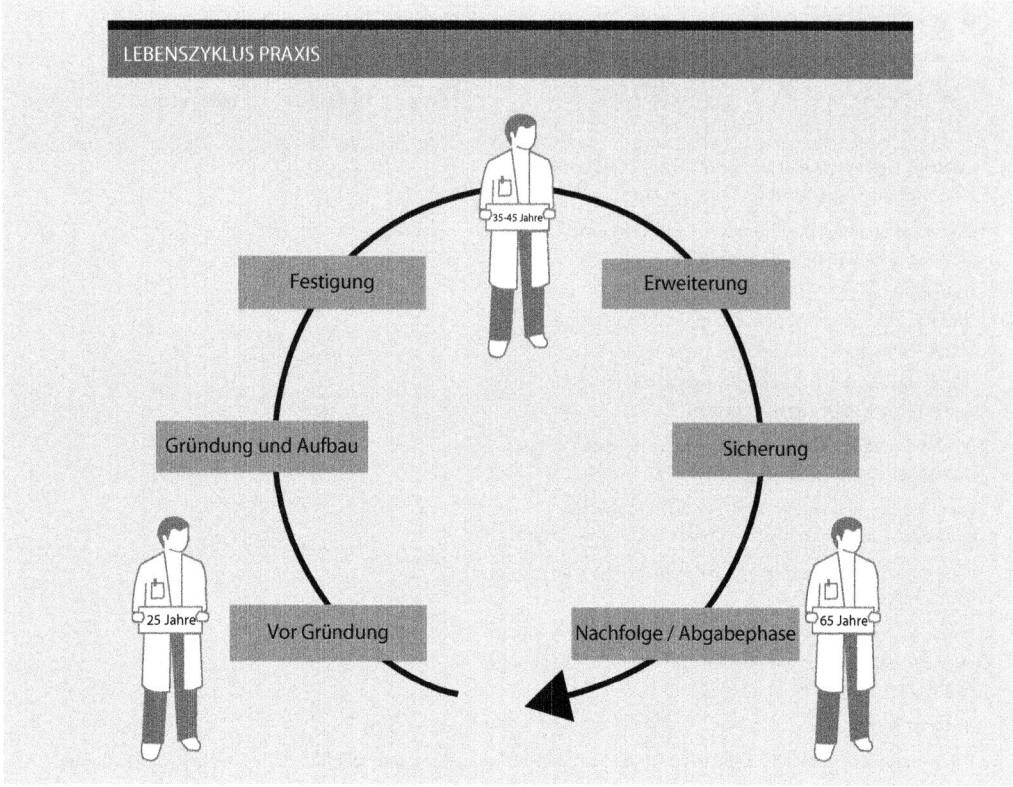

◘ Abb. 3.1 »Entwicklungsphasen« einer Praxis und des Praxisinhabers

»Praxis-Benchmark«, bietet nur Ansatzpunkte, die in einer vertiefenden Analyse genauer betrachtet werden müssen. Dennoch ist dieses Vorgehen, rein anhand von »nackten Zahlen« eine Praxis zu beurteilen, für Steuer- und Bankberater eine übliche Vorgehensweise. Aber auch der Praxisinhaber kann bei regelmäßiger Analyse und Vergleich mit anderen – aber auch im Vergleich der eigenen Zahlen in der historischen Entwicklung – interessante Schlüsse für die eigene Praxis ziehen.

Im Wesentlichen kommt es darauf an, Auffälligkeiten zu finden und Tendenzen festzustellen. Kurzum: Entwickelt sich die Praxis positiv oder negativ? Ist die Praxis wirtschaftlich stabil oder in der Existenz gefährdet? Gibt es Umsatz- und Kosteneinsparungspotenziale? Das Vorgehen eines Praxisanalysten/-beraters ist hier durchaus vergleichbar mit der Situation Patient–Zahnarzt:

- Am Anfang wird ein Befund aufgenommen, die klassische »01«. Der Betriebswirt macht hier die »Ist-Analyse«.
- Dann wird gemeinsam mit dem Patienten festgestellt, welches Behandlungsziel angestrebt wird.
- Abschließend erfolgt die »Planung«.

Genauso geht auch der Betriebswirt vor: Auf Basis der Ist-Analyse werden Erkenntnisse und Maßnahmen abgeleitet, die den Praxisinhaber zum gewünschten Ziel führen. In der Regel leiten sich die Ziele sehr stark von der Lebenssituation des Praxisinhabers und des Entwicklungsstadiums der Praxis ab. Das Schaubild in ◘ Abb. 3.1 illustriert die »Entwicklungsphasen« einer Praxis und des Praxisinhabers.

Eine Praxis durchläuft ganz unterschiedliche Phasen. Jede Phase verlangt vom Praxisinhaber

3.1 · Die Analyse einer Praxis anhand der BWA und mit Hilfe von Praxis-Benchmarking

Bezeichnung	Dez/2009	Dez/2008	Veränderung absolut	in %	Jan/2009 - Dez/2009	Jan/2008 - Dez/2008	Veränderung absolut	in %
Betriebseinnahmen								
Einnahmen KZV	6.289,26	5.053,87	1.215,39	24,05	113.887,81	103.683,59	10.204,22	9,84
Einn. Praxisgebühr	0,00	1.830,00	-1.830,00	-100,00	1.830,00	3.660,00	-1.830,00	-50,00
Einnahmen Patienten	41.082,68	106.879,66	-65.816,98	-61,58	591.774,10	579.794,00	11.980,10	2,07
Zahlg. KZV/Vers.Ant	0,00	0,00	0,00		0,00	0,00	0,00	
USt-pfl. Erlöse	0,00	0,00	0,00		0,00	0,00	0,00	
Vereinnahmte USt	0,00	0,00	0,00		0,00	0,00	0,00	
*Summe Praxiseinn.	47.331,94	113.763,53	-66.431,59	-58,39	707.491,91	687.137,59	20.354,32	2,96
Unentg. Wertabgaben	0,00	0,00	0,00		0,00	0,00	0,00	
Sonstige Einnahmen	0,00	0,00	0,00		645,00	250,00	395,00	158,00
*Summe Betriebseinn.	47.331,94	113.763,53	-66.431,59	-58,39	708.136,91	687.387,59	20.749,32	3,02
Betriebsausgaben								
Personalausgaben	17.162,43	15.175,49	1.986,94	13,09	175.890,58	159.145,90	16.744,68	10,52
Praxisvertretung	0,00	0,00	0,00		0,00	0,00	0,00	
Leasing & Instandh.	1.617,12	1.663,91	-46,79	-2,81	22.577,28	15.016,19	7.561,09	50,35
Finanzierungskosten	577,29	1.498,46	-921,17	-61,47	7.414,96	10.017,02	-2.602,06	-25,98
Raumkosten	1.935,89	1.766,71	169,18	9,58	20.602,78	26.426,78	-5.824,00	-21,28
Praxis-/Laborbedarf	5.628,45	3.493,65	2.134,80	61,11	46.020,88	43.495,64	1.525,24	3,51
Fremdlaboratorien	40.709,21	9.720,92	30.988,29	318,78	224.219,53	154.133,04	70.086,49	45,47
Praxissteuern	0,00	0,00	0,00		0,00	0,00	0,00	
Abziehbare Vorst.	0,00	0,00	0,00		0,00	0,00	0,00	
Beiträge/Versich.	1.298,18	4.907,91	-3.609,73	-73,55	19.771,43	19.556,35	215,08	1,10
Fahrzeugkosten	320,58	1.716,39	-1.395,81	-81,32	6.229,75	8.009,47	-1.779,72	-22,22
Reise-/Fortb.kosten	0,00	3.531,82	-3.531,82	-100,00	8.815,99	12.171,90	-3.355,91	-27,57
Abschreibungen	1.449,29	2.238,57	-789,28	-35,26	22.338,89	39.371,27	-17.032,38	-43,26
Weitere Ausgaben	4.589,56	5.098,07	-508,51	-9,97	53.370,25	66.164,28	-12.794,03	-19,34
*Summe Betriebsausg.	75.288,00	50.811,90	24.476,10	48,17	606.452,32	553.507,84	52.944,48	9,57
*Vorl. Ergebnis	-27.956,06	62.951,63	-90.907,69	-144,41	101.684,59	133.879,75	-32.195,16	-24,05
Praxiseinnahmen	47.331,94	113.763,53	-66.431,59	-58,39	707.491,91	687.137,59	20.354,32	2,96
abzgl. Fremdlabor	40.709,21	9.720,92	30.988,29	318,78	224.219,53	154.133,04	70.086,49	45,47
Praxisleistung	6.622,73	104.042,61	-97.419,88	-93,63	483.272,38	533.004,55	-49.732,17	-9,33

◘ Abb. 3.2 BWA einer Zahnarztpraxis

- einen anderen Focus,
- andere Methoden,
- andere Vergleichskennzahlen.

Die Ziele, die sich ein Praxisinhaber gibt, sind auch nicht nur monetärer Natur. Für einen »älteren« Praxisinhaber mit 50 steht evtl. die »Life-Time-Balance« im Vordergrund. Der Neugründer konzentriert sich eher auf Neupatientenzahlen, die Umsetzung des Praxiskonzepts und die Stabilisierung der Praxisabläufe.

- **Falldiskussion**

Anhand eines echten Praxisfalls wird hier aufgezeigt, wie eine Praxisanalyse und die Ableitung von konkreten Maßnahmen für diese Praxis rein auf Basis einer Zahlenauswertung (◘ Abb. 3.2) und der Erstellung eines Praxis-Benchmark aussehen kann.

- **Beschreibung der Ausgangssituation**

Im vorliegenden Praxisbeispiel handelt es sich um eine etablierte Ein-Behandler-Praxis in einer Großstadt in NRW mit 6 Angestellten, die einen weit überdurchschnittlichen Praxisumsatz aufweist. Aufgrund der Spezialisierungen u. a. in den Bereichen Implantologie, Endodontie und CMD liegt der Privat- und Zuzahleranteil bei über 80%. Die Praxis beklagt eine angespannte Liquiditätssituation.

- **Was sagt uns die BWA?**

Es liegen uns die BWA per Dezember 2009 sowie die BWA per August 2010 vor. Die Aussagefähigkeit einer BWA hängt jedoch stark vom Zahlungsverhalten der Patienten sowie vom Zahlungsverhalten der Praxis selber ab. Sollten in einem Jahr wesentliche Patientenzahlungen ausgeblieben bzw. eigene Zahlungen für z. B. Labor- oder Depotrechnungen nicht vorgenommen worden sein, kann die Vergleichbarkeit ohne zusätzliche Informationen nicht gegeben und können die Aussagen zum wirtschaftlichen Ergebnis stark eingeschränkt sein.

- **Vorgehen**

Grundsätzlich empfiehlt sich ein Vergleich über mehrere Perioden bzw. Jahre. Die Autoren bevorzugen einen Vergleich auf Quartalsebene, um Tendenzen und Entwicklungen zu erkennen. Im vor-

Tab. 3.2 Einnahmenvergleich

	2008	2009	Veränderung	
	in TEUR	in TEUR	in %	in TEUR
Summe Betriebseinnahmen	687,4	708,1	+3,0%	+20,7
Summe Betriebsausgaben	553,5	606,5	+9,6%	+53,0
Vorläufiges Ergebnis	133,9	101,6	−24,1	−32,3

Tab. 3.3 Ausgabenvergleich

	2008	2009	Veränderung	
	in TEUR	in TEUR	in %	in TEUR
Fremdlaborausgaben	154,1	224,2	+45,5%	+70,1
Personalausgaben	159,1	175,9	+10,6%	+16,8
Alle sonstigen Ausgaben	240,3	206,4	−14,1%	−33,9
Summe Betriebsausgaben	553,5	606,5	+9,6	+53,0

Tab. 3.4 Leistungsvergleich

	2008	2009	Veränderung	
	in TEUR	in TEUR	in %	in TEUR
Summe Betriebseinnahmen	687,4	708,1	+3,0%	+20,7
Fremdlaborausgaben	154,1	224,2	+45,5%	+70,1
Praxisleistung	533,3	483,9	−9,3	−49,4

liegenden Fall haben wir nur Jahreszahlen zur Verfügung. Im Jahresvergleich dieser Praxis sind die in ◘ Tab. 3.2 aufgeführten Zahlen auffällig.

Trotz der auf hohem Niveau leicht gestiegenen Gesamteinnahmen ist das Praxisergebnis insgesamt deutlich rückläufig. Ein Grund hierfür sind die deutlich gestiegenen Betriebsausgaben. Hier leitet sich die Frage ab, woran das liegt bzw. ob es Auffälligkeiten in den Kostenstrukturen gibt (◘ Tab. 3.3).

Subtrahiert man die Fremdlaborausgaben in beiden Jahren von den jeweiligen Betriebseinnahmen, kann man hieraus direkt ableiten, dass das rückläufige Praxisergebnis in erster Linie den damit gesunkenen Honorareinnahmen (Kasse und Privat) geschuldet ist und auch nicht durch leichte Kosteneinsparungen in anderen Bereichen kompensiert werden konnte (◘ Tab. 3.4).

Hier muss sich die Frage anschließen, warum die Laborausgaben so stark gestiegen sind. Dies kann auch am Zahlungsverhalten der Praxis liegen.

— Aus der BWA ist ersichtlich, dass durchschnittlich knapp 20.000 EUR Laborleistungen im Monat bezogen werden.
— Im Monat Dezember 2009 wurden aber allein 40.000 EUR an das Labor gezahlt. Wenn man jetzt das Jahr 2010 hinzuzieht, ist zu sehen, dass bis August lediglich 64.000 EUR für Laborleistungen aufgewandt wurden.

Tab. 3.5 Cash-Flow-Vergleich

	2008	2009	Veränderung	
	in TEUR	in TEUR	in %	in TEUR
Vorläufiges Ergebnis	133,9	101,6	−24,1%	−32,3
+ Abschreibungen	39,4	22,3	−43,4%	−17,1
Praxis-Cash-Flow	173,3	123,9	−28,5	−9,4

Tab. 3.6 Liquiditätsbeitragsvergleich

	2008	2009	Veränderung	
	in TEUR	in TEUR	in %	in TEUR
Praxis-Cash-Flow	173,3	123,9		
./. Tilgung Darlehen	40,3	22,9		
./. Investitionen	25,3	12,9		
+ Darlehensaufnahmen[a]	45,7	0		
Liquiditätsbeitrag Praxis	153,4	88,1	−42,6%	−65,3

[a] In 2008 hat die Praxis ein neues Darlehen aufgenommen. So stellt sich in 2009 die Liquiditätssituation insgesamt etwas »freundlicher« dar.

- Dies könnte entweder dafür sprechen, dass in 2009 noch verhältnismäßig viel oder in 2010 deutlich zu wenig Laborleistungen bezahlt wurden. Letzteres kann ein Hinweis auf eine angespannte Liquiditätssituation sein.

- **Praxisliquidität**
- Auf der 2. Seite der BWA (SKR 80 – entsprechende Kontorahmen für Zahnärzte der Datev) wird eine Liquiditätsrechnung aufgemacht, da das Praxisergebnis nicht dem Kontostand entspricht.
- So sind in der Einnahmen-Überschuss-Rechnung keine Darlehensaufnahmen und Darlehenstilgungen, Investitionen, Privatentnahmen, private Steuern etc. enthalten.
- Gleichzeitig werden die in der Einnahmen-Überschuss-Rechnung enthaltenen Abschreibungen der Liquidität wieder hinzugerechnet, da dies eine »steuerliche Position« darstellt, der kein Zahlungsvorgang zu Grunde liegt (die Investition wurde in der Vergangenheit gemacht und auch bezahlt).

Im vorliegenden Fall sieht man, dass der Praxis-Cash-Flow sogar noch deutlicher zurückgegangen ist als das Praxisergebnis (◘ Tab. 3.5).

Aus dem Praxis-Cash-Flow müssen jetzt noch die Praxisdarlehen getilgt und die diesjährigen Investitionen bezahlt werden (◘ Tab. 3.6).

Interessant wird die Situation der Praxis, wenn man sich jetzt auch noch die »Entnahmeseite« anschaut (◘ Tab. 3.7)

Diese Praxis hat offensichtlich ein Liquiditätsproblem. Es zeigt sich eine fortdauernde Liquiditätslücke. Sollten nicht private Vermögenswerte zur Verfügung stehen, um die laufende Unterdeckung auszugleichen, wird die Praxis in existenzielle Schwierigkeiten geraten. An dieser Stelle bedarf es einer gründlichen Analyse, wie die negative Entwicklung sowohl auf der Liquiditäts- als auch auf der Ergebnisseite gestoppt werden kann.

Tab. 3.7 Entnahmevergleich

	2008	2009	Veränderung	
	in TEUR	in TEUR	in%	in TEUR
Liquiditätsbeitrag Praxis	153,4	88,1		– 65,3
Privatentnahmen inkl. Steuer	137,3	149,1		+ 11,8
Liquiditätsüber-/-unterdeckung	16,1	– 61,0		– 77,1
Liquidität ohne Darlehensaufnahme	– 29,6	– 61,0		– 31,4

Liquidität

geht vor

Rentabilität

geht vor

Umsatz

Abb. 3.3 Grundsatz der Betriebswirtschaftslehre (Health AG, Uwe Schäfer)

Bei dieser Praxis gilt der Grundsatz der BWL als Handlungsleitfaden (Abb. 3.3). Erstes Ziel muss es sein, die Liquidität zu sichern. Im zweiten Schritt muss die Ertragssituation verbessert werden. Beides steht in einem direkten Zusammenhang mit den Umsätzen, die die Praxis erwirtschaften kann.

3.1.1 Die Liquiditätsplanung

Bei der Analyse der Ist-Situation handelt es sich im Endeffekt um eine Bestandsaufnahme ähnlich der »01« in der zahnmedizinischen Behandlung. Für eine bessere Übersicht werden in einem ersten Schritt allen Vermögenswerten die Praxisverbindlichkeiten gegenübergestellt, wie es auch Unternehmen machen würden. Es wird eine Praxisbilanz hergeleitet. Als Grundlage hierfür dient die aktuelle BWA per August 2010 inklusive der Summen- und Saldenliste (Tab. 3.8).

Die »Bilanz« zeigt, dass die Verbindlichkeiten das Vermögen um ca. 35.000 EUR übersteigen. In der Betriebswirtschaft würde man hier von einem negativen Eigenkapital sprechen. Rechnet man jetzt neben den Sachwerten noch den ideellen Praxiswert für den Patientenstamm hinzu, ergibt sich schon eher ein positives Eigenkapital. Für den Analysten ist hier aber nicht der absolute Wert interessant, sondern wie sich die Entwicklung im Zeitablauf darstellt: Zeigt die Praxis eine positive oder negative Entwicklung?

Neben der Ermittlung eines »rechnerischen Eigenkapitals« ist auch die aktuelle Liquiditätssituation für die Praxis relevant. Hier wird die verfügbare Liquidität ermittelt, die sich wie in Tab. 3.9 dargestellt errechnet.

Stellt man jetzt die historischen Verschuldungswerte der Praxis gegenüber, ergibt sich folgendes Bild (Tab. 3.10): Die Praxis ist nicht in der Lage, aus den Praxiseinnahmen nennenswerte Tilgungen vorzunehmen; zuletzt steigen die Verbindlichkeiten sogar wieder deutlich an. Insgesamt ist festzustellen, dass die Praxis ihre Entnahmen nicht an das gesunkene Praxisergebnis und an die Liquiditätsentwicklung angepasst hat. Im Endeffekt fand nur eine Verlagerung von Darlehensverbindlichkeiten auf den Dispositionskredit/Kontokorrent statt.

Insgesamt zeigt dies, warum die Liquidität für jede Zahnarztpraxis, aber auch generell für jeden Unternehmer so wichtig ist:
1. Liquide sein heißt, zu jedem Zeitpunkt in der Lage zu sein, allen seinen Zahlungsverpflichtungen nachkommen zu können.
2. Wenn jemand nicht zahlungsfähig ist, bedeutet dies, er ist insolvent.

Tab. 3.8 Die Praxisbilanz per 31.08.2010 in TEUR

Aktiva (Vermögen)			Passiva (Verbindlichkeiten)	
Anlagevermögen	Geräte	63,5	Bankdarlehen	101,0
	Praxiswert	–		
Kasse, Bankguthaben		0,4	Kontokorrent	63,8
Forderungen Patienten		70,4	Labor	20,0
Forderungen KZV		18,2	Depot	8,5
Sonstige Forderungen		12,0	Sonstige	6,0
Summe		164,5	Summe	199,3
			Eigenkapital	– 34,8
Bilanzsumme		164,5	Bilanzsumme	164,5

Tab. 3.9 Verfügbare Liquidität

	31.08.2010
	in TEUR
Bankguthaben, Kasse	0,4
Plus freie Kontokorrentlinie[a]	11,2
Verfügbare Liquidität	**11,6**

[a] Die Praxis hat eine Kontokorrentlinie von 75.000 EUR.

Tab. 3.10 Verschuldungswerte

	01.07.2008	31.12.2009	31.08.2010
	in TEUR	in TEUR	in TEUR
Darlehen	158,9	111,6	101
Kontokorrent	5,5	44,5	63,5
Gesamtverschuldung	164,4	156,1	164,5

- **Maßnahmen zur Liquiditätsverbesserung**

Die Maßnahmen zur Liquiditätsverbesserung folgen dem Prinzip
- Einnahmen vorziehen
- Ausgaben verzögern
- »Gebundenes Vermögen« freisetzen

Bei unserer Praxis könnten folgende Maßnahmen die Liquiditätssituation substanziell verbessern: Die »Praxisbilanz« zeigt, dass es Forderungen gegenüber Patienten und gegenüber der KZV gibt. Diese könnten durch »Factoring« zu Geld (gleichbedeutend mit Liquidität) gemacht werden.

Auf die Praxisbilanz würde sich dies wie folgt auswirken:
1. Reduzierung der Position Patientenforderungen von 70,4 TEUR auf 0 EUR
2. Reduzierung Forderungen KZV von 18,2 TEUR auf 0 EUR
3. Der Liquiditätsgewinn von 88,6 TEUR führt zu einem Abbau des Kontokorrentkredits von 63,8 TEUR auf 0 EUR sowie den Aufbau von Bankguthaben in Höhe von 24,8 TEUR (Abb. 3.4)

Das Eigenkapital der Praxis hat sich dadurch nicht erhöht, lediglich die Liquiditätssituation ist deutlich besser geworden. Eine weitere Maßnahme könnte es sein, verlängerte Zahlungsziele für das Labor und das Depot zu vereinbaren. Angenommen die Praxis hat bisher innerhalb von 15 Tagen ihre Rechnungen bezahlt und stellt jetzt auf 60 Tage Zahlungsziel um. Dies hätte zur Folge, dass diese Positionen in der »Bilanz« deutlich ansteigen würden (60/15 = Faktor 4) und dies sich auch direkt positiv auf die Liquidität auswirken würde (Abb. 3.5).

Vergleicht man dies mit der Ausgangsposition, dann hat sich die Liquiditätslage – ausgedrückt

Aktiva (Vermögen)			Passiva (Verbindlichkeiten)	
Anlagevermögen	Geräte	63,5	Bankdarlehen	101,0
	Praxiswert	–		
Kasse, Bankguthaben		25,2	Kontokorrent	–
Forderungen Patienten		–	Labor	20,0
Forderungen KZV		–	Depot	8,5
Sonstige Forderungen		12,0	Sonstige	6,0
Summe		100,7	Summe	135,5
			Eigenkapital	–34,8
Bilanzsumme		100,7	Bilanzsumme	100,7

◘ Abb. 3.4 Die Praxisbilanz nach Factoring

Aktiva (Vermögen)			Passiva (Verbindlichkeiten)	
Anlagevermögen	Geräte	63,5	Bankdarlehen	101,0
	Praxiswert	–		
Kasse, Bankguthaben		110,7	Kontokorrent	–
Forderungen Patienten		–	Labor	80,0
Forderungen KZV		–	Depot	34,0
Sonstige Forderungen		12,0	Sonstige	6,0
Summe		186,2	Summe	221,0
			Eigenkapital	–34,8
Bilanzsumme		186,2	Bilanzsumme	186,2

◘ Abb. 3.5 Die Praxisbilanz nach Factoring und Zahlungszielverlängerung

über die »verfügbare Liquidität« – deutlich entspannt (◘ Tab. 3.11).

Allerdings: Die Verlängerung der Zahlungsziele beim Labor und Depot führt zu erhöhten Kosten, da die Praxis dann kein Skonto mehr ziehen kann. Gewöhnlich beträgt das Skonto bei Zahlung innerhalb von 14 Tagen 3%. Bei unserem Praxisfall entspräche dies bei einem Material- und Laboraufwand von 269 TEUR im Jahr einem »Verlust« von ca. 8.000 EUR. Durch diese beiden Maßnahmen (Vorziehen von Einnahmen und Verzögerung von Auszahlungen) wurde dafür aber die Liquidität unserer Beispielpraxis um ca. 176 TEUR verbessert! Dies spiegelt sich im »Übrigen« auch in einem höheren »Gewinn« der Praxis wider, der auch zu erhöhten Steuerbelastungen in diesem Jahr führt.

Tab. 3.11 Verbesserung der Liquiditätslage

	Vor Liquiditätsmaßnahmen	Nach Factoring	Nach Zahlungszielverlängerung
	in TEUR	in TEUR	in TEUR
Bankguthaben, Kasse	0,4	25,2	112,7
Plus freie Kontokorrentlinie[a]	11,2	75,0	75,0
Verfügbare Liquidität	11,6	100,2	187,7

[a] Kontokorrentlinie ist die festgelegte Kreditlinie einer Zahnarztpraxis mit einem Kontokorrentkonto, welche der Zahnarzt ohne weitere Rücksprache mit der Bank in Anspruch nehmen kann (Girokonto).

Insgesamt haben wir hierdurch der Praxis einen finanziellen Freiraum geschaffen, der es ermöglicht, an dem Kernproblem der Praxis zu arbeiten: der fehlenden Rentabilität.

3.1.2 Die Rentabilität

Mit Rentabilität ist das Verhältnis vom Ergebnis vor Steuern zu den Gesamteinnahmen gemeint. Es ist für jedes Unternehmen das entscheidende Kriterium dafür, ob es erfolgreich ist oder nicht. Was nutzt es, viel Umsatz zu machen, wenn am Ende des Tages kein Gewinn erwirtschaftet wird? Über einen Praxis-Benchmark lassen sich in einem ersten Schritt Auffälligkeiten feststellen.

Anzumerken ist, dass hier eine Durchschnittspraxis mit unserem Praxisfall verglichen wird. Es erfolgt kein Vergleich zu den Branchenbesten.

Die größten negativen Auffälligkeiten liegen in folgenden Positionen:
- Wenig Kasseneinnahmen
- Sehr hoher Material- und Laborkostenanteil
- Weit unterdurchschnittlicher Gewinn und Cash-Flow

Alle übrigen Positionen scheinen im Verhältnis zum Umsatz in Ordnung zu sein. Betrachtet man aber die absoluten Zahlen für eine Ein-Behandler-Praxis im Vergleich, dann sieht man, wo der sehr auskömmliche Praxisumsatz aufgebraucht wird und dass unter dem Strich im Verhältnis zum Umsatz ein viel zu kleiner Gewinn erwirtschaftet wird.

Kurz ausgedrückt, diese Praxis betreibt einen enormen Aufwand, aber es bleibt »nichts« hängen.

Es werden zwar 357 TEUR mehr eingenommen als bei einer Durchschnittspraxis, aber dies wird mehr als kompensiert durch:
- Material-/Laborkosten: +184.000 EUR
- Personal: +94.000 EUR
- Leasing: +21.000 EUR
- Übrige Kosten: +72.000 EUR
- Gesamtkosten: +365.000 EUR
- Entnahmen +68.000 EUR

Für diesen Praxisertrag, der ja dem Durchschnitt der Praxen in Deutschland entspricht, sind die Kosten deutlich zu hoch. Eine Reduzierung der Kosten würde die Rentabilität deutlich erhöhen. Wenn die Praxis außerdem weniger entnehmen würde, könnte sie die Verbindlichkeiten schneller reduzieren.

In vielen Praxisfällen liegt eine zu geringe Rentabilität an fehlenden Umsätzen, vorwiegend im Privat- und Zuzahlerbereich. Dieser Praxis dagegen fehlt es an »Kassenumsätzen«, und die Ausgaben für Technik, Personal, Material, Labor sowie insbesondere bei den »sonstigen Kosten« liegen absolut über dem vertretbaren Maß. Kombiniert mit einem Entnahmeverhalten, dass sich anscheinend an den »fetten Jahren« in der Zahnmedizin orientiert, ergibt sich eine schwierige Gesamtsituation.

Über die Benchmark-Analyse könnten nun in einem nächsten Schritt Auffälligkeiten festgestellt werden, an denen die Praxis gezielt arbeiten kann, um die Rentabilität zu verbessern.

Die wunderbare Welt der Zahlen

Über Bildung individueller Praxis(kenn)zahlen kann die Situation in einer Praxis fortlaufend gemessen und bewertet werden. Die Grundüberlegung hierbei ist, dass, wenn es gelingt für die Praxis wichtige Kennzahlen zu verbessern, dies dann automatisch zu einem besseren Gesamtergebnis führt.

Im vorliegenden Praxisfall könnte es ein Ziel sein, verstärktes Augenmerk auf die im Folgenden behandelten Kennzahlen zu legen.

Honorarumsatz Kasse und Privat (ohne Laborleistungen)

Die Praxis erzielt zwar einen weit über Durchschnitt liegenden Praxisumsatz. Dieser fließt aber zur Freude des Labors zu einem erheblichen Anteil in die Material- und Laborkosten. Die Position der Material- und Laborkosten wird gerne als »durchlaufender Posten« gesehen, da diese ja einfach an den Patienten weiterberechnet werden.

Aus Sicht des Patienten ergibt sich hier aber ein anderes Bild. Der Patient selbst beurteilt im Endeffekt die Gesamtkosten die »er« bezahlen muss. Wie hoch vom Gesamtrechnungsbetrag dabei das zahnärztliche Honorar ist und was an das Labor geht, ist ihm relativ egal. Wenn eine Praxis also gleichwertige Laborleistungen zu einem günstigeren Preis beziehen kann, dann wirkt sich das positiv auf den Rechnungsbetrag aus. Oder es bestehen zum ursprünglichen Gesamtpreis Reserven, die der Zahnarzt in der Abrechnung des Honorars nutzen könnte.

Bei der immer wichtiger werdenden Frage nach dem Preis sollte die Praxis versuchen, nicht über eine Senkung des eigenen Honorars wettbewerbsfähig zu bleiben, sondern über eine Reduzierung von Leistungen oder Kosten von Dritten.

Ein weiterer erklärungsbedürftiger Punkt ist der geringe Kassenumsatz. Die Praxis scheint überhaupt kein Interesse an einer Ausschöpfung der Budgetmöglichkeiten zu haben. Hier werden im Vergleich zur durchschnittlichen Ein-Behandler-Praxis jedes Jahr 50.000 EUR Umsatz »liegen gelassen«. Falls dieses Umsatzpotenzial ohne zusätzliche Kosten oder den Verzicht auf andere Umsätze gehoben werden könnte, würde sich die Praxisrentabilität schon wesentlich entspannter darstellen.

Umsatz pro Mitarbeiterin/Prophylaxemitarbeiterin

Die Praxis beschäftigt 6 hervorragend ausgebildete Mitarbeiterinnen, 2 davon als Dentalhygienikerinnen bzw. Prophylaxespezialistinnen. Zu prüfen wäre, wie diese betriebswirtschaftlich für die Praxis gewinnbringend arbeiten. Gute PZR-Mitarbeiterinnen erzielen heute Umsätze von 60.000 EUR im Jahr und mehr. Dies wäre eine Zielgröße, die auch für unsere Musterpraxis gelten könnte.

Leistungsstundensatz

Hier stellt sich die Frage, wie viel Umsatz der Praxisinhaber pro Arbeitsstunde erwirtschaftet und wie viel davon als Gewinn übrig bleibt. Im Durchschnitt hat eine Ein-Behandler-Praxis einen Kostensatz von 170–260 EUR und einen Honorarstundensatz von 290–420 EUR. Eine kontinuierliche Steigerung muss das Ziel sein, um einen Inflationsausgleich erzielen zu können.

Kostenquote

Da die Praxis offensichtlich ein »Kostenproblem« hat, sollte sie versuchen, bei gleichbleibenden Umsätzen die Kosten zu senken. Die Praxis hat eine Öffnungszeit von 60 Stunden in der Woche. Hier stellt sich die Frage, ob solch ein langes Angebot für eine Ein-Behandler-Praxis wirklich notwendig ist, da dies erhebliche Mitarbeiterkapazitäten bindet. Im Management des Terminbuches liegen oft erhebliche Reserven.

Umsatz pro Fall; Kasse und Privat

Interessant ist auch ein Vergleich, was der Zahnarzt an dem einzelnen Patientenfall verdient. Im Durchschnitt zeigt eine Ein-Behandler-Praxis die in ◘ Abb. 3.6 dargestellten Vergleichszahlen.

Die Praxis ist insgesamt gut im regionalen Umfeld positioniert und hat auf der Umsatzseite grundsätzlich ganz gute Eckdaten. Die gewünschte Rentabilität dieser Praxis kann so über einen Mix aus Maßnahmen erreicht werden, bestehend aus
- Kosteneinsparungen,
- qualitativer Verbesserung der Umsätze,
- einer Erweiterung der Kapazitäten durch einen qualifizierten Assistenzzahnarzt und
- eine Erhöhung der Auslastung.

3.1.3 Der Umsatz

Im vorliegenden Praxisfall haben wir die besondere Situation, dass trotz eines doch hervorragenden Umsatzes und des ausgezeichneten Privat- und Zuzahleranteils die positiven Effekte auf die Praxisrentabilität und die Praxisliquidität ausbleiben.

Neben der vorher im Rentabilitätsteil bereits erläuterten Möglichkeit der Budgetoptimierung im Kassenbereich stellt sich bei allen Praxen auch immer die Frage nach der Qualität der Umsätze gemessen am Leistungsstundensatz.

Grundsätzlich gibt es folgende 3 Möglichkeiten, Umsätze zu erhöhen (dies gilt im übertragenen Sinn für jedes Unternehmen):
1. Mehr Umsatz durch mehr Kunden, hier mehr Patienten (geht nur, wenn die Praxis nicht bereits ausgelastet ist)
2. Mehr Umsatz durch mehr Leistungen für die bestehenden Kunden/Patienten (auch eine Frage der Auslastung und der Möglichkeit, Leistungen zu delegieren, hier an eine PZR oder auch einen angestellten Zahnarzt für die »Kassenleistungen«)
3. Höhere Preise oder höherer Honoraranteil für die bestehenden Leistungen

Oft sind Unternehmen und Praxen ausgelastet und klagen dennoch über eine fehlende Rentabilität und zu geringe Umsätze. Hier hilft es oft, erst einmal die Struktur des eigenen Kunden-/Patientenstammes zu verändern. Der Anteil der Patienten, die nicht in das Praxiskonzept passen, deren Zuzahlungsbereitschaft nur gering ausgeprägt ist oder die sich immer wieder als besonders schwierig im Umgang erweisen, sollte kontinuierlich verringert werden. Dies geschieht über das Terminbuch [s. auch ▶ Die wunderbare Welt der Zahlen (Kennzahlen für die Praxis) und Terminvergaberegeln für A- und B-Patienten, ▶ Abschn. 5.3.1].

◘ Abb. 3.6 zeigt die wichtigsten Merkpunkte. Klar wird hier jedem (Gesundheits-)Unternehmer, dass eine Erhöhung des Umsatzes nur über Investitionen in Mitarbeiterinnen, Abläufe, Technik oder auch die eigenen Fähigkeiten zustande kommt. In jedem Praxisfall stellt sich bei der Ausrichtung und Optimierung der Praxis die Frage nach den persönlichen Zielen des Praxisinhabers. Wenn die Ausgangssituation analysiert ist, muss der Praxisinhaber seine persönlichen Ziele klar formulieren. Diese sind je nach Entwicklungszyklus der Praxis oftmals stark unterschiedlich.

Vergleich Branchendurchschnitt			Diese Praxis	
Leistungsdaten	Absolut	in %	Ihre Werte	in %
Fallzahl Kasse (Jahr)	1.217 Fälle		531	
Fallzahl Privat (Jahr)	523 Fälle		800	
Fallwert Kasse	138,06 €		218 €	
Fallwert Privat	349,65 €		740 €	
Kasseneinnahmen	168.071 €	47,89%	115.718	16,34%
Privateinnahmen	182.881 €	52,11%	591.774	83,57%
sonstige Einnahmen	0 €	0,00%	645	0,09%
Einnahmen je Praxis	350.952 €	100,00%	708.137 €	100,00%

◘ **Abb. 3.6** Vergleich Branchendurchschnitt

- **Phasen der Praxisentwicklung**

◘ Abb. 3.1 zeigte schon, welche Praxisphasen es gibt und wie diese auf die Ziele und damit auf die Steuerung der Praxis Einfluss haben können.

- **Vorgründungsphase**

In dieser Phase stellen Medizinstudenten und Assistenzzahnärzte bereits die Weichen für den späteren, erfolgreichen Betrieb einer Praxis. Sie sollten hier bereits lernen, worauf es später beim Aufbau und der Entwicklung eines kleinen Unternehmens ankommt. Sie müssen sich klar darüber werden, welche Vorstellung sie haben, wie *ihre* Praxis aussehen soll.

In der Regel müssen sie mindestens folgende Fragen für sich beantworten:
- Mache ich mich später einmal selbstständig oder will ich im Angestelltenstatus arbeiten?
- Bin ich auch bereit, »aufs Land zu ziehen«, um eine Praxis zu betreiben (diese weisen heute oft wesentlich bessere wirtschaftliche Eckdaten auf als Praxen in Ballungszentren)?
- Übernahme einer bestehenden Praxis oder Neugründung?
- Wenn Übernahme, was für eine Art Praxis möchte ich haben? Wie kann ich noch vom Praxisabgeber profitieren, ohne ausgenutzt zu werden?
- Welches Personal brauche ich?
- Welche Leistungen will ich anbieten?

- Warum sollen Patienten ausgerechnet zu mir kommen und wie schaffe ich es, diese zu halten?
- Wie stelle ich mich wirtschaftlich auf? Wie werde ich Unternehmer?

Dies sind nur die Überschriften für die Fragen, die sich ein angehender Praxisgründer stellen muss. Hier hilft der Austausch mit Kommilitonen, Praxisinhabern, Beratern, zu denen man ein Vertrauensverhältnis hat. Unterm Strich kann ihm aber die Entscheidungsverantwortung von niemandem abgenommen werden.

Gründungs- und Aufbauphase

Nachdem die Entscheidung gefallen ist, gilt es den Praxisalltag zu bewältigen. Die Abläufe müssen sich einspielen, der Jungzahnarzt muss seine Technik entwickeln und Behandlungskonzepte müssen strukturiert und effizient umgesetzt werden. An den grundsätzlichen Rahmenbedingungen (Standort, Praxisgröße, technische Ausstattung) kann erst einmal wenig verändert werden. Es gilt, sich seinen eigenen Stamm an Patienten aufzubauen, die zum Praxiskonzept passen. In dieser Phase liegt der Fokus oft auf der Umsatz- und Patientenstammentwicklung.

Festigungsphase

Sobald der Praxisalltag und die Abläufe stehen, sollte das Augenmerk darauf gerichtet werden, effizient zu arbeiten und sich kontinuierlich zu verbessern. In dieser Phase muss sehr stark auf die Rentabilität und v. a. auf die Liquidität geachtet werden. Dies ist eine Phase, in welcher der Praxisinhaber wenig investieren und ein sehr moderates Ausgabenverhalten zeigen sollte, sowohl für die Praxis als auch privat. Oft fangen nach 2–3 Jahren die Rückzahlungen für die Praxisfinanzierung sowie erste Steuerzahlungen an. Und die haben es in sich: Es müssen oft nicht nur Steuern für die Vergangenheit nachgezahlt, sondern auch Vorauszahlungen für das aktuelle sowie das Vorjahr geleistet werden. Der Steuereffekt trifft den Zahnarzt somit »dreifach«. Und auch die Tilgungen müssen aus dem versteuerten Einkommen erbracht werden. So bleibt zum »Leben« oftmals nur ein sehr geringer Betrag übrig. All dies geht nur über Konsumverzicht.

Erweiterungsphase

Wenn die v. a. finanziell schwierige Festigungsphase überwunden ist, stellen sich viele Zahnmediziner folgende Fragen:
- In welche Richtung soll ich mich und die Praxis sich entwickeln?
- Will ich neue Spezialisierungen oder Behandlungskonzepte hinzunehmen?
- Will ich, dass die Praxis wächst, durch Investitionen, Aufnahme weiterer Partner oder Anstellung von Kollegen?
- Möchte ich einen weiteren Standort aufmachen?
- Welche Kooperationsform wähle ich?

In dieser Entwicklungsphase sind Praxisinhaber wieder verstärkt investiv. Umsatzwachstum und Neupatientenzahlen dominieren bei der wirtschaftlichen Betrachtung und bei den Zielen. Die Rentabilität und deren Entwicklung werden hier oftmals nicht ausreichend beachtet. Im Ergebnis führt es oft dazu, dass man zwar hervorragend positionierte Praxen mit einem hohen Patientenaufkommen schafft, diese aber eine deutlich zu geringe Rentabilität ausweisen.

Dies scheint auch auf unseren Praxisfall zuzutreffen. Der Inhaber hat sich spezialisiert, hervorragend ausgebildetes Personal eingestellt und in die Praxisräume und Technik stark investiert. Leider hat sich die Rentabilität nicht mit dem Praxiswachstum entwickelt, weil die Kosten stärker als die Umsätze gewachsen sind und gleichzeitig das Entnahmeverhalten auf hohem Niveau geblieben ist, und das, obwohl die Liquidität gleichzeitig von Jahr zu Jahr schwächer wurde.

Sicherungsphase

Nach der unter Umständen stark expansiven Erweiterungsphase sollte die Praxis irgendwann wieder in »ruhigere Bahnen« gelenkt werden. In diesem letzten Drittel des Arbeitslebens gilt es, das Erreichte zu sichern und verstärkt Vermögen aufzubauen. Die Praxis sollte jetzt so positioniert sein, dass die Liquidität und die Rendite möglichst hoch sind. Hier zeigt man eher ein defensives Investitionsverhalten. Liquiditätsüberschüsse werden genutzt, um Lasten zu tilgen und Vermögen aufzubauen und abzusichern.

»Life-Time-Balance« und die Erhaltung der eigenen Arbeitsfähigkeit gewinnen eine hohe Bedeutung. Ärztliche Leistungen werden verstärkt delegiert und der Praxisinhaber konzentriert sich mehr auf Patienten und Behandlungen, die ihm persönlich am meisten liegen. Neue Schwerpunkte werden auch außerhalb der Praxis gesucht.

Nachfolge/Abgabephase

Wer jetzt glaubt, dass die Sicherungsphase gleitend in einen Vorruhestand mündet, sieht sich oft getäuscht. In den letzten 5–7 Jahren, in denen man noch arbeiten möchte, muss ein sehr wohl überlegter und strukturierter Prozess eingeleitet werden, wie die Praxis in andere Hände überführt werden kann. Selbst der Übergang an die eigenen Kinder muss geplant und bewusst gesteuert werden. Praxen sind heute nur noch zu attraktiven Preisen veräußerbar, wenn folgende Bedingungen erfüllt sind:

- Praxis ist optisch und technisch auf einem relativ neuen Stand
- Es gibt keine Altlasten (ausstehende Patientenrechnungen, Investitionsstau)
- Die wirtschaftlichen Eckdaten zeigen nach oben oder sind zumindest stabil
- Es wurden ein oder mehrere potenzielle Interessenten bereits frühzeitig für die Praxis »gewonnen«, die nach ihrer Assistenz- bzw. »Juniorpartnerschaft« jetzt unbedingt diese Praxis auch übernehmen wollen
- Der Interessent fühlt sich nicht übervorteilt
- Die Praxis hat weiterhin in Patientenpflege und -bindung investiert
- Das Personal steht nicht ebenfalls »kurz vor der Rente«
- Der Praxisinhaber erlaubt einen gleitenden Übergang und hilft dem neuen Praxisinhaber beim Einstieg (z. B. Infos an Stammpatienten)

Die Suche und Gewinnung des potenziellen Nachfolgers/Käufers ist eine Hauptaufgabe für den Altinhaber. Hier entscheidet sich, ob und zu welchen Bedingungen die Praxis übergeben werden kann. Branchenexperten gehen heute davon aus, dass weit mehr als ein Drittel der heutigen Alterspraxen keinen geeigneten Käufer für Ihre Praxis finden werden. Ohne das persönliche Engagement sinken die Chancen für einen erfolgreichen Praxisverkauf erheblich.

- **Fortsetzung Praxisfall**

Die analysierte Praxis scheint eher ein Problem mit zu vielen Leistungen und Interessen des Zahnarztes zu haben. Diverse Mitgliedschaften in unterschiedlichen Fachverbänden, ein breites Angebot an Spezialisierungen, lange Öffnungszeiten, relativ viele und sehr gut bezahlte Mitarbeiterinnen führen dazu, dass diese Praxis sicherlich nicht kostenoptimiert geführt wird. Gleichzeitig stellt sich die Frage, welche Patienten tatsächlich die Erträge für die Praxis liefern.

Im Allgemeinen sind es oft folgende Bereiche, in denen nicht genutzte Umsatzpotenziale liegen:

- **Zu wenig Zuzahlerleistungen**
  - Viele Praxisinhaber trauen sich nicht, nach Zuzahlungen zu fragen, bzw. der Patientenstamm ist nicht daran gewöhnt, dass ein Festzuschuss ein Zuschuss ist und keine Vollkaskoversicherung. Der Kassenpatient ist heutzutage auch ein Privatpatient. Der Merksatz hierzu lautet: »Unterschätze niemals die Zuzahlungsfähigkeit und die Zuzahlungsbereitschaft des Patienten!«
- **Leistungsdokumentation unzureichend**
  - Abgerechnet werden darf nur, was auch dokumentiert wurde. Die korrekte Abrechnung fängt im Behandlungszimmer mit der kompletten Leistungsdokumentation an. Bereits hier werden oftmals immer wieder Leistungen nicht erfasst, die dann später auch nicht mehr berechnet werden.
- **In der Abrechnung werden Positionen vergessen bzw. Möglichkeiten nicht genutzt**
  - Die Abrechnung ist die Übersetzung einer Leistungsdokumentation in Gebührenziffern. Es ist immer noch erstaunlich, wie unzureichend sich viele Ärzte in diesem Bereich auskennen oder aber die mit der Abrechnung betrauten Mitarbeiterinnen nur unvollständige Abrechnungskenntnisse besitzen. Und selbst bei ausreichenden Kenntnissen werden manchmal systematisch bestimmte Positionen einfach vergessen. Eine regelmäßige Überprüfung durch

- Spezialisten sichert hier auch die Qualität der Abrechnung.
- **Steigerungsfaktoren werden nicht genutzt**
  - Um Auseinandersetzungen mit Krankenkassen oder auch Patienten zu vermeiden, trauen sich Zahnärzte oft nicht, über bestimmte Faktoren hinaus abzurechnen, obwohl sie die entsprechenden Begründungen hierfür hätten.
- **Zusätzliche Privatleistungsangebote möglich**
  - Obwohl bereits in vielen Praxen installiert, wird ein wirtschaftlich erfolgreiches PZR-Angebot dennoch oft nicht umgesetzt. Patienten werden nicht konsequent »motiviert«, auch an der PZR teilzunehmen, die Auslastung der Mitarbeiterinnen ist unzureichend oder der Preis schlichtweg zu niedrig.
- **Keine ausreichende Zeit für Beratung**
  - Ein Patient, der selber für eine ärztliche Leistung bezahlen muss, hat den Anspruch, eine ausführliche Aufklärung hierfür zu bekommen. Nur wenn sich der Zahnarzt hierfür die notwendige Zeit nimmt, wird er einen akzeptablen Zuzahlungsumsatz erzielen können. Weniger und dafür besser informierte Patienten bedeuten »mehr Umsatz«. Die Praxis benötigt hier eine klare Kommunikationsstrategie, wer wann über was spricht, insbesondere auch über Geld und die Bezahlung der zahnärztlichen Leistung. Durch die Einbindung der Mitarbeiterinnen entlastet der Zahnarzt sich nicht nur zeitlich, sondern nutzt auch das durchaus vorhandene Potenzial der Mitarbeiterinnen besser, um den Praxisumsatz zu steigern.
- **Kein Finanzierungs-/Ratenzahlerangebot**
  - Dadurch geringere Umsetzungsquote bei den HKPs. Wenn über die Kosten gesprochen wird, muss auch über die Bezahlungsmöglichkeiten gesprochen werden. Und hier hilft es, wenn die Zuzahlungen über kleine Raten bezahlt werden können und der Patient immer mit einer Lösung nach Hause geht. Dies führt zu mehr umgesetzten HKPs und damit auch zu mehr Praxisumsatz.
- **Unzureichendes Forderungsmanagement, Zahlungsausfälle**
  - Nur bezahlte Umsätze sind Umsätze! Zahlungsausfälle liegen im Schnitt bei 1–2% des Umsatzes, was immerhin oftmals einen Betrag von 5.000–10.000 EUR im Jahr ausmacht. Ganz zu schweigen davon, wenn wirklich einmal eine »Vollsanierung mit Implantaten« nicht bezahlt wird.
- **Keine professionelle Bearbeitung von Erstattungsfragen, führt oftmals zu Honorarteilstornierungen**
  - Zahnärzte werden im ewigen Erstattungsstreit mürbe, Versicherungen lehnen Erstattungen pauschal ab. Das führt zu Honorarverlusten und damit zu weniger Umsatz = weniger Gewinn. Durch die Unterstützung von Dienstleistern (z. B. Factoring-Unternehmen) kann eine Praxis wertvolle Hilfe bekommen, damit für die Patienten eine »gerechte« Erstattung stattfinden kann. Dennoch gilt es in der Praxis, den Patienten auch richtig aufzuklären und keine falschen Erwartungen zu erzeugen. Ein überwiegender Anteil der Erstattungsauseinandersetzungen bezieht sich auf die Vertragsbedingungen des Versicherungsvertrags des Patienten oder auf die Bestimmungen der Beihilfestellen.
- **Patienten erscheinen nicht regelmäßig (d. h. mindestens 2-mal im Jahr) in der Praxis**
  - Eine gleichmäßige Praxisauslastung ist wichtig. Der Erfolg des PZR-Angebots und die Bereitschaft der Patienten, den Empfehlungen und dem Praxiskonzept zu folgen, zeigen sich in der Kennzahl bezüglich des Anteils dieser Patienten am gesamten Patientenstamm (s. ▶ Die wunderbare Welt der Zahlen).
- **Zu geringer Frauenanteil im Patientenstamm**
  - Es gibt Praxen, die bewusst den Anteil der Frauen am Patientenstamm steuern. Bei einem Verhältnis von 2/3 Frauen zu 1/3 Männer hat eine Praxis eine sehr gesunde Struktur. Die Frauen sorgen für das »konstante Grundrauschen« und bringen dann auch ihre Männer mit, wenn Sanierungsbe-

darf besteht und damit die etwas aufwendigere Behandlung notwendig wird.
- **Zu viele Neupatienten im Vergleich zu Stammpatienten**
  - Neupatienten sind wichtig für jede Praxis. Aber Neupatienten bringen erst im Laufe der Zeit Erträge für die Praxis. Am Anfang stehen der Befund und längere Beratungsgespräche, erst die danach folgende Versorgung und die Umsetzung der Behandlungskonzepte führen zu einem nachhaltigen Ertrag. Praxen, die einen zu hohen Anteil an Neupatienten haben und es dann evtl. auch nicht schaffen, die Patienten langfristig für die Praxis zu gewinnen, zeigen oftmals unterdurchschnittliche Renditen.

Welcher dieser Punkte in unserem Praxisfall Potenzial für Verbesserungen bietet, kann nur das Ergebnis einer ausführlichen Praxisanalyse sein. Praxis-Benchmark und Kennzahlenvergleiche ergeben oft Ansatzpunkte für Verbesserungen. Welcher dieser Punkte in unserem Praxisfall Potenzial für Verbesserungen bietet, kann nur das Ergebnis einer ausführlichen Praxisanalyse sein. Praxisbenchmarking und Kennzahlenvergleiche geben jedoch Ansatzpunkte für eine Veränderung bzw. Optimierung.

- **Fehlende Altersvorsorge**

Zwar hat der Zahnarzt mit seinem Versorgungswerk eines derjenigen gewählt, die ihre Gelder besser weil konservativer anlegen. Doch führt der hohe Konsum zu einem sehr geringen Anteil an privater Altersvorsorge. Diese Versorgungslücke muss nach der Konsolidierung für die verbleibenden 12 Berufsjahre an oberster Stelle stehen.

3.1.4 Zusammenfassende Beurteilung des Praxisfalls

Diese Praxis befand sich in einer wirtschaftlich schwierigen Lage, die insbesondere durch eine angespannte Liquiditätssituation und eine unterdurchschnittliche Rentabilität geprägt war.

Der Praxisberater hat in diesem Fall den Schwerpunkt der Arbeit auf Einsparungen im Personal- und Laborbereich gelegt. Durch Optimierung von Praxisabläufen und die Fokussierung auf die ertragreicheren Behandlungskonzepte konnte die Rentabilität deutlich verbessert werden. Eine angestellte Zahnärztin sorgt mittlerweile für eine höhere Praxisauslastung sowie eine Optimierung der Kasseneinnahmen und versetzt die Praxis überhaupt in die Lage, auch wieder mehr Neupatienten aufzunehmen.

Unterstützt wurde dies durch eine bessere Steuerung und Beobachtung der Liquidität. Es wurden verschiedene private Ausgaben reduziert, Praxistilgungen an die veränderten Rahmenbedingungen angepasst, so dass die Praxis mittlerweile in der Lage ist, signifikante Liquiditätsüberschüsse zu erwirtschaften, die gezielt auch zu einer Reduzierung der Verbindlichkeiten eingesetzt werden.

Heute kann man sagen, dass die Praxis über eine ausreichende Liquidität verfügt, um auch einmal Schwächephasen zu überstehen, die Rentabilität zumindest Branchendurchschnitt erreicht, aber dem Praxisinhaber aufgrund des hohen und überdurchschnittlichen Umsatzes in absoluten Zahlen einen mehr als zufriedenstellenden Gewinn beschert.

Ein Problem hat diese Praxis hierdurch aber neu hinzubekommen. Der höhere Gewinn führt zu steigenden Rücklagen, die gebildet werden müssen, um die kommenden Steuernachzahlungen leisten zu können. Hier gilt es für die Praxis, knapp ein Drittel der Einnahmen nun konsequent zu sparen, um der bald anstehenden Steuerlast nachzukommen.

3.2 Praxiswertermittlung und Praxiskäufertrends

Wer seine Praxis verkaufen möchte, muss bedenken: Es existiert nicht die eine Bewertungsmethode, deshalb kann es auch keinen wirklich objektiven »wahren Praxispreis« geben. Sigrid Olbertz hat dazu treffend gesagt: »Im Zweifelsfall ist der Praxiswert nichts anderes als das, was ein Käufer bereit ist zu bezahlen« (Olbertz 2009, S. 93). Und im Endeffekt entscheiden Sie als Praxisinhaber, welches der 3 Bewertungsverfahren Sie anwenden. Wir wollen diese deshalb hier kurz darstellen.

3.2.1 Wege zur Praxiswertermittlung

- **Berechnung des Praxissubstanzwerts**

Diese Methode ist die am weitesten verbreitete, weil die Berechnung schlichtweg am einfachsten ist und zudem von den meisten Banken als »Sicherheit« akzeptiert wird. Der Substanzwert setzt sich zusammen aus dem materiellen und dem immateriellen Wert einer Praxis.

- **Materieller Wert**

Als materiellen Wert bezeichnet man die Summe der einzelnen Zeitwerte (aktueller Marktpreis für gebrauchte Ware) der Bestandteile Ihrer Praxis. Hierunter fallen das Mobiliar/die Praxiseinrichtung, die technischen Geräte, Praxiscomputeranlage inkl. Software, Einbauten und Installationen sowie nicht verbrauchte Materialien. Beachten Sie hier, dass natürlich auch Zustand, Alter und Nutzmöglichkeit den Preis beeinflussen.

- **Immaterieller Wert**

Der immaterielle Wert wird auch »Goodwill« genannt und umfasst alle organisatorischen und personellen Beziehungen innerhalb des Teams und der Praxis zu ihren Patienten. Dieser Wert ist weitaus schwieriger zu bestimmen als der materielle; ein enormer Anteil beruht definitionsgemäß auf dem Vertrauensverhältnis zwischen Zahnarzt und Patienten. Dies lässt sich aber nicht automatisch auf den neuen Zahnarzt übertragen, und zudem setzt sich der Goodwill aus verschiedenen Bestandteilen zusammen, die nur schwer zu bewerten sind. Deshalb werden bestimmte Zahlen aus der Bilanz bzw. der Einnahmen-Überschuss-Rechnung als Berechnungsgrundlage genommen. Daraus ergeben sich dann die beiden wesentlichen Verfahren, die Umsatz- und die Gewinnmethode.

- **Umsatz oder Gewinn – die Kernfrage**
1. Der Umsatzmethode liegt der durchschnittliche Umsatz der letzen 3–5 Jahre zugrunde.
2. Von diesem Wert werden 25% angenommen. Dabei zählt der Bruttojahresumsatz – inklusive Labor!
3. Jedoch muss dieser Wert um »ungewöhnliche und persönliche Umstände« korrigiert werden. Notwendig ist dies, wenn ein Niedergelassener z. B. Leistungen erbringt, die sein Nachfolger nicht oder nur sehr schwer weiterführen kann (z. B. Gutachtertätigkeit, Zinsbelastungen).
4. Im nächsten Schritt kommen individuelle Praxisbesonderheiten als werterhöhende bzw. -mindernde Faktoren hinzu. Gerade diese beeinflussen den ermittelten Goodwill durch entsprechende Zu- bzw. Abschläge. Dabei ist jedoch eine genaue Analyse der Praxis und ihres aktuellen Leistungsspektrums notwendig. Eine objektive Praxisanalyse erfasst deshalb neben dem Leistungsspektrum und den Expansionsmöglichkeiten ebenso das Praxisimage, die Praxisbekanntheit am Ort, Zahnärztedichte, Anteil an Privatpatienten, zeitgemäßes Erscheinungsbild, Mietvertrag etc.

Diese Faktoren bestimmen auch bei der Gewinnmethode den Wert. Bei diesem Substanzwertverfahren werden jedoch für den immateriellen Praxiswert ca. 50% des ermittelten durchschnittlichen Gewinns angesetzt. Anschließend wird berücksichtigt, inwieweit die einzelnen Faktoren den Wert mindern oder erhöhen.

- **Ärztekammermethode**

Verbreitet ist außerdem die Ärztekammermethode. Sie basiert auf der Umsatzmethode, hinzu kommt ein »kalkulatorischer Arztlohn«. Von dem für die Praxis ermittelten durchschnittlichen Jahresumsatz ist ein kalkulatorischer Arztlohn für den Praxisinhaber (Jahresgehalt eines Oberarztes nach 1 b BAT, brutto, verheiratet, 2 Kinder, Endstufe, ohne Mehrarbeitsvergütung) in variabler Höhe abzusetzen, die von der Umsatzgröße abhängt, z. B. bei einer Umsatzgröße ab 25.564,59 EUR 25% des anzusetzenden BAT-Gehalts. Diese Methode wird oft angewendet, wenn alles beim Alten bleibt, z. B. weil der Zahnarzt wegen Scheidung sein Vermögen zu schätzen hat und danach ohne Veränderungen weiterarbeitet.

- **Wert der Zukunft**

Der Ertragswert einer Praxis richtet sich an dem zukünftig erzielbaren Gewinn aus. Als Grundlage dieses Berechnungsverfahrens dient die Gewinnsituation in der Vergangenheit. Zugrunde liegt der Gedanke, dass der abgebende Zahnarzt auf die zukünftigen Praxisgewinne verzichtet und dafür vom Nachfolger die zu erwartenden Gewinne erhält. Dabei zählen die Beträge der nahen Zukunft mehr als die der fernen. Um zu berücksichtigen, welchen Wert ein in der Zukunft erwirtschafteter Gewinn zum Bewertungsstichtag hat, werden die künftigen Beträge »abgezinst«.

Alle 3 Bewertungsmethoden haben Vor- und Nachteile, weshalb letztlich zusammen mit Ihrem Steuerberater zu klären ist, welche Sie anwenden. Klar ist aber, dass eine Bewertung immer nur eine Richtschnur dafür ist, was eine Praxis wert sein könnte – wenn es einen Käufer gibt, der den Wunschpreis bezahlt.

Die Substanzwertmethode ist die immer noch die am weitesten Verbreitete, weil Sie die Preisvorstellungen von Praxisabgeber und Käufer oft am besten zusammenbringt. Gleichzeitig sollte sich v. a. der Abgeber darauf einstellen, dass seine Praxis sich dem wachsenden Konkurrenzdruck zu stellen hat. Eine Praxis, die aufgrund der alten Substanz in den letzten Jahren viel Cash-Flow erzeugt hat, wird diesen in Zukunft schwerer erzielen können, wenn nicht gleichzeitig in Erscheinungsbild und Marketingkonzept investiert wurde und das Team nicht weiter fortgebildet wurde, zumal in den Bereichen Service und Kommunikation. Diese wertmindernden Faktoren müssen berücksichtigt werden.

Der Praxiskäufermarkt: Fakten eines Wachstumsmarkts

Wollen Sie Ihre Praxis innerhalb der nächsten 5–10 Jahre veräußern, gilt es spätestens heute, die Praxis wieder attraktiv zu machen – in den Augen der potenziellen Käufer. Wir haben Ihnen deshalb einmal die wesentlichen Fakten zusammengestellt:

- Zu bemerken ist eine Feminisierung des zahnärztlichen Berufsstands.
  - Der aktuelle Frauenanteil ist steigend: 42% im Jahr 2008 (31% in 2000).
  - Der Studentinnenanteil auf den Universitäten liegt bei durchschnittlich 70–80%.
- Für beide Geschlechter ist die Praxisübernahme die bevorzugte Niederlassungsform (Frauen: 64%, Männer: 54%). 24% der Frauen (28% der Männer) wählen eine Berufsausübungsgemeinschaft, 12% wagen eine Neugründung (Männer: 18%).
- Das Investitionsvolumen für eine Neugründung stieg in 2008 deutlich um +91.000 EUR innerhalb von 5 Jahren auf nun 420.000 EUR gegenüber 329.000 EUR in 2003. Davon entfielen auf
  - Geräteeinrichtung: 286 TEUR (210 TEUR in 2003),
  - Bau-/Umbaukosten: 48 TEUR (46 TEUR in 2003),
  - Betriebsmittelkredit: 86 TEUR (73 TEUR in 2003).
- Ein Problem bei Neugründung ist die schwierigere Finanzierungssituation ohne Eigenkapitalstock, da Planungssicherheit in Zeiten von Basel II bzw. Basel III gerade in Gebieten mit hoher Zahnarztdichte auch für Ihren Bankpartner schwierig ist.
- Das durchschnittliche Investitionsvolumen für eine Praxisübernahme betrug in 2008 275.000 EUR (zum Vergleich 2003: 237.000 EUR). Davon entfielen u. a. auf
  - Substanzwert (materieller Wert) 63 TEUR (60 TEUR in 2003),
  - Neuanschaffungen 61 TEUR (43 TEUR in 2003),
  - Goodwill 77 TEUR (73 TEUR in 2003),
  - Betriebsmittelkredit 60 TEUR (52 TEUR in 2003).
- Weiterer Trend: Schwerpunktpraxen erzielen einen höheren Wert. So lagen die Finanzierungskosten für die Übernahme einer implantologischen Schwerpunktpraxis bei 337.000 EUR aufgrund der höheren Umsatz- und Gewinnerwartung, bei einer Praxis mit Schwerpunkt Ästhetische ZHK bei durchschnittlich 274.000 EUR, für eine Praxis mit Schwerpunkt Kinder-ZHK bei 204.000 EUR.

- **Worauf achtet der potenzielle Praxiskäufer?**
- Praxiseinrichtung und Ausstattung:
  - Ausstattung: In welchem Zustand befindet sich die Praxis äußerlich bzw. wie ist der »erste Eindruck«?
  - Sind die Behandlungs- und Praxisräume ausbaubar? Gibt es einen Aufzug (falls die Praxisräume in oberen Etagen sind)?

- Sind die bestehenden Verträge (Arbeits-, Miet- und Leasingvertrag) fair und zukunftsfähig/ausbaubar?
- Praxisstandort:
    - Wie entwickelt sich der Standort wirtschaftlich in Zukunft?
    - Wie ist die Zahnärztedichte? Wie wird diese sich entwickeln?
- Betriebswirtschaft:
    - Handelt es sich um eine wirtschaftlich gesunde Praxis? Wie hoch ist der Fixkostenanteil?
    - Umsatzverteilung: Wie viel Umsatz wird von der Prophylaxe generiert? Werden mehr als 40% des Umsatzes vom (GKV-) Patienten privat liquidiert?
- Fallzahlen und Patientenquantität:
    - Ist der Patientenstamm ausreichend, um aus der Quantität an Patienten die Qualität zu ziehen (mind. 450 Scheine je Behandler)?
    - Wie hoch ist der Neupatientenzulauf je Monat?
- Servicefaktor Praxisteam:
    - Qualifikation, Alter
    - Dienstleistungsorientierung und Engagement des Praxispersonals
    - Interne, objektive Führungsstrukturen und Prinzipien
- Image und Corporate Identity
    - Praxis- und Behandlungskonzept: Gibt es ein konsequentes, schlüssiges medizinisches Konzept? Welche Zuzahlerleistungen sind integriert? Zu welchem Preis? Ist das Behandlungskonzept kompatibel mit Ihren an den Patienten gerichteten Informationen wie Internet, Praxisbroschüre und Patienteninformationen?
    - Welchen Ruf und welches Image hat die Abgeberpraxis? Wie stellt sich die Praxis nach außen dar? Gibt es einen professionellen externen Auftritt (Internet, professionelles Logo, Patienteninformationen etc.)?

Sie merken, dass es sich spätestens beim Praxisverkauf lohnt, seine Zahnarztpraxis als Unternehmen nach objektiven Kriterien auszurichten. Unser Leitspruch ist: »Investieren Sie nicht heute in Ihre Praxis, investiert morgen der potenzielle Praxiskäufer nicht in Ihre Praxis.«

3.3 Begriffserläuterungen für die BWA

- **BWA – Betriebswirtschaftliche Auswertung**

In der Regel erstellt der Steuerberater die BWA auf Basis der zur Verfügung gestellten Buchhaltungsunterlagen. Die BWA zeigt, wie viele und welche Einnahmen und welche Ausgaben die Praxis hatte. Dabei werden nur tatsächliche Zahlungen (bar oder über das Konto) berücksichtigt. Die BWA zeigt im Endeffekt nur den Gewinn als Größe aller Einzahlungen minus aller Auszahlungen. Da die meisten Zahnärzte Einnahmen-Überschuss-Rechner sind, ist die Aussagekraft der BWA in Bezug auf den tatsächlichen Praxiserfolg sowie auf die Praxisliquidität limitiert. Wenn z. B. zum Jahresende eine große Laborrechnung nicht bezahlt wird, obwohl alle Arbeiten beim Patienten eingesetzt sind und diese auch vom Patienten noch im alten Jahr bezahlt wurden, stellt sich der Gewinn lt. BWA zu hoch dar. Umgekehrt passiert es oft, dass von der Praxis zwar alle Rechnungen zum Jahresende bezahlt werden, aber noch viele Patientenrechnungen offen sind. Dadurch wird in der BWA ein niedrigerer Gewinn angezeigt.

- **Umsatz**

Als Umsatz betrachtet man bei einer Praxis nur die Praxiseinnahmen. Wenn eine Behandlung bereits erbracht und auch in Rechnung gestellt wurde, diese Rechnung dann aber noch nicht bezahlt ist, fließt diese nicht in den Umsatz ein. Nur bezahlte Rechnungen sind Umsatz.

- **Gewinn bzw. Praxisergebnis**

Vom Umsatz zu unterscheiden ist der Gewinn. Dieser wird dadurch ermittelt, dass vom Umsatz die Praxisausgaben zuzüglich der Abschreibungen abgezogen werden. Nicht bezahlte Rechnungen von Lieferanten und Laboren gelten nicht als Kosten/Ausgaben. Von daher sollte eine Praxis, die zu Jahresende einen möglichst kleinen Gewinn zeigen möchte, die erhaltenen Rechnungen möglichst noch im alten Jahr bezahlen.

- **Cash-Flow – wie viel Geld erwirtschaftet die Praxis?**

Cash-Flow heißt übersetzt Zahlungsfluss. Der Cash-Flow stellt im Endeffekt die Veränderung des Kontostandes dar. Das Ziel eines jeden Unternehmers ist es, einen positiven Cash-Flow zu erwirtschaften, d. h. mehr einzunehmen als auszugeben.

Der Gewinn und der Cash-Flow unterscheiden sich. Aus dem Gewinn der Praxis müssen nämlich noch andere Dinge bezahlt werden, so z. B. die Tilgungen für Kredite, die Steuern, Vorsorgeaufwendungen wie Lebensversicherungen oder die Zahlungen für das Versorgungswerk. Dies sind alles Zahlungen, die nicht in der Einnahmen-Überschuss-Rechnung der BWA stehen, aber den zur Verfügung stehenden Betrag für die privaten Entnahmen deutlich verringern.

> Der Gewinn entspricht nicht dem verfügbaren Einkommen!

- **Tagessätze**

Unter den Tagessätzen versteht man den durchschnittlichen Tagesumsatz, den eine Praxis
a. zur Deckung der Kosten erwirtschaften muss (= Kostentagessatz: Gesamtkosten geteilt durch Anzahl der Praxisarbeitstage je Periode/Jahr),
b. als Zielumsatz zur Deckung aller Kosten zzgl. des Gewinns zu erwirtschaften hat (= Gesamtumsatztagessatz: Gesamtumsatz geteilt durch Anzahl der Praxisarbeitstage je Periode/Jahr),
c. durch den Eigen-/Honorarumsatz der Praxis allein (ohne Fremdlabor und Materialkosten) erzielt (= Leistungstagessatz: (Gesamtumsatz minus Fremdlabor minus Materialkosten) geteilt durch Anzahl der Praxisarbeitstage je Periode/Jahr).

- **Die Praxisbilanz – die »01« für den Praxisinhaber**

Bilanz ist die Gegenüberstellung von Vermögen und Schulden. Zum Vermögen (auch Aktiva genannt) zählen Praxisinventar, -geräte und Material, alle offenen Forderungen gegenüber Patienten, der KZV oder auch gegenüber Mitarbeiterinnen oder sonstigen Personen, Guthaben bei Banken, der Kassenbestand. Theoretisch kann auch noch ein immaterieller Wert für den Patientenstamm angesetzt werden, den ein möglicher Praxiskäufer beim Erwerb der Praxis ebenfalls mit bezahlen würde. Zu den Schulden zählen alle Praxisdarlehen, der Kontokorrentkredit, alle nicht bezahlten Rechnungen für das Labor oder Depot sowie alle anderen Schulden und Verbindlichkeiten. Der Differenzbetrag zwischen Vermögen und Schulden nennt man Eigenkapital.

- **Eigenkapital**

Je höher das Eigenkapital ist, umso finanziell stabiler ist die Praxis. Das Verhältnis von Eigenkapital zum Gesamtvermögen ist die Eigenkapitalquote. Da viele Steuerberater den Praxen aus steuerlichen Gründen empfehlen, die Schulden in der Praxis zu bündeln und das Vermögen auf der Privatseite zu halten, gehört bei der Gesamtbetrachtung der Vermögensverhältnisse auch immer das private Vermögen sowie die privaten Schulden dazu.

- **Liquidität geht vor Rentabilität geht vor Umsatz**

Dieser Grundsatz der BWL besagt, dass jeder Unternehmer zuerst auf die Liquidität achten muss. Liquide sein bedeutet, zu jedem Zeitpunkt zahlungsfähig zu sein. Wenn die Liquidität gesichert ist, ist es wichtig, rentabel zu arbeiten. Es nutzt nichts, wenn ein Praxisinhaber zwar viel Umsatz macht, er aber unter dem Strich kein Geld verdient. Die Rentabilität wird über praxisspezifische Kennzahlen gemessen. Ziel eines jeden Praxisinhabers muss es sein, die für ihn relevanten Kennzahlen kontinuierlich zu verbessern. Der Umsatz allein sagt somit nichts über den wirtschaftlichen Erfolg aus. Es ist aber richtig, dass der Gewinn bei gleichbleibenden Kosten durch einen höheren Umsatz gesteigert werden kann. Oftmals ist das Potenzial, in einer Praxis den Umsatz zu steigern, größer als die Möglichkeiten, die Kosten weiter zu senken.

- **Faustformeln für die Praxis**

Die 1%-, 2%-, 3%-Regel sind einfache Merkposten.

- **1%-Regel**

1 Prozent steht für langfristige Investitionen wie den Praxiskauf. Kostet z. B. eine Praxis 300.000 EUR, so kann der Käufer überschlagmäßig ausrechnen, wie viel Geld er im Monat für Bankzinsen und Til-

gung braucht, um ein Darlehen in gleicher Höhe in 12 Jahren zurückzuzahlen, nämlich mit 3.000 EUR im Monat (300.000 mal 1%). Soll die Praxis nun 50.000 EUR mehr kosten, muss der Praxisgründer 500 EUR mehr im Monat für Zins und Tilgung aufwenden.

2%-Regel
Die 2%-Regel gilt für alle Praxisanschaffungen wie Geräte oder Inventar, dass oft in 5 Jahren abgezahlt werden soll. Da rechnet man vereinfacht mit 2% im Monat für Zinsen und Tilgungen. Wenn z. B. ein neues OPG 50.000 EUR kostet, muss der Praxisinhaber mit 1.000 EUR Belastung im Monat kalkulieren. Dann kann er das Gerät nach 60 Monaten abbezahlt (amortisiert) haben.

3%-Regel
Die 3%-Regel besagt: »Verzichte niemals auf 3% Skonto«, denn das sind die höchsten Zinsen, die man überhaupt bekommen kann. Lieferanten haben oft folgende Zahlungsbedingung: 10 Tage mit 3% Skonto, 30 Tage netto (d. h. ohne Skonto). Der Unterschied beträgt 20 Tage. 3% für 20 Tage umgerechnet auf einen Jahreszins (p. a.) ergeben 78% Zinsen, die eine Geldanlage bringen müsste, um den gleichen Ertrag zu erwirtschaften.

Leistungsstundensatz
Der Leistungsstundensatz errechnet sich aus der Summe der Praxiseinnahmen geteilt durch die Anzahl der geleisteten Arbeitsstunden am Patienten (keine Verwaltungszeiten!). Wenn ein Arzt im Schnitt 30 Stunden die Woche am Patienten arbeitet, in 40 Wochen im Jahr, dann hat er im Jahr 1200 Arbeitsstunden patientenbezogen geleistet. Wenn der Praxisumsatz im Jahr 360.000 EUR beträgt, dann entspricht dies einem Leistungsstundensatz von 300 EUR pro Stunde.

Praxis-Benchmark
Der Praxis-Benchmark liefert eine Antwort auf die Frage, wie gut die eigene Praxis im Branchenvergleich abschneidet. Außerdem zeigt er punktgenau, an welchen Stellen die spezifischen Stärken und Schwächen der Praxis liegen.

Der Praxis-Benchmark

- zeigt detailliert auf, wie die eigenen Leistungs- und Kostendaten im Vergleich zum Branchendurchschnitt dastehen,
- vergleicht die eigenen Kennzahlen mit den Durchschnittszahlen der Wettbewerber im gleichen Marktsegment (Region und Praxisgröße),
- stellt die eigenen Kennzahlen den Durchschnittszahlen der Wettbewerber im gleichen Umsatzsegment gegenüber.

Businessplan
Ein Geschäftsplan fasst das unternehmerische Vorhaben Ihrer Praxis schriftlich zusammen. Er basiert auf einer Geschäftsidee und besteht in der Regel aus mehreren Teilplänen (z. B. Personal-, Liquiditäts-, Leistungs- und Marketingplan). Der »Businessplan« formuliert zum einen Ziele und Strategien des Zahnarztes und ist somit als »Diskussionsgrundlage« wertvoll. Auf der anderen Seite wird Ihre Praxis als Geschäftsidee nach außen »verkauft« und deutlich gemacht, dass mit Ihrer Praxis das investierte Kapital (mit Gewinn) wieder erwirtschaftet werden kann. Banken, Förderinstitutionen, Risikokapitalgebern, Business-Angels, Kooperationspartnern oder dem zukünftigen Praxiskäufer wird somit Ihr Wert vermittelt.

Geodatenanalysen
Die Geodatenanalyse gibt Hinweise, in welchen Postleitzahlengebieten Praxen am meisten Umsatz erwirtschaften – und wo Potenziale für weitere Umsätze liegen. eine Geodatenanalyse liefert 3 wesentliche Basisinformationen. Sie …
- … zeigt, wo der eigene Patientenstamm verortet ist,
- … bildet die allgemeine Kaufkraft der jeweiligen Region präzise ab,
- … zeigt, wo die umsatzstarken Patienten der Praxis wohnen.

Factoring
Factoring ist der Ankauf von Forderungen. Dabei übernimmt das Factoring-Unternehmen folgende Leistungen:
- Patientenbuchhaltung – Übernahme der Erstellung der Patientenrechnungen, des Mahn-

wesens, Beantwortung von Patientenanfragen zur Rechnung, Erstattungsservice
- Liquiditätssicherung – Auszahlung der »Abrechnung« zum Wunschtermin, d. h. sofort oder zu einem späteren, individuell bestimmbaren Zeitpunkt
- Risikosicherung – das Factoring-Unternehmen übernimmt das Risiko, dass der Patient die gestellte Rechnung nicht bezahlen kann

Man spricht aufgrund der einzelnen, oft frei buchbaren Leistungspakete heute auch vom modularen Factoring. Durch Factoring verbessert sich die Liquidität einer Praxis wie in ◘ Abb. 3.4 dargestellt. Daneben bieten Factoring-Unternehmen heute eine Vielzahl weiterer Leistungen, die den Praxisinhaber bei dem wirtschaftlichen Betrieb der Praxis unterstützen sollen.

3.4 Zehn Leitsätze für ein wirtschaftlich erfolgreiches Praxismanagement

1. Der Praxisinhaber trägt die Gesamtverantwortung und gibt Strategie und Ziele vor.
    - Dies ist die Hauptverantwortung eines jeden Unternehmers. Darüber muss sich ein Praxisinhaber immer klar sein, das dies keine delegierbare Leistung ist, nicht an einen Praxisberater, eine Praxismanagerin oder irgendeine andere Person.
2. Die Einbindung des Teams und die Delegation von Aufgaben und Verantwortung bestimmen den Erfolg der Praxis.
    - Delegation bedeutet die Übertragung der Aufgabe sowie der dazugehörigen und notwendigen Mittel und Kompetenzen.
3. Nur Bares ist Wahres.
    - Der wirtschaftliche Erfolg wird in Geld gemessen, das auf dem Konto oder in der Kasse ist. Nur bezahlte Rechnungen, egal ob bar oder per Überweisung auf ein Konto, stellen Umsatz für die Praxis dar. Bevor die Leistung nicht bezahlt wurde, ist die erbrachte Leistung auch noch nichts wert.
4. Nur durch Konsumverzicht entsteht Vermögen …
    - … oder ohne Schulden schläft es sich besser. Dieser Leitspruch stammt von einem angesehenen Hamburger Bankier und bringt zum Ausdruck, dass man durch Sparen und den Verzicht auf Ausgaben im Bereich des Konsums (nicht der Investitionen) Vermögen aufbaut.
5. Schulden (verzinslich) gehören in die Praxis, Vermögen auf die Privatseite.
    - Dies ist aus steuerlicher Sicht sinnvoll. Die überschüssige Liquidität sollte im ersten Schritt zu einem Abbau der privaten Schulden genutzt werden. Die Zinsen für die Schulden, die auf der Praxis liegen, sind – im Gegensatz zum Darlehen für das private Haus – steuerlich absetzbar.
6. Ein gutes Terminbuchmanagement führt zu einem besseren Praxisergebnis.
    - Es wird oftmals unterschätzt, welchen Einfluss ein gutes Terminbuchmanagement auf den Leistungsstundensatz und damit auch auf die Praxisrentabilität hat. Hieran hängen eine hohe Praxis- und Stuhlauslastung, wenig Terminausfälle durch Absagen, Störung der Praxisabläufe durch Schmerzpatienten, stärkere Einsteuerung von »ertragreichen« Behandlungen.
7. Ziel ist es, die wesentlichen Kennzahlen zu verbessern.
    - Es können wahrscheinlich hunderte von Kennzahlen gebildet und gemessen werden. Gute Unternehmer bilden aber für sich selbst nur wenige (ca. 5), aber für ihre Praxis wesentliche Kennzahlen. Diese messen sie regelmäßig und versuchen sie konstant zu verbessern. Die Grundidee dahinter ist: Wenn sich die relevanten Eckdaten der Praxis verbessern, verbessern sich automatisch alle anderen Leistungsdaten sowie das Gesamtergebnis der Praxis.
8. Der Fokus des Praxisinhabers muss auf die Praxisentwicklung gerichtet sein.
    - Der Inhaber eines Unternehmens sollte sich ganz auf die Entwicklung seines Unternehmens fokussieren und Nebenaktivitäten keine erhöhte Aufmerksamkeit und Zeit geben. Es gilt zu unterscheiden, was wichtig ist und was nur dringend. Die wichtigen

Aufgaben für die Praxis sind konzentriert abzuarbeiten. Die Praxis stellt die Existenzgrundlage dar und alle anderen wirtschaftlichen Aktivitäten gehören in der Prioritätensetzung nach hinten.

9. Das regelmäßige Sparring über die richtige Praxisstrategie und Praxisziele gehört zu einem erfolgreichen Praxismanagement.
   - Ein Zahnarzt hat grundsätzlich das Managen einer Praxis nicht im Studium erlernt. Er wird Unternehmer, ohne hierauf besonders vorbereitet worden zu sein. Selbst Unternehmer suchen das Sparring mit Gesprächspartnern auf Augenhöhe und verbringen einen guten Anteil Ihrer Arbeitszeit mit dem Ideenaustausch über die richtige Strategie, das Personal, die angebotenen Leistungen und Preise, das Finden, Gewinnen und Binden von Kunden, die richtige wirtschaftliche Aufstellung und Steuerung des Unternehmens sowie idealerweise die Organisation des Unternehmenswachstums. Dies kann in der »Praxis« ein spezialisierter Steuerberater, Berater oder Praxiscoach sein.

10. Unterschätze niemals die Zuzahlungsfähigkeit und Zuzahlungsbereitschaft eines Patienten.
    - 90% der Patienten in Deutschland sind Kassenpatienten. Das System der zahnärztlichen Versorgung in Deutschland fußt auf dem Grundprinzip des Festzuschusses der Kasse und der Zuzahlung durch den Patienten. Dieses System ist politisch gewollt und wird durch den Einzelmediziner nicht beeinflusst werden können. Um eine Praxis nun wirtschaftlich optimal zu betreiben, benötigt ein Praxisinhaber je nach Praxisschwerpunkt einen Privat- und Zuzahlungsanteil zwischen 30% und 70% des Praxisumsatzes. Patienten kann man nicht ansehen, ob sie grundsätzlich zuzahlungsbereit oder auch zuzahlungsfähig sind. Die Bereitschaft erfährt man im Laufe der Zeit durch Gespräche, Fragen, Aufklärung sowie Unterbreitung der entsprechenden Versorgungsvorschläge. Über die Zuzahlungsfähigkeit kann man nur indirekt Wissen aufbauen: durch die eigenen Erfahrungen der Praxis (dies gilt aber immer nur für die Vergangenheit) oder aber über die Einschaltung eines externen Dienstleisters (spezialisiertes Factoring-Unternehmen), der die Zahlungsgarantie für die Patienten übernimmt und diesen idealerweise noch als Extraservice ein unbürokratisches und möglichst zins- und kostenfreies Finanzierungsangebot unterbreitet.

Aufbau und Führung eines Erfolgsteams

Francesco Tafuro

4.1	**Personalauswahl: vom Profil zum gewinnenden Erstgespräch – 91**	
4.1.1	Anforderungsprofil anhand des Stellenprofils – 92	
4.1.2	Die Stellenanzeige – 92	
4.1.3	Das Bewerbungsgespräch – 93	
4.1.4	»Azubi-Casting« – ein Assessment-Center zum Finden der geeigneten Auszubildenden – 98	
4.2	**Erfolgreiche Einarbeitung von Mitarbeiterinnen – 99**	
4.2.1	Der richtige Einstieg für »die Neue« – 99	
4.2.2	Feedback und Einarbeitungskontrolle – 99	
4.3	**Die Entwicklung eines Praxisteams fördern – 100**	
4.3.1	Die Phasen der Teamentwicklung – 102	
4.3.2	Die Aufgaben der Führungskraft in den einzelnen Phasen – 102	
4.3.3	Merkmale eines Teams nach Abschluss der einzelnen Phasen – 106	
4.4	**Die Wahl des richtigen Führungsstils – 107**	
4.4.1	Welcher Führungsstil passt zu Ihnen? – 107	
4.4.2	Coaching als Führungsstil: Elemente erfolgreicher Mitarbeiterführung – 108	
4.5	**Kündigung – 113**	
4.5.1	Schreiben eines qualifizierten Zeugnisses – 114	
4.6	**Stellenbeschreibungen und Teamkommunikation – 116**	
4.6.1	Leitfaden Teammeetings – 116	
4.6.2	Aufgaben- und Kompetenzverteilung – 117	
4.6.3	Wenn die Praxis weiter wächst – 118	
4.6.4	Verhaltensregeln für das Team (Praxisbeispiel) – 122	
4.7	**Leistungszulagen als Motivationsfaktor – 123**	
4.7.1	Einzelbonus – 123	
4.7.2	Teamzulage – 124	
4.7.3	Verteilungsschlüssel – 125	
4.7.4	Führungskonzept – 125	

Ein Schlüsselfaktor für eine erfolgreiche Praxis ist heute mehr denn je ein sehr gutes Team mit engagierten Mitarbeiterinnen. Das aus den einzelnen Mitarbeiterinnen ein gutes Team wird – und somit »1 + 1 = 3« wird – ist eine der wichtigen Aufgaben des Unternehmers und Zahnarztes. Gute und gezielte Teamführung (◘ Tab. 4.1) wird sicher eine Schlüsselqualifikation für erfolgreiche Zahnärzte, und diese Qualifikation wird umso wertvoller, je mehr Mitarbeiterinnen die Praxis hat.

Welche konkreten Führungsaufgabenhat ein Zahnarzt?

- Natürlich muss er – ähnlich der Aufgabe eines Teammanagers im Fuß- oder Handball – die passenden Mitarbeiterinnen auswählen und im Rahmen seines zur Verfügung stehenden Budgets gewinnen.
- Dabei gilt es zu beachten, dass er aus Gründen der Wirtschaftlichkeit wie auch der gesunden Hierarchie wegen sein Team aus motivierten »Indianern« und »Häuptlingen« gleichermaßen zusammenstellt. Jährlich muss er sich zudem fragen, welches Budget er als Gehaltserhöhung insgesamt zur Verfügung hat – und wie er dies verteilt.
- Er muss danach die jeweiligen Aufgabenbereiche den einzelnen Mitarbeiterinnen zuordnen und Zuständigkeiten, Verantwortungs- und Kompetenzbereiche definieren.
- Die einzelne Mitarbeiterin sollte er danach »fördern und fordern«, ihre Persönlichkeit sowie ihre Kompetenz erfassen können.
- Und er muss sich in den verschiedenen Teamphasen zeigen und seiner Aufgabe im »Teamforming« gerecht werden, um aus einzelnen Mitarbeiterinnen immer wieder ein leistungsstarkes Team zu formen.

Eine bewusste und nachhaltige Mitarbeiterführung verlangt vom Zahnarzt als Führungskraft aber auch grundsätzliche Kenntnisse über die Motivation von Mitarbeiterinnen. Bewährt hat sich als Motivationstheorie die »2-Faktoren-Theorie« von Herzberg. Herzberg et al. (1959) unterscheiden genau 2 Arten von Einflussgrößen: auf der einen Seite alle Faktoren, die auf den Inhalt der Arbeit bezogen sind (Motivatoren), und auf der anderen Seite jene, die auf den Kontext der Arbeit bezogen sind (Hygienefaktoren).

»Hygienefaktoren« sind hierbei jene Faktoren, welche bei positiver Ausprägung die Entstehung von Unzufriedenheit verhindern, aber nicht zur Zufriedenheit beitragen bzw. diese erzeugen. Oft werden Hygienefaktoren nicht bemerkt oder als selbstverständlich betrachtet. Sind sie jedoch nicht vorhanden, empfindet die Mitarbeiterin dies als Mangel. Beispiele von Hygienefaktoren sind z. B.:

- der Lohn bzw. das Gehalt,
- die Personalpolitik der Praxis sowie der Führungsstil und Arbeitsbedingungen in der Zahnarztpraxis,
- die zwischenmenschlichen Beziehungen zu Kolleginnen und Vorgesetzten,
- die Sicherheit der Arbeitsstelle und
- der Einfluss des Arbeitsplatzes auf das Privatleben, z. B. durch Überstunden, Wochenend- oder späte Arbeitszeiten.

Motivatoren dagegen beeinflussen die Motivation der Mitarbeiterinnen zur Leistung selbst und kommen schwerpunktmäßig aus dem Arbeitsinhalt. Motivatoren verändern also die Zufriedenheit, ihr Fehlen führt aber nicht zwangsläufig zur Unzufriedenheit. Das Streben nach Wachstum und Zufriedenheit mit sich selbst steht hier im Mittelpunkt. Zu den Motivatoren zählen insbesondere

- gefühlte bzw. wahrgenommene Arbeitsleistung und Erfolg,
- Anerkennung durch Führungskräfte, Kolleginnen oder auch Patienten,
- als sinnvoll und wichtig wahrgenommene Arbeitsinhalte,
- Verantwortung,
- Aufstieg und Beförderung sowie
- Wachstumsmöglichkeiten.

Unter diesen Gesichtspunkten bekommt die Auswahl der richtigen Mitarbeiterinnen eine besondere Bedeutung.

Tab. 4.1 Fragebogen »Die Führung meines Praxisteams«

	Stimmt genau	Stimmt nur teilweise	Stimmt eher nicht	Stimmt überhaupt nicht
Meine Mitarbeiterinnen arbeiten eigenverantwortlich und selbstständig an unseren Praxiszielen.				
Meine Mitarbeiterinnen werden regelmäßig im professionellen Umgang mit Patienten geschult.				
Wir hören oft: »Sie haben eine angenehme Praxisatmosphäre!«				
Ich wende unterschiedliche Führungsstile bei meinem Team bewusst und systematisch an.				
Zielgespräche finden bei uns mindestens alle 12 Monate statt und werden protokolliert, die Umsetzung wird von mir überprüft.				
Bei Fehlern und Problemen suchen wir die Lösungen – nicht den »Schuldigen«.				
Wir haben ein Gehaltssystem, das nachvollziehbare und bekannte Möglichkeiten für Prämien liefert.				
Überstunden sind bei uns innerhalb des Teams gleichmäßig verteilt.				
Ich kann wichtige Aufgaben so an mein Team delegieren, dass ich entlastet werde.				
Teamführung ist bei mir »Chefsache«.				

Auswertung
1. Schauen Sie sich jetzt Ihr Ergebnis nochmals an. Welche Bereiche liegen bei »Stimmt eher nicht« oder sogar bei »Stimmt überhaupt nicht«?
2. Welche davon wollen oder müssen Sie persönlich zum Erreichen Ihrer Ziele verändern?
3. Wie wollen Sie dies machen?

4.1 Personalauswahl: vom Profil zum gewinnenden Erstgespräch

Die Personalauswahl ist ein sehr wichtiges, aber auch zeitintensives Thema. Wenn Sie Ihr Team erweitern möchten oder tatsächlich feststellen sollten, dass ein/e Mitarbeiter/in nicht zu dem Anforderungsprofil Ihrer Praxis passt, dann müssen Sie sich aktiv auf Personalsuche begeben. Doch Vorsicht: Falsche Personalentscheidungen kosten viel Zeit und Geld und sorgen für eine Menge Unruhe in der Praxis. In der Wissenschaft geht man davon aus, dass eine falsche Besetzung besonders an den wichtigen Positionen durch unmittelbare Personal- und Anzeigenkosten sowie den persönlichen Zeiteinsatz etwa das 2- bis 2,5-fache eines Mitarbeiterjahresgehalts kostet.

Es ist deshalb wichtig, dass Sie auf eine sehr sorgfältige und genaue Auswahl nach den für Sie entscheidenden Kriterien achten und mögliche Fehlerquellen in der Personalauswahl vermeiden. Die häufigsten Fehlerquellen bei der Personalauswahl in der Zahnarztpraxis sind spontane, zu schnelle und zu wenig vorbereitete Entscheidungen bei der Einstellung. Nach einer Anzeige wird meist die/der erstbeste Bewerber/in genommen. »Der Arbeitsmarkt gibt nicht mehr her«, heißt es dann meist. Und mit der Hypothek dieser Entschuldigung beginnt die betreffende Person dann auch ihre berufliche Laufbahn in Ihrer Praxis. Eine bewusste, systematische Personalauswahl – gleich von Anfang an – hilft, den Zufall herauszuhalten.

4.1.1 Anforderungsprofil anhand des Stellenprofils

Erstellen Sie als erstes ein genaues Stellen- bzw. Anforderungsprofil für den/die zukünftige/n Mitarbeiter/in.

Welche Fähigkeiten sind unabdingbar? Welche fachlichen Qualifikationen sind wichtig? In der Praxis erleben wir es immer häufiger, dass die »eierlegende Wollmilchsau« gesucht wird – und die Enttäuschung dann groß ist. Für eine(n) angestellte(n) Zahnarzt/Zahnärztin könnte ein Profil z. B. wie folgt aussehen:

- Angestellte(r) Zahnarzt/Zahnärztin mit Zulassungsberechtigung
- Persönlichkeitsprofil des/der »Idealkandidaten/-kandidatin« (Eigenschaftsprioritäten: A = sehr wichtig bzw. notwendig, B = wünschenswert bzw. ausbaufähig, C = wäre von Vorteil, aber keine Bedingung):
  - Dynamisches, ehrgeiziges Wesen, gepaart mit gewissenhafter, sorgfältiger Arbeitsweise; Offenheit für die Kombination von qualitätsbewusstem und wirtschaftlichem Arbeiten (A)
  - Kandidat/in kann Richtung vorgeben bzw. seine/ihre Ideen an das Team und die Labortechniker vermitteln, Ergebnisse zunehmend dokumentieren (B).
  - Gut von Ihnen zu führen, auch indem eigene Ziele vorhanden sind bzw. Ziele der Praxisleitung (Spezialgebiete, Verantwortungsbereiche) adaptiert werden; Bereitschaft zur Übernahme auch der erarbeiteten Auswege aus den Budgetrestriktionen (A)
  - Konstruktive Persönlichkeit, die auch vor anderen Menschen »Persönlichkeit« zeigen kann, eigene Werte hat (B–C)
  - Ausbaufähige Führungskompetenz, die dem Team eine klare, mit dem Chef abgestimmte Richtung vorgibt (A)
  - Offenheit für neue Wege in der Zahnmedizin, auch Offenheit für (interne) Fortbildungen sowie regelmäßige Coachinggespräche mit der Praxisführung (A)
- Berufserfahrung (A): zulassungsberechtigt bzw. kurz vor Ende der Assistentenzeit, falls er/sie dann die medizinische Basiskompetenz bereits besitzt; darf seine/ihre Medizin als das »Nonplusultra« ansehen
- Gewünschtes Eintrittsdatum
- Gehaltsvorstellung, Urlaub etc.: VHB

Wichtig für das Interview sind deshalb aufgabenbezogene Fragen, deren Beantwortung etwas über die Erfahrung des Bewerbers/der Bewerberin aussagt bzw. darüber, was dieser/diese konkret schon getan hat. Hier sollte auch das Verhältnis zum Team getestet werden, damit alle Partner anerkannt bzw. respektiert werden.

Sie merken, dass Sie hier mit ca. 10 Minuten Zeitaufwand einen klaren Fokus auf jene potenziellen Mitarbeiter/innen bekommen, die zu Ihnen passen könnten – oder eben auch klar nicht zu Ihrem Profil passen. Eine entsprechende Checkliste kann unter ▶ www.unternehmenzahnarztpraxis.de abgerufen werden.

4.1.2 Die Stellenanzeige

Grundsätzlich gilt: Je detaillierter und je genauer das Anforderungsprofil, umso geringer ist der Aufwand beim Bewerbungsprozess, desto weniger Kandidaten aus der »Breite« bewerben sich bei Ihnen. Und noch etwas sollte einem bei der Stellenanzeige bewusst sein: Sie ist auch eine Art Visitenkarte für die Praxis. Die Investition in eine professionelle Anzeige kann trotz der höheren Insertionskosten eine sehr sinnvolle sein.

Schalten Sie eine gezielte Anzeige, die genau auf dieses Anforderungsprofil abgestimmt ist. Damit Sie bei Ihrer Stellenanzeige nichts vergessen, hier in Stichworten Angaben, die in der Anzeige genannt werden sollen bzw. können:

- Vorstellung der Praxis (z. B. »etabliert«, »langjährig«, »mit Tradition«, modern, innovativ« etc.)
- Befristete (z. B. Aushilfe, Praktikum etc.) oder Daueranstellung
- Genaue Bezeichnung der Stelle

- Haupttätigkeitsfeld, Aufgabenbereich
- Verantwortung, Befugnisse – falls diese Stelle dies widerspiegelt
- Besondere Arbeitsbedingungen (Führung/Übernahme eines eigenen Patientenstamms)
- Welche Qualifikationen werden verlangt (Ausbildung, berufliche Erfahrung, Zusatzqualifikationen, soziale Kompetenzen, evtl. Sprachkenntnisse etc.)?
- Welche dieser Qualifikationen sind Muss- und welche Wunschqualifikationen?
- Besondere Leistungen durch das Unternehmen (z. B. Prämiengehalt, überdurchschnittliches Gehalt, Firmenwagen, Praxiskleidung etc.)
- Gewünschter Stellenantrittstermin
- Fortbildungsmöglichkeiten
- Karrierechancen
- Wie soll die Bewerbung erfolgen (per Mail, telefonisch oder schriftliche Bewerbung)?
- Kontaktmöglichkeiten (Telefonnummer, E-Mail-Adresse), Logo
- Ansprechperson
- Anforderungen hinsichtlich Bewerbungsunterlagen

- **Zeitung oder Internet?**

Wo wollen Sie Ihre Stellenanzeige veröffentlichen? Zeitungen sind weiterhin ein wichtiges Medium, Internetportale gewinnen an Bedeutung – besonders in den Positionsbereichen (Angestellter/Assistenz-)Zahnarzt, ZMV, ZMF, DH. Eine gute Auszubildende können Sie auch in einem regionalen »Käseblatt« ansprechen – und die (Groß-)Eltern und Verwandten dazu. Denn Betriebe, die ausbilden, erfreuen sich weiter einer großen Beliebtheit. Darüber hinaus werden Internetportale immer wichtiger, um die passende Mitarbeiterin zu finden. Dies fördert auch Ihr Image. Einige Internetportale finden Sie z. B. bei ▶ www.meine-stadt.de oder unter ▶ www.jobboersenfinder.de, wo sich neben den Portalen der innovativen Zahnärztekammern auch Seiten wie dentonline.de, gigajob.de, dentalboerse.de, jobdental.de längst etabliert haben. Nutzen Sie die z. T. geringe Investition und streuen Sie Ihre gezielte Anzeige hier eher breit. Achten Sie jedoch darauf, Ihre Anzeige nach 2–3 Monaten entweder zu löschen oder aber zu verändern.

- **Anzeigenschaltung**
- Bevorzugt ZM (»zahnärztliche Mitteilungen«); Internetstellenbörsen wie dentonline.de, gigajob.de
- Termin der Anzeige: kurzfristig, spätestens bis …

- **Agentur für Arbeit**

Wir kennen aus eigener Erfahrung etliche, z. T. unsägliche Beispiele von wenig motivierten und unzuverlässigen Bewerberinnen, die sich »über das Arbeitsamt« beworben haben. Wir haben aber dank der »Agentur für Arbeit« auch viele Stellen langfristig und erfolgreich besetzen können. Unser Tipp: Spannen Sie Ihren Berater aktiv ein, nutzen Sie das Internetportal und lassen Sie *Ihr* Profil veröffentlichen. Und bereiten Sie Anschreiben vor, mit denen Sie Bewerberinnen freundlich absagen oder sie auf die anstehende Bewerbungsphase vorbereiten. Denn die Quantität an Bewerbungen wird sicher auch steigen.

4.1.3 Das Bewerbungsgespräch

Der nachfolgende Leitfaden soll Ihre Personalauswahl objektiver und sachlicher gestalten. Das Ziel ist es, die Bewerberin – z. B. für die Stelle einer medizinischen Fachangestellten – kennen zu lernen und die für die Stelle relevanten Fähigkeiten zu überprüfen.

Als Vorbereitung auf das persönliche Vorstellungsgespräch sollten Sie einen Interviewleitfaden entwickeln, der als Basis für alle Gespräche fungiert, die sie für die Besetzung einer Stelle führen. Auf diesem Wege wird eine weitestgehend objektive Bewertung möglich, und die verschiedenen Kandidatinnen lassen sich gut miteinander vergleichen.

- **Bewerbungsunterlagen**

Lesen Sie die kompletten Bewerbungsunterlagen (lückenlos) intensiv und achten Sie auf alle Details. Wie ist z. B. der Schreibstil im Anschreiben? Weist der tabellarische Lebenslauf Lücken auf? Welche? Wo?

- **Erstkontakt via Telefon**

Telefonieren Sie – oder Ihre zuständige Mitarbeiterin (Ersthelferin, Praxismanagerin) – zunächst mit den vielversprechendsten Bewerberinnen ausführlich. Legen Sie sich dafür bereits erste Fragen parat. Kann die Bewerberin evtl. Referenzen aufweisen? Rufen Sie ruhig auch einmal außerhalb der üblichen Zeiten an und prüfen Sie: Wie ist die persönliche Meldung? Was kommt herüber? Wichtig: Sie starten hiermit die Bewerbungsphase. Sammeln Sie Mosaiksteine zu einem umfassenden Bild. Verurteilen Sie also nicht vorschnell. Und machen Sie sich bewusst, dass auch Sie hier als Arbeitgeber eine Visitenkarte abgeben. Halten Sie also Stift und Papier zum Schreiben parat, ebenso einen Terminplaner, um sofort einen Termin fixieren zu können. Gehen Sie auch hierbei systematisch vor und lassen Sie von Ihrem Rezeptionsteam Namen, Erreichbarkeit, Stimme, Ausdrucksvermögen/Deutschkenntnisse, Erfahrungen, Wohnort notieren – am besten in einer fest vorgegebenen Tabelle.

- **Planung der Bewerbungsgespräche**

Bestellen Sie nur die wirklich interessanten Kandidatinnen zum persönlichen Gespräch und nehmen Sie sich dafür ausreichend Zeit (ca. 30 Minuten je Gespräch). Viele Gespräche finden unmittelbar oder sogar zwischen einzelnen Behandlungen statt. Meist ist der Interviewer dann gehetzt, noch abgelenkt vom Behandlungsgeschehen. Dies überträgt sich auf Ihr Gegenüber! Bieten Sie ein Getränk an und beginnen Sie mit Smalltalk über Anreise, evtl. Parkplatzsuche o. Ä., um Ihr Gegenüber erst einmal aufzulockern.

- **Der Fragebogen für aussagekräftige Interviews**

Verpacken Sie die Anforderungen an die Mitarbeiterin in Fragen, die Ihnen über das bisherige Verhalten der Bewerberinnen in ähnlichen Situationen Auskunft geben, denn Erfahrungsberichte sind als Aussage immer wertvoller als hypothetische Antworten! Seien Sie kritisch und hören Sie genau zu, entscheiden Sie sich nicht unter Zeitdruck für eine Kandidatin.

- **Bleiben Sie konsequent**

Wenn Sie keine Kandidatin richtig überzeugt, schalten Sie 2–3 Wochen nach der Erstanzeige nochmals eine Anzeige. Ein früherer Zeitpunkt ist nicht sinnvoll, weil die guten Bewerbungen bis zu 1,5 Wochen nach der ersten Anzeige eintreffen.

Ziele des Bewerbungsgesprächs

Ein Bewerberinneninterview sollte v. a. 3 Ziele verfolgen:
1. Das Kennenlernen der Bewerberin – wie ist der persönliche Eindruck?
2. Die Vorstellung der Praxis – welches Bild möchten Sie vermitteln, welche Elemente in den Vordergrund stellen?
3. Überprüfung der Fähigkeiten der Bewerberin – worauf kommt es Ihnen dabei besonders an, welche Eigenschaften sollte eine Bewerberin unbedingt aufweisen?

Die optimalen Rahmenbedingungen für das Gespräch

Ein Bewerbungsgespräch wird oft auch von Details beeinflusst: der eigenen Stimmung, der Bereitschaft zuzuhören usw. – überlassen Sie hier nichts dem Zufall!

- Sorgen Sie im Vorfeld dafür, dass …
  - … genügend Zeit vorhanden ist,
  - … das Gespräch ohne Störungen von außen (Telefon, Nachfragen etc.) verläuft,
  - … das Gespräch an einem »neutralen« Tisch stattfindet, an dem Sie und die Bewerberin als gleichberechtigte Partner Platz nehmen können,
  - … Getränke bereit stehen,
  - … Sie mit professioneller Laune in das Gespräch gehen,
  - … das Gespräch in einer insgesamt lockeren Atmosphäre geführt wird.
- Fragen Sie viel! Der häufigste Fehler ist, dass Sie selbst zu viel reden. Der Löwenanteil des Gesprächs sollte durch die Bewerberin bestritten werden (80/20). Fragen Sie, so viel Sie können. Nur so erhalten Sie genügend »Material«, anhand dessen Sie die Kandidatin einschätzen können.

- Die meisten Informationen erhalten Sie selbstverständlich mit offenen Fragen. Bei geschlossenen Fragen besteht die Gefahr, dass die Kandidatin nur das bestätigt, was Sie bereits gesagt haben.
- Machen Sie sich die »Fallen« eines jeden »Personalers« vor einem Bewerbungsgespräch bewusst (▶ Abschn. 4.1.3.3).

Fehler und Fallen im Bewerbungsgespräch

In der Gesprächssituation besteht die Gefahr, mehreren Urteilsverzerrungen zu erliegen, die oft unbewusst ablaufen. Folgende Verzerrungen sind am häufigsten.

- **Überstrahlungseffekt (»Halo-Effekt«):** Attraktiven Personen werden generell global positive Eigenschaften zugeschrieben. Hier kommt es zu einem »Überstrahlungseffekt«, der ebenfalls auftritt, wenn aus einer positiven Eigenschaft einer Person automatisch auf andere positive, nicht beobachtete Eigenschaften geschlossen wird.
- **Vorinformationen** aus den Unterlagen oder aus dem Telefonat beeinflussen die Wahrnehmung und Deutung der Gesprächsinhalte unbewusst. Bemühen Sie sich hier um eine offene Grundhaltung.
- **Erinnerungseffekte:** Informationen aus dem Gesprächsbeginn und aus dem Abschluss bleiben haften und beeinflussen die Gesamtbeurteilung.
- **Kontrasteffekt:** Folgen die Gespräche zu kurz hintereinander, machen sich sog. Kontrasteffekte bemerkbar: Die Beurteilung orientiert sich zu stark an der vorherigen Kandidatin und fällt dadurch extremer aus.
- **Ergänzungseffekt:** Da wir dazu neigen, uns schnell ein Urteil zu bilden, ergänzen wir häufig Informationen aufgrund kleiner Andeutungen zu einem vollständigen »Bild« (oder Stereotyp), teilweise auch durch wahrgenommene Ähnlichkeit zu anderen uns bekannten Personen (Sympathie-/Antipathie-Effekt).

Treffen Sie daher gezielte Vorkehrungen. Trennen Sie die Aufnahme der Informationen von der Beurteilung: Zuerst beobachten Sie nur und hören zu. Dann erfolgt die Bewertung aufgrund der vorher festgelegten Kriterien.

Durchführung und Ablauf des Interviews

Strukturieren Sie dann das Bewerbungsinterview. Bedenken Sie dabei: jede Systematik führt durch eine größere Vergleichbarkeit der Interviews zu aussagekräftigen Ergebnissen.

1. Begrüßung, lockerer Gesprächseinstieg und Warm-up
2. Von der Bewerberin erfragen Sie dann aktiv:
   - Beruflicher Werdegang
   - Jetzige Tätigkeit (Art und Aufgabengebiet, Entscheidungskompetenz, Verantwortungsbereich, wie sieht ihr konkreter Tagesablauf aus?)
   - Grund (Gründe) für Stellenwechsel
   - Berufliche Ziele
   - Familiärer Hintergrund und private Ziele
   - Spezifische Fragen zum Lebenslauf der Kandidatin
   - Hobbys
   - Gehaltsvorstellungen
   - Frühester Eintrittstermin
3. Die Bewerberin informieren Sie dann über …
   - … die vakante Position: Was konkret erwarten *Sie*? Was ermöglichen Sie der Kandidatin?
   - … die eigene Praxis und die Philosophie Ihrer Praxis
   - … das Leistungsspektrum und die Besonderheiten
4. Terminliche Vereinbarungen
   - Datum für Benachrichtigung der Bewerberin
   - Sonstige Vereinbarungen oder weitere Gesprächstermine
5. Notieren Sie hier die wichtigsten Eindrücke von der Bewerberin, die Sie im Laufe des Gespräches sammeln!
   - Beruflicher Werdegang
   - Fachliche Fähigkeiten
   - Teamfähigkeit
   - Ausstrahlung/Charisma/Motivation
   - Gesprächsführung/kommunikative Kompetenz

- **Fragenkatalog**

In der Vorbereitung gilt es, sich vergleichbare Fragen für die richtige Auswahl zu überlegen. Der folgende Fragekatalog dient unserer Vorbereitung, wenn wir für eine Praxis Auswahlgespräche vornehmen, und erleichtert auch Ihnen die professionelle Gesprächsführung.

■■ **Interviewfragen zur Person**
- Wie sind Sie auf uns aufmerksam geworden?
- Welche persönlichen Ziele verfolgen Sie?
- Warum bewerben Sie sich für diese Stelle?
- Wie sehen Sie sich selber – Wie würden Sie sich selbst beschreiben?
- Was sind Ihre persönlichen Stärken und Schwächen?
- Mit was bringt man Sie aus dem Konzept?
- Welche Hobbys haben Sie?
- Üben Sie Ehrenämter aus?
- Was verlangen Sie von Kolleginnen?
- Wo liegen Ihre beruflichen Stärken/Schwächen?
- Was verstehen Sie unter Teamarbeit? Sind Sie teamfähig?
- Mit welchen Personentypen kommen Sie gut aus? Mit welchen weniger?
- Wo sehen Sie Ihre Grenzen?
- Wie reagieren Sie auf Kritik?
- Arbeiten Sie lieber im Team oder allein?
- Wie reagieren Sie unter Termindruck?

■■ **Fragen zur Vergangenheit und den bisherigen Arbeitsgebieten und Aufgaben**
- Wie war Ihr bisheriger beruflicher Werdegang?
- Wie lösen Sie schwierige berufliche Probleme – wie ist konkret Ihre Vorgehensweise?
- Welche herausragenden Leistungen haben Sie vorzuweisen?
- Wann und bei was haben Sie Misserfolge erlebt?
- Was waren die Gründe für einen Stellenwechsel?
- Welcher Job hat Ihnen bisher am besten gefallen – und warum?
- Welches lukrative Stellenangebot haben Sie ausgeschlagen – und warum?
- Was denken Sie von Ihrem letzten Vorgesetzten?
- Mit welchen Aufgaben waren Sie bei Ihrer letzten Position betraut?
- Wenn Sie vergleichen, wie sehen Sie Ihren jetzigen Arbeitgeber und den letzten?

■■ **Fragen zu den Zielen und Erwartungen**
- Was erwarten Sie von diesem Job?
- Welches sind Ihre beruflichen Ziele – Welches sind Ihre privaten Ziele? In welcher Position sehen Sie sich in 5 oder 10 Jahren?
- Sind sie bereit, Ihre Fachkompetenz zu erweitern?
- Haben Sie noch andere Stellenangebote in Aussicht?
- Welche Position käme für Sie im Moment auch noch in Frage?

■■ **Interviewfragen zum Unternehmen**
- Warum bewerben Sie sich ausgerechnet bei uns?
- Weshalb sind Sie an unserem Unternehmen interessiert – Warum bewerben Sie sich für diese Position?
- Stellen Sie sich vor, Sie müssten einem Dritten von unserer Praxis erzählen, was würden Sie dieser Person über unser Unternehmen erzählen?
- Nennen Sie mir Gründe, weshalb wir Sie beschäftigen sollten!
- Was interessiert Sie am meisten an dieser Position?
- Was glauben Sie – was wird von Ihnen bei der Tätigkeit in dieser Position abverlangt?
- Was schätzen Sie: Wie lange werden Sie brauchen, um sich einzuarbeiten?
- Warum glauben Sie, dass Sie für diese Position geeignet sind?
- Was können Sie für den Erfolg unseres Unternehmens beitragen?
- Was glauben Sie: Wie lange werden Sie bei uns bleiben?
- Wenn Sie dieses Stellenangebot mit anderen Angebote vergleichen – wo liegen für Sie unsere Vor- bzw. Nachteile?

■■ **Grund- und Fachwissen**
- Welche Station hat Sie in Ihrem Arbeitsleben fachlich am meisten geprägt?

- Welche Fachkenntnisse konnten Sie bisher in Ihrem Job einsetzen?
- In welchem Fachgebiet bewegen Sie sich gern, was liegt Ihnen weniger – und warum?
- Wie wichtig ist Ihr Fachwissen in Ihrer jetzigen Position?
- Fachspezifische Fragen, die mit der auszuübenden Tätigkeit in Verbindung stehen

Überfachliche Kompetenzen
- Woran sind Sie besonders interessiert?
- Wie halten Sie sich (in Ihrem Fachgebiet) in Bezug auf Neuerungen auf dem Laufenden?

Kognitive Leistungsfähigkeit/Lernbereitschaft
- Zielvorgaben werden nicht erfüllt, wie reagieren Sie?
- Welchen Stellenwert hat die berufliche Anpassungsfortbildung/Aufstiegsfortbildung für Sie?
- Was sind Problemfelder in der Zahnmedizin und was würden Sie tun, um diese zu lösen?
- Wie organisieren Sie Ihren Arbeitstag? (Beispiel)
- Wie organisieren Sie Ihren Arbeitsplatz? (Beispiel)
- Wie gehen Sie mit Ihrem Arbeitsmaterial um? (Beispiel)

Eigenmotivation und Kolleginnenführung
- Wie motivieren Sie Kolleginnen und sich selbst?
- Wann ist für Sie Teamarbeit notwendig und welche teambildenden Maßnahmen kennen Sie?
- Wie treffen Sie wichtige Entscheidungen?
- Was weckt bei Ihnen am Arbeitsplatz/im Arbeitsumfeld Aversionen?

Provokative Fragen
- Können Sie lügen?
- Aus welchem Grund würden Sie sich selbst nicht einstellen?
- Warum war Ihr letzter Arbeitgeber mit Ihnen unzufrieden?
- Mobbing am Arbeitsplatz – Wie wehren Sie sich, wenn Sie gemobbt werden?
- Jeder Mensch hat Defizite – welche Defizite haben Sie?
- Wie motivieren Sie sich, wenn Sie mal einen »schlechten Tag« haben?
- Was denken Sie über Ihren letzten Arbeitgeber?
- Wenn Sie mich in meiner Position als Interviewer/Personaler beurteilen müssten, wie würde Ihre Beurteilung ausfallen?
- Welche Bedeutung haben für Sie Status, Prestige, Anerkennung und Erfolg?
- Wo liegt Ihre Schmerzgrenze in Bezug auf Lohn/Gehalt?
- Wie tief wäre der Minimal- oder auch Startlohn, für den zu arbeiten Sie bereit wären?
- (Falls die Kandidatin sich aus der Arbeitslosigkeit heraus bewirbt) Warum wurden Sie entlassen?
- Warum bewerben Sie sich für eine Stelle, für die Sie eindeutig unterqualifiziert sind?
- Weshalb bewerben Sie sich für eine Stelle, für die Sie eindeutig überqualifiziert sind?
- Weswegen hat Ihnen Ihr alter Arbeitgeber ein mittelmäßiges/schlechtes Arbeitszeugnis ausgestellt?
- Warum waren/sind Sie so lange arbeitslos?

Auswertung

Erst nach dem Gespräch sollte es zu einer Bewertung der ermittelten Informationen kommen. Schauen Sie sich Ihre während des Gesprächs aufgezeichneten Notizen an und erstellen Sie eine Liste, in der Sie alle Vor- und Nachteile aufführen, die eine Bewerberin hinsichtlich der vakanten Stelle aufweist. Machen Sie Ihre Entscheidung aber nicht nur von der Anzahl der Vorteile einer Bewerberin abhängig, sondern achten Sie auch darauf, dass sie unbedingt die wichtigsten Anforderungen erfüllt.

Halten Sie schriftlich fest, wie gut die jeweilige Kandidatin Ihre Kriterien erfüllt (Tab. 4.2).

Das Ergebnis hieraus ist ein Gesamteindruck davon, wie sehr sich das Profil der Kandidatin mit Ihrem Anforderungsprofil deckt; die einzelnen Kandidatinnen lassen sich zudem auf diese Weise besser miteinander vergleichen. In die Entscheidung sollten auch Ihr persönliches Gefühl z. B. bezüglich Sympathie und Entwicklungsprognose der

Tab. 4.2 Notizen während des Interviews strukturieren

Kriterien (Beispiele)	Aussagen	Sehr gut	Gut	Weniger gut	Ungenügend
Teamfähigkeit vs. Individualist					
Sprache, Umgangsformen					
Fachliche Fähigkeiten					
Ergebnisorientiert vs. problemorientiert					

Kandidatin einfließen. Versuchen Sie, dies anhand Ihrer Notizen zu objektivieren.

4.1.4 »Azubi-Casting« – ein Assessment-Center zum Finden der geeigneten Auszubildenden

Wer kennt das nicht? Trotz guter Bewerbungsmappe, angenehmem Erstgespräch und hoffnungsvollem Probearbeiten entpuppt sich die neue Auszubildende nach einigen Monaten als problematisch. Wenn die finanzielle Tragweite dieser falschen Personalauswahl auch nicht so gravierend ist, stört dies doch in vielen Fällen massiv ein Team sowie den reibungslosen Ablauf, und der Auszubildenden kann man als Führungskraft in seiner Funktion als »Ausbilder« auch nicht gerecht werden.

Wir wenden in der Beratung deshalb gerne ein 3-stündiges Assessment-Center an, dabei werden an einem Nachmittag vom Zahnarzt sowie dem »Führungspersonal« mehrere Auszubildende »auf Herz und Nieren geprüft«. Ein Ablauf könnte z. B. wie folgt aussehen:

- **14.30: Begrüßung und Einführung**
  - Vorstellung der Praxisräume
  - Vorstellung des Praxispersonals
  - Einzelvorstellung (90 Sekunden) der »Azubi-Kandidatinnen« vor der Gruppe

- **15.00 Uhr: Teamübung/Warm-up**
  - Zollstockübung

- **15.15 Uhr: Übung 1**
  - Jede Kandidatin Präsentation zu diversen Praxis-Flyern ausarbeiten lassen, um Auffassungsgabe, kommunikatives Geschick und Reden vor der Gruppe zu prüfen, inkl. anschließender Fragerunde durch das Praxispersonal.

- **15.45 Uhr: Prüfung der praktischen Fähigkeiten in 2er-Gruppen**
  - Dokumentation (Leitung: Zahnarzt) in die Karteikarte: Was nimmt die potenzielle Mitarbeiterin auf? Wie gut hört sie zu?
  - Telefonübung (Leitung: Rezeption): Fiktiver eingehender Anruf eines Testpatienten soll entgegengenommen werden
  - Anmischen von Alginat (nach vorheriger klarer Einweisung)
  - Wegsortieren von Materialien in Schubläden (nach vorheriger klarer Einweisung)

- **Ca. 17 Uhr: Einzelgespräche**
  - Kurze Interviews ohne die Gruppe (10 Minuten je Teilnehmerin) in Anwesenheit aller Praxisangehörigen: Feedback zum bisherigen Eindruck; Stärken, Problembereiche. Hier sollte auch der Umgang mit Kritik geprüft werden

- **Abschluss**
  - Auswahl für Praktikum und Termine avisieren

- **Fazit**

Sie haben somit die Chance, innerhalb eines halben Tages die potenzielle Mitarbeiterin in verschiedenen Bereichen zu prüfen, das handwerkliche Geschick unter die Lupe zu nehmen, einen Eindruck zu bekommen, wie die Kandidatinnen zuhören und das Gehörte umsetzen.

4.2 Erfolgreiche Einarbeitung von Mitarbeiterinnen

Ein festes Team mit wenig Personalwechsel ist Gold wert, spart Nerven, Zeit und Geld. Fluktuationen innerhalb des Teams gehören im aktuellen Arbeitsleben und in vielen Zahnarztpraxen jedoch zum Alltag. Verbunden damit ist die Suche nach neuen Mitarbeiterinnen und deren Integration in das Team. Eine zügige Einarbeitung ist ein Gewinn für alle Beteiligten. Mit steigender Mitarbeiteranzahl wächst die Herausforderung, das richtige Personal zu finden und dieses dann auch zu binden. Eine Tendenz zeigt das KZBV-Jahrbuch 2008/2009: Die Teams werden größer. Die durchschnittliche Anzahl der Mitarbeiterinnen pro Praxis ist in Deutschland zwischen 1992 und dem Jahr 2007 um über 30% gestiegen (1992: 2,4 Mitarbeiterinnen; 2007: 3,13 Mitarbeiterinnen pro Praxis), in den neuen Bundesländern sogar um knapp 40%.

Gleichzeitig ist die Anzahl der größeren Praxen mit überdurchschnittlichem Personalbedarf gestiegen: Während die Zahl der Einzelpraxen in Deutschland zwischen 1991 und 2007 nahezu gleich geblieben ist (gut 37.000 Praxen), hat sich die Anzahl von Gemeinschaftspraxen/Berufsausübungsgemeinschaften mit mehr als einem Praxisinhaber in diesem Zeitraum auf 8688 fast verdreifacht, die Anzahl der Praxen mit mehr als 2 Praxisinhabern ist sogar um über 700% gestiegen (KZBV-Jahrbuch 2008).

4.2.1 Der richtige Einstieg für »die Neue«

Die Begrüßung der neuen Mitarbeiterin ist Chefsache und sollte nicht an eine noch so kompetente Mitarbeiterin delegiert werden. Das ist eine Frage des Stils, denn damit wird der Stellenwert verdeutlicht, den die Mitarbeiterinnen in einer Praxis haben. In einem kurzen, ungestörten Einführungsgespräch im Büro möglichst zusammen mit der Mentorin werden der Mitarbeiterin nochmals ihre Aufgabenbereiche benannt, Ablauf und Einsatz in den ersten Tagen besprochen und das Mentorinnenkonzept erläutert. Und sie wird mit dem Praxisteam bekannt gemacht.

- Mentoring – ein Konzept auch für Zahnarztpraxen

Selbst eine qualifizierte Mitarbeiterin muss sich in eine neue Praxis einarbeiten und möglichst schnell die spezifischen Abläufe und Gegebenheiten der Praxis kennen lernen. Wie muss dann erst die Einarbeitung für eine weniger qualifizierte Kraft aussehen? Um die Einarbeitung möglichst schnell und effizient zu gestalten, hat sich daher der Einsatz einer Mentorin bewährt. Diese sollte in demselben Arbeitsbereich wie die neue Mitarbeiterin aktiv sein und steht als Ansprechpartnerin für Fragen zur Verfügung, leitet und weist die neue Mitarbeiterin ein.

4.2.2 Feedback und Einarbeitungskontrolle

Es ist empfehlenswert, dass in der Einarbeitungsphase an einem festgelegten Tag pro Woche ein kurzes Anleitungsgespräch zwischen der Mentorin und der neuen Mitarbeiterin geführt wird. Dabei werden offene Fragen zu praxisspezifischen Abläufen und Gegebenheiten geklärt, verteilte Aufgaben an die Neue auch kontrolliert, Fortschritte gelobt.

Falls notwendig, vereinbaren beide in Absprache mit dem Praxisinhaber ein »Lernprogramm«, in dem konkret festgelegt wird, wie und wann die neue Mitarbeiterin fachliches Know-how unter gezielter Anleitung erwirbt. Dies ist umso wichtiger, je höher die Anforderungen sind, die an die neue Mitarbeiterin gestellt werden. Gerade in der Assistenz haben sich gewaltige Unterschiede z. B. bei der Herstellung von Provisorien gezeigt. Lassen Sie die Mitarbeiterin am Modell selbst üben. Eingreifen sollte die Mentorin erst im Anschluss, es dann vorzeigen und ggf. wieder neu machen lassen.

Fordern und Fördern ist hier die Devise! Je qualifizierter eine neue Mitarbeiterin ist und je zügiger sie sich in Ihre speziellen Praxisgegebenheiten einarbeitet, desto schneller ist die Arbeit der Mentorin beendet. Die Zeit, die für die Arbeit der Mentorin investiert wird, wird mehr als ausgeglichen, indem eine gezielte und dadurch schnellere Einarbeitung der neuen Mitarbeiterin erfolgt. Zudem kann dadurch die neue Mitarbeiterin motiviert werden, da sie erfährt, was konkret von ihr erwartet wird, und sie die gestellten Anforderungen schneller erfüllen kann. Ein Nebeneffekt: Behandler, Team und Neueinsteigerin haben weniger Anlass, sich über mögliche Anfängermisslichkeiten zu ärgern.

Häufig ist einer neuen Mitarbeiterin auch die Praxissoftware nicht bekannt. Je nachdem, wie umfangreich sie die Software nutzen soll, muss sie hier möglichst schnell eingearbeitet werden. Auch hierfür legt die Mentorin zusammen mit ihr fest, wer ihr wann eine Einführung in das Computerprogramm gibt, statt nur auf »Learning by Doing« zu setzen.

Mithilfe einer Checkliste kann die Einarbeitung systematisiert werden: Darauf ist zusammengestellt, worüber die neue Mitarbeiterin im Einzelnen zu informieren ist, welche Dokumente ihr zu zeigen oder auszuhändigen sind, wie etwa ihre Stellenbeschreibung und die von der Praxis erstellten Checklisten, Arbeitsanweisungen und dergleichen, die ihre Tätigkeit betreffen.

Wichtig ist: Nach einer ersten Einarbeitungsphase von ca. 4–6 Wochen sollte der Praxisinhaber ein kurzes Feedback-Gespräch mit der neuen Mitarbeiterin führen und sich hierfür vorab bei der Mentorin über deren Entwicklung erkundigen: Wo hat sie sich gut eingearbeitet, welche Leistungen müsste sie noch verbessern? Ebenso wird in diesem Gespräch die eigene Einschätzung der neuen Mitarbeiterin besprochen und die nächsten Einarbeitungsschritte und Maßnahmen werden festgelegt.

Die Praxiserfahrung zeigt: Der Aufwand und der Einsatz lohnen und rechnen sich, weil gerade »gutes Personal« auf den meisten Arbeitsmärkten schwierig zu finden ist (▶ Checkliste: Einarbeitung neuer Mitarbeiterinnen).

Einarbeitungsplan
- **Arbeitsbeginn:**
  - Begrüßung, Anfangsinformationen und Vorstellung des Praxisteams
  - Überreichen der Stellenbeschreibung
- **Nach 2 Wochen:**
  - Austausch von ersten Erfahrungen und Problemen, die schon jetzt abgesehen werden können. Konkrete Vermittlung der Erwartungen (Soll-Ist-Vergleich)
- **Nach 1 Monat:**
  - Wie zufrieden ist der neue Mitarbeiter? Hat er Verbesserungsvorschläge (noch ist er nicht betriebsblind!)?
- **Nach 3 Monaten:**
  - Wie läuft die Zusammenarbeit mit den Kolleginnen? Stimmt die persönliche »Chemie«?
- **Nach 5 Monaten:**
  - Probezeitbeurteilung kurz vor Ende der Probezeit; weitere Definition der Entwicklungsbereiche/Ziele

4.3 Die Entwicklung eines Praxisteams fördern

Das Praxisteam beeinflusst den Erfolg einer Praxis genauso wie die Zufriedenheit des Chefs. In guten Teams ist 1 + 1 = 3, in normalen 1 + 1 höchstens 2. Mitbestimmt wird dieses Teamergebnis durch die Führungskompetenz des Zahnarztes, der die Zusammenarbeit der Mitarbeiterinnen gezielt beeinflussen kann. Denn besonders bei wachsenden oder sich verändernden Teams ist für den Zahnarzt als Chef die Kenntnis darüber wichtig, in welcher Phase sein Team gerade steckt.

Die Teamuhr eignet sich sowohl als (Eigen-) Analyse sowie als Führungsinstrument, um die natürlichen Phasen einer Teamentwicklung zu erkennen und zielorientiert verändern zu können. Unter Teamentwicklung wird zum einen ein quasi automatisch verlaufender Prozess verstanden, den Arbeitsgruppen und Teams im Verlauf ihres Bestehens phasenweise durchlaufen. Die Teamentwicklung als aktiver, gesteuerter Prozess dient zum anderen aber auch der Verbesserung der Zusammenarbeit von Mitarbeiterinnen. Es sollen Kooperationsbereitschaft und Teamgeist gefördert werden, um die Arbeitseffizienz des Teams zu steigern. Oft werden dabei nicht nur Kompetenzen einzelner Teammitglieder oder der ganzen Gruppe (z. B. Kommunikation) optimiert, sondern auch

Checkliste: Einarbeitung neuer Mitarbeiterinnen

1. **Vorbereitung auf die neue Mitarbeiterin**
   a. Nochmalige Durchsicht der Bewerbungsunterlagen
   b. Vorbereitung des Arbeitsplatzes/der Stellenbeschreibung
   c. Benennung einer »Patin« bzw. Mentorin
   d. Information der anderen Praxismitarbeiterinnen in einem Meeting
   e. Planung des Arbeitseinsatzes für die ersten Tage mit durchzuführenden Patiententerminen sowie den zu hospitierenden Terminen bei folgenden Behandlungen
2. **Begrüßung der neuen Mitarbeiterin**
   a. Begrüßungsgespräch durch Sie
   b. Vermittlung von Philosophie, Erwartungen, Zielen
   c. Vorstellung der »Patin«
   d. Vorstellung der anderen Praxiskräfte mit deren Funktionen
   e. Entgegennahme Lohnsteuerkarte, Versicherungsunterlagen, Urlaubsbescheinigung
3. **Einführung in die Ordnung und Umgebung der Praxis**
   a. Informationen über die Verhältnisse am Ort (Verkehrsverbindungen, Wohnungsvermittlung etc.)
   b. Sprechstundenzeiten
   c. Beginn und Ende der täglichen Arbeitszeit, Pausenregelung, Überstundenzeit, Notdienste
   d. Zuweisung der zuständigen ZFA/Mentorin
   e. Definition der »sonstigen Erwartungen« und Termine (Meetings, Kontrollen, Abrechnung)
   f. Einführung ins Handling Ihrer Karteikartenführung bzw. in die Kontrollen der Tagesleistungen
   g. Vorstellung der Laborpartner und deren Erwartungen für die Zusammenarbeit (Laborzettel, Abdrücke, Zeitrahmen)
   h. Vorstellung von Räumlichkeiten (falls nicht im Ersttermin bzw. beim Probearbeiten geschehen)
   i. Namensschild und Kittel bzw. Praxiskleidung ausgeben
   j. Rauchverbot benennen
   k. Aufklärung/Einweisung über Hygiene, Desinfektion, Infektionsprophylaxe
   l. Maßnahmen zur Unfall- und Feuerverhütung
   m. Regelung Privatgespräche Telefon
   n. Übergabe Schlüssel (z. B. Schreibtisch)
   o. Aushändigung bzw. Einsichtnahme Tarifvertrag
   p. Notarzt
   q. Telefonnummer Chef privat
4. **Einführung in die Arbeitsaufgaben**
   a. Erklärung der Hauptaufgaben
   b. Persönliches Arbeitsmaterial
   c. Telefonsystem und Anrufbeantworter erklären; in welchen Fällen darf ein Gespräch zum Zahnarzt durchgestellt werden?
   d. Sprechanlage erklären
   e. Funkanlage erklären
   f. Terminsystem erklären
   g. Karteisystem erklären
   h. Praxiscomputer erklären
   i. Ablagesystem erklären
   j. Wo liegen die Vorräte? Wer füllt sie auf? Wer kauft sie wo ein?
   k. Wer überwacht die Ordnung von
      – Behandlungszimmer?
      – Wartezimmer?
      – Labor?
      – Röntgenraum?
      – Küche?
      – Toilette?
      – Blumenpflege?
   l. System und Zuständigkeiten für Postein- und -ausgang
   m. Bedienung Fotokopier- und Faxgerät noch einmal erklären
   n. Lassen Sie Ihre neue Mitarbeiterin selbst üben
5. **Periodische Fortschrittskontrolle**
   a. Kontakttermine im Kalender vormerken
   b. Beurteilung vor dem Ende der Probezeit
   c. Erklären und demonstrieren Sie die Arbeit in kleinen Schritten. Lassen Sie die Mitarbeiterin die Arbeit ausführen

Strukturen der Zusammenarbeit neu geordnet. Der Prozess der Teamentwicklung beschreibt dabei den Weg von einer Ansammlung von Individuen hin zu einem leistungsfähigen Team.

Tuckmann (1965) beschreibt modellhaft die 4 Phasen der Teamentwicklung hinsichtlich der Teamstruktur und dem Aufgabenverhalten. Dabei ist das Durchlaufen der 4 ersten Phasen zwingend notwendig, um erfolgreiche Teamarbeit zu ermöglichen.

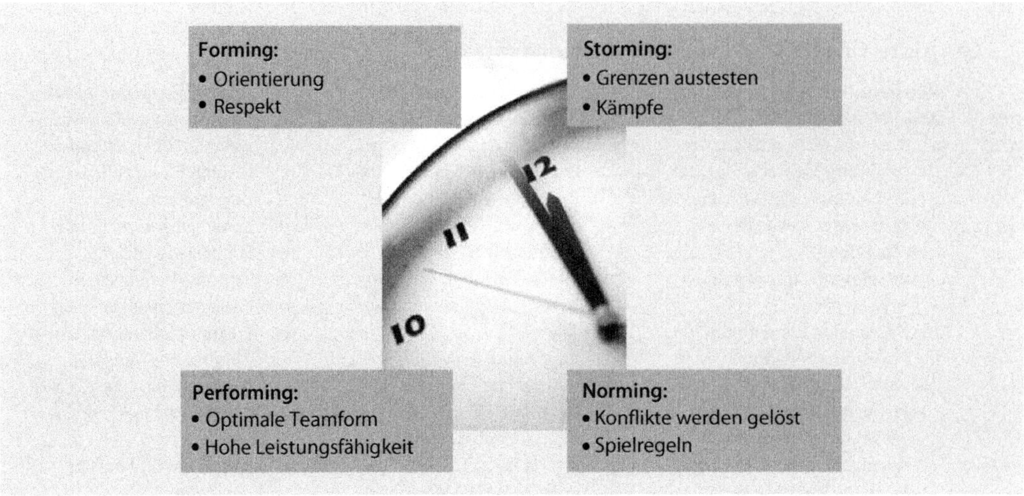

Abb. 4.1 Die Teamuhr – die verschiedenen Phasen der Teamentwicklung

4.3.1 Die Phasen der Teamentwicklung

Die Bildung eines optimal arbeitenden Praxisteams ist ein Entwicklungsprozess, der einige Zeit in Anspruch nehmen kann. Es ist Aufgabe des Zahnarztes bzw. Chefs, diesen Prozess zu unterstützen. Unterscheiden lassen sich die 4 Phasen wie folgt (◘ Abb. 4.1, ◘ Abb. 4.2):
1. Das Pseudoteam **(Forming)**
2. Die Konfliktphase **(Storming)**
3. Die Regelungsphase **(Norming)**
4. Das effektive Team **(Performing)**

4.3.2 Die Aufgaben der Führungskraft in den einzelnen Phasen

Ein Zahnarzt hat – je größer sein Team ist und je mehr Fluktuation innerhalb des Mitarbeiterstamms stattfindet – unterschiedliche Aufgaben, die einzelnen Mitarbeiterinnen in der Zusammenarbeit zu führen.

Forming: Die Formierungsphase bzw. das »Pseudoteam«

Die Formierungsphase (»Forming«) ist geprägt durch Höflichkeit, einem vorsichtigen Abtasten, dem Streben nach Sicherheit, der »Man«-Orientierung in der Kommunikation und dem Kennenlernen.

- **Charakteristisch**
- In dieser Phase ist es wichtig, dass die Führungskraft das Team führt (»ansagt«). Das Pseudoteam ist, wie die gewählte Bezeichnung unschwer erahnen lässt, eine Gruppe von Menschen, die in der Hoffnung vereint sind, ein Team zu werden. Man ist zwar freundlich zueinander, unterhält sich aber nur über Belanglosigkeiten.
- Da in dieser Phase Freundlichkeit und Konfliktfreiheit oberstes Ziel ist, bleiben die heißen Kartoffeln im Feuer – bis sich vielleicht jemand außerhalb des Teams berufen fühlt, sie eigenmächtig aus dem Feuer zu holen. Klar ist deshalb: Wesentliche Entscheidungen werden außerhalb der Teamsitzungen getroffen – oder sogar nur vom Zahnarzt als Einzelentscheidung erwartet.
- Es kann jedoch auch sein, dass notwendige Entscheidungen verschleppt werden und dann aufgrund des drohenden Termins hastig und unüberlegt durch irgendjemanden getroffen werden. In jedem Fall hat die Projektgruppe ihre Aufgabe verfehlt. Wer bei einem solchen Team einem Meeting beiwohnt, wird nicht

4.3 · Die Entwicklung eines Praxisteams fördern

Phase:	Was tun?	Thema:
Forming: 1+1=1,5	Kennen lernen Wer ist das Team? Grenzen/Zugehörigkeit Ziel/Zweck	Zeit investieren in »sich kenen lernen« Antreten und Orientierung geben
Storming: 1+1=1	Macht/Position Konkurrenz Konflikt Rollenklärung	Rollen klären Konfliktmanagement
Norming: 1+1=3	Spielregeln Organisation Planung Kommunikation	Moderieren Alle beteiligen Dokumentieren
Performing: 1+1=3,5	Leistung Arbeitsfähigkeit	Motivieren Gute Rahmenbedingungen Prozess-Analyse

Abb. 4.2 Teamphasen und Teamthemen

selten von Gefühlen der Langeweile und Müdigkeit heimgesucht.
- Diese Phase eines Pseudoteams lässt sich nicht verhindern. Jede Gruppe startet in dieser Phase und beschäftigt sich mit Fragen wie z. B.: Wer sind die anderen? Was ist hier möglich? Was ist mein Status in dieser Gruppe? Wer hat wie viel Einfluss? Wie werde ich meine Interessen in dieser Gruppe verfolgen können? Viele prüfen erst einmal auf ihre Weise, wer die anderen sind, ohne schon allzu viel von sich selbst zeigen zu wollen. In den seltensten Fällen werden sofort die heißen Themen angegangen. Man »beschnuppert« sich erst einmal und hält sich bedeckt. Kurz: die Gruppe ist noch nicht eigenverantwortlich arbeitsfähig.

- **Was, wenn ein Team hier stecken bleibt – oder sogar zurückfällt?**
- Schwierig wird es, wenn eine Gruppe in dieser Entwicklungsphase stecken bleibt. Dann empfiehlt sich für jeden – nicht nur für den Leiter –, zu prüfen, inwieweit die eigene Vorsicht und Bedecktheit hinsichtlich dessen, was gemeinsam erreicht werden soll, noch nützlich ist. Wenn niemand wagt, mit eigenen Meinungen und Perspektiven sichtbar zu werden, bleibt es langweilig.
- Es kann auch sein, dass ein Team in diese Phase aus einer der nachfolgenden zurückfällt. Grund für diesen Rückfall sind meist unausgesprochene, schwelende Konflikte. Niemand wagt mehr, als Erster das Problematische anzusprechen.
- In solchen Fällen ist es ratsam, mit Hilfe professioneller Begleitung durch einen außenstehenden Berater und Moderator einen geschützten Rahmen zu schaffen, in dem wieder gewagt wird, das scheinbar Unaussprechliche einmal auszusprechen und Lösungen hierfür zu finden.

Storming: Die Chaos- und Konfliktphase
Die Konfliktphase (»Storming«) ist durch unterschwellige Konflikte, eine Selbstdarstellung der (neuen) Teammitglieder, dem Kampf um (informelle) Führung und eine »Ich«-Orientierung und Cliquenbildung geprägt.

- **Charakteristisch**
- Die Führungskraft muss Ziele und das Organigramm mit seinen Verantwortungsbereichen klar aufzeigen – mit allen Verantwortlichkeiten, Zuständigkeiten, Befugnissen, Hierarchien.
- Während man sich in der Phase des Pseudoteams mit freundlichen Belanglosigkeiten langweilt und sich gegenseitig etwas vormacht, bricht in der zweiten Phase das Chaos aus.
- Die Phase des Chaos ist im Wesentlichen durch den Versuch geprägt, sich gegenseitig zu überzeugen und eines Besseren zu belehren.

Kurz: Man will den anderen ändern, glaubt selbst im Besitz der Wahrheit zu sein und kann die Meinung des anderen nicht zulassen. Unterschiedliche Auffassungen und Meinungen sind ja auch schwer auszuhalten, wenn man nur eine einzige Wahrheit für möglich hält und sich im Besitz derselben glaubt. Also wird der andere bearbeitet.

- Das Wissen um diese Haltung ist wesentlich, denn diese Haltung macht überhaupt erst die Chaosphase möglich. Die Stimmung ist gereizt oder offen aggressiv, Angst und Konfliktbereitschaft liegen in der Luft. Vorsichtigere in der Gruppe sind auf der Hut und gehen in Deckung, Mutigere liefern sich verbale Scharmützel.

- **Wichtig**
- So schwer die Chaosphase auch auszuhalten ist – und nicht selten ist sie recht schmerzhaft –, es führt kein Weg daran vorbei, wenn sich die Gruppe zu einem arbeitsfähigen Team entwickeln will.
- Kontraproduktiv sind hier Haltungen, die das Austragen des Notwendigen verhindern, z. B. weil der Konflikt nicht gewagt wird aus Angst, angegriffen zu werden, oder weil man weiterhin von allen anerkannt werden will.
- Mitunter sind Konflikte auch tabuisiert, um ein illusionäres Selbstbild des Teams aufrechtzuerhalten (»bei uns gibt es keine Konflikte …; »wir sind wie eine Familie …«; »bei uns war das schon immer so – und es hat immer geklappt …«). Nur Offenheit und eine neutrale Person als Moderator helfen hier.

- **Die Gefahren der Stormingphase**

Gerade weil die Chaosphase einige Unannehmlichkeiten für alle Beteiligten mit sich bringt, weckt sie auch schnell das natürliche Bedürfnis bei den Betroffenen, ihr auszuweichen. Hier gibt es 2 große Fallen.

- Falle 1: Cliquenbildung
  - Eine der großen Fallen in der Chaosphase ist die Flucht in die Fragmentierung: Die Gruppe zerfällt in »Cliquen«. Gegensätzliche Meinungen, die im Gesamtteam ausgetragen werden müssten, werden von der Agenda des gesamten Teams gestrichen. Es findet kein offenes Gespräch mehr miteinander statt, sondern nur noch ein Gespräch im Verborgenen über die jeweils anderen. Die gerade beschriebene Variante der Kleingruppenbildung ist inoffiziell, da sie nicht beschlossen wird, sondern selbstorganisiert einfach geschieht, ohne dass jemand hierzu aufgerufen hätte.
  - Die Haltung: »Wir sind die Guten, die anderen sind die Bösen/Unfähigen, Uneinsichtigen etc.« entsteht und beginnt sich auszubreiten.
  - Solch eine Fragmentierung kann zu einer großen Gefahr für eine Praxis werden, weil die Mitarbeiterinnen dann nicht mehr miteinander, sondern nur noch mit Gleichgesinnten übereinander reden. Es ist eine Gefahr, weil Interessensgegensätze nicht mehr konstruktiv ausgehandelt werden. Das Erliegen der Kommunikation treibt immer stärkere Keile in die Praxiskultur.

- Falle 2: »Chef, hau mal auf den Tisch«
  - Eine zweite Falle in der Chaosphase ist es, dem Ruf nach starker Führung zu folgen. Unvereinbar erscheinende Konflikte sind einfach unangenehm. Da liegt es nahe, den Zahnarzt oder die Praxismanagerin aufzurufen, endlich zu sagen, wo es langgeht, und ein Machtwort zu sprechen: »Unser Chef müsste einmal auf den Tisch hauen«, heißt es dann meist. Genau dies kann in solch einer Phase zur Schwäche werden. Denn wenn der Zahnarzt oder die Praxismanagerin unreflektiert dem Lockruf folgt, doch endlich ihren Job zu tun und zu sagen, wo es langgeht, kann es sein, dass genau das Falsche gemacht wird. Wieso? Auf der Inhaltsebene läuft der Zahnarzt Gefahr, dass er eine falsche Entscheidung trifft, wenn er den Expertenstreit löst, ohne selbst das nötige Expertenwissen zu haben. Wozu hat er denn Experten, wenn er dann doch selbst entscheidet? Besser wäre es, die Experten darin zu unterstützen, sich zu einer gemeinsamen Entscheidungsvorlage durchzuringen, die alle wichtigen Sichtweisen und Argumente enthält.

4.3 · Die Entwicklung eines Praxisteams fördern

- Auf der Beziehungsebene läuft er Gefahr, dass er der Gruppe die Verantwortung abnimmt und damit auch die Gelegenheit raubt, einen Konflikt eigenverantwortlich auszutragen. Und die Wahrscheinlichkeit steigt, dass er auch das nächste Mal wieder schlichten muss und die Gruppe immer abhängiger von der Leitung wird. Besser wäre es, er würde der Gruppe darin unterstützen, ihren Konflikt so zu lösen, dass sie dabei auch lernt, wie sie das nächste Mal ihren Konflikt selbst lösen kann, indem die Teammitglieder einander ausreden lassen und wirklich zuhören.
- In solch einem Fall bedarf es professioneller Gesprächssteuerung bzw. eines Moderators, um jeden zu Wort kommen zu lassen und mit einfühlsamer Übersetzungshilfe auch das gegenseitige Verständnis zu fördern. Ist die Erfahrung positiv, sind die beteiligten Menschen motiviert, das nächste Mal eigenverantwortlich und ohne fremde Unterstützung einander mehr zuzuhören.
- Ein Team, das sich zu einem arbeitsfähigen Team mit einem hohen Maß an Eigenständigkeit und Selbstverantwortung entwickeln will, muss aber nicht nur eine andere Kommunikationskultur entwickeln – es muss die nächste Herausforderung meistern, um zu einem wirklich kraftvollen Team zu reifen.

Norming: Die Phase der Leere und Regulierung

Die Regelphase (»Norming«) ist geprägt durch Entwickeln von neuen Praxisstandards und neuen Umgangsformen, Feedback, Austausch und Unterstützung zwischen den Teammitgliedern sowie eine »Wir«-Orientierung.

- **Charakteristisch**
- Der Zahnarzt koordiniert hier die einzelnen Aufgaben und Mitarbeiterinnen und spürt die Akzeptanz als Führungskraft.
- Es gibt nur einen Weg aus der Chaosphase – wenn wir mal den Weg zurück in die zudeckende Phase der Pseudoteams vernachlässigen: den Weg in und durch die Leere. Was bedeutet diese Stufe?
- Ein Team in der Phase der Leere erkennt man daran, dass jede und jeder innehält und seine Erwartungen, Wahrheitsansprüche und Vorurteile aufgibt.
- Alle hören auf, die Kollegin überzeugen oder sonst wie bekehren zu wollen. Die Phase der Leere ist noch bedrohlicher als die Chaosphase – v. a. für jene, die ihr Heil in der Kontrolle des Geschehens suchen. Es ist bedrohlich, weil das alte Losgelassen werden muss, bevor das Neue in Händen gehalten werden kann.
- Die Phase der Leere birgt eine Gefahr für den Praxischef, der er schon in der Chaosphase begegnet ist – nur ist sie jetzt noch größer: Der Zahnarzt ist aufgrund seiner Führungsverantwortung immer wieder versucht, durch Interventionen das Geschehen in der Phase der Leere im Sinne seiner eigenen Interessen manipulieren zu wollen – und genau dieses Leitverhalten verhindert, dass das Team eine neue Erfahrung machen kann.

- **Wie meistert der Zahnarzt die Normingphase?**
- Das Durchschreiten der Leere ist deshalb einer der schwierigsten Schritte – für jeden Einzelnen, denn es ist eine Reise ins Unbekannte. Gerade in dieser Phase kann der Anspruch an den Leiter wieder aufflackern, er solle doch sagen, wo es langgeht. Das einzige, was ein achtsamer Leiter in dieser Phase tun sollte, ist, das Team in ihrem Durchschreiten und Aushalten zu unterstützen, sonst wird das kreative Potenzial der Gruppe nicht genutzt.
- Die Phase der Leere entspricht der Phase der Abwehrhaltung gegenüber Neuem innerhalb des Teams.
- Anstatt jedoch wieder in die Abwehr zu gehen und beispielsweise ungeduldig wieder ein Machtwort durch den Leiter einzufordern, halten die Teammitglieder diese Gefühle aus. Sie bekämpfen einander nicht mehr, sie lenken nicht mehr durch das Bekehrenwollen anderer

von sich selbst ab, sondern sie akzeptieren, dass eine Lösung gerade nicht in Sicht ist.
- Der Verzicht auf die Abwehr dieses Zustands öffnet sie für Neues – ein arbeitsfähiges Team, in dem die Menschen ohne Vorurteile und Ängste freimütig miteinander Ideen austauschen, sie weiterentwickeln und sich gegenseitig inspirieren, wird möglich.

Performing: Das arbeitsfähige Team
Die Arbeitsphase (»Performing«) ist geprägt durch Arbeitsorientierung, Flexibilität, Offenheit der Teammitglieder, Solidarität, Leistungsausrichtung und zielgerichtetes Handeln des Teams.

- **Charakteristisch**
- Die Führungskraft benötigt wenig Energie, da das Team sich größtenteils selbst steuert, und gibt lediglich Globalziele (Visionen) vor.
- Die Kultur der Zusammenarbeit im arbeitsfähigen Team ist charakterisiert durch ein friedliches Wahrnehmen eines jeden Einzelnen – ohne Kampf, ohne Moral, ohne Sich-Echauffieren, ohne Rechthaberei, ohne Unterbrechen dessen, was jemand zu sagen hat. Die Anwesenden fühlen sich durch die gemeinsam geschaffene Atmosphäre eingeladen, ihre eigenen Ideen und Sichtweisen mitzuteilen, ohne sich fragen zu müssen, wie sie sich vor etwaigen Angriffen schützen können.
- Die Arbeit in einem solchen Team ist nicht unbedingt leichter oder bequemer, aber viel inspirierender und effektiver als die Arbeit in einem Pseudoteam.
- Entscheidungen, zu denen sich das Team in durchaus engagierten Diskussionen durchringt, sind gerade deshalb tragfähig und von hoher Verbindlichkeit. Sie sind unerlässlich für die Bildung eines Teams, das sein Potenzial voll und ganz ausschöpft.

4.3.3 Merkmale eines Teams nach Abschluss der einzelnen Phasen

- **Forming (Pseudoteam):**
  - Die Teammitglieder kennen sich gut, es existiert Vertrautheit und persönliche Nähe im Team.
  - Für die Ziele und Aufgaben des Teams gibt es eine breite Zustimmung, sie sind im Team diskutiert worden und für jeden transparent.
  - Jedem ist klar, wer zum Team gehört.
  - Persönliche Ziele der Teammitglieder sind bekannt.
- **Storming (Konfliktphase):**
  - Persönliche Konflikte sind thematisiert.
  - Es gibt eine »Feedback-Kultur« im Team, die auch persönliche, kritische Rückmeldungen erlaubt.
  - Es gibt eine transparente Rollenverteilung im Team.
  - Kompetenzen und Positionen sind verteilt und transparent.
  - Im Team gibt es positive Erfahrungen bei der Regelung von Konflikten und dementsprechende etablierte Vorgehensweisen.
- **Norming (Regelphase):**
  - Es gibt formulierte Regeln für die Zusammenarbeit im Team.
  - Abläufe und Vorgehensweisen sind abgestimmt und etabliert.
  - Jeder kennt seine Aufgaben und sein Rolle im Team.
- **Performing (Effektivitätsphase):**
  - Die Führung beschränkt sich fast ausschließlich auf Moderation und die Bereitstellung guter Rahmenbedingungen für die Teamarbeit.
  - Regelmäßige Zwischenbilanzen zur Teamarbeit finden statt.
  - Die hohe Leistung wird auch von außen erkannt.

> **Tipp**
>
> Nehmen Sie beim nächsten Konflikt Ihr Team einmal nach den hier dargestellten Elementen näher unter die Lupe:
> - Wo steht Ihr Team? Wohin will es (nicht)?
> - Was können Sie machen oder auch unterlassen?
> - Wo ist eine professionelle Hilfe sinnvoll?

4.4 Die Wahl des richtigen Führungsstils

Chef einer Praxis ist und bleibt immer die Zahnärztin bzw. der Zahnarzt – als Behandler muss man sich jedoch stets auf seine primäre Aufgabe als Zahnmediziner konzentrieren können. Man kommt also nicht umhin, Aufgaben zu delegieren – und zwar nicht nur »niedere Dienste«, sondern ebenso auch verantwortungsvolle Tätigkeiten. Mit dem richtigen Mitarbeiterführungskonzept kann man das Team motivieren und gute Mitarbeiterinnen langfristig binden.

Das Zusammenspiel von Zahnarzt und Team ist eines der wichtigsten Erfolgskriterien für die moderne Zahnarztpraxis. In einer guten Konstellation kann sich einer auf den anderen verlassen – der Zahnarzt auf seine Mitarbeiterinnen und umgekehrt, genauso wie die Teammitglieder untereinander. Die Zuständigkeiten sind klar definiert und Schlüsselpositionen mit einer Vertretung doppelt besetzt. Doch wie kommt der Zahnarzt in eine solche Situation?

- **A-, B- und C-Mitarbeiterinnen**

Viele niedergelassene Zahnärzte spüren es täglich, und auch eine objektive Analyse der Gesamtpraxissituation bestätigte: Mitarbeiterinnen lassen sich in die 3 folgenden Gruppen einteilen:
- A-Mitarbeiterinnen: Sie ziehen den Karren (20%)
- B-Mitarbeiterinnen: Sie laufen nebenher (60%)
- C-Mitarbeiterinnen: Sie sitzen auf dem Karren und lassen sich ziehen (20%)

A-Mitarbeiterinnen müssen dabei zwangsläufig nicht einmal teurer sein als B- oder C-Mitarbeiterinnen. Experten gehen davon aus, dass B-Mitarbeiterinnen mindestens 20% weniger leisten als A-Mitarbeiterinnen. C-Mitarbeiterinnen leisten sogar bis zu 50% weniger. Hochgerechnet auf eine Praxis mit 20 Mitarbeiterinnen ergibt sich daraus schnell ein Verschwendungspotenzial von knapp 200.000 EUR.

Diese Erkenntnis verlangt von jeder Führungskraft, die Leistung der Praxis und der einzelnen Mitarbeiterinnen genau zu beleuchten und zu hinterfragen. Wie sind die Leistungen einzuschätzen? Wollen oder müssen sie sich verbessern? Wenn das der Fall ist, kann man seine Mitarbeiterinnen mit dem für das Team am besten geeigneten Führungsstil auf Erfolgskurs bringen.

4.4.1 Welcher Führungsstil passt zu Ihnen?

Generell unterscheidet man vereinfacht 3 Stile der Mitarbeiterführung.

1. Beim **kooperativen Führungsstil** akzeptiert der Behandler seine Verantwortung als Chef, weiß aber auch, wie wichtig es ist, die Mitarbeiterinnen zu motivieren und aktiv in den Praxisalltag einzubinden: Er sucht das Gespräch mit den einzelnen Mitarbeiterinnen und vereinbart anhand der fachlichen und persönlichen Kompetenz der Mitarbeiterin verbindliche Ziele. Abhängig von der jeweiligen Persönlichkeit überträgt er ein möglichst hohes, aber realistisches Maß an Verantwortung. Er fördert und fordert seine Mitarbeiter. Er gibt Kompetenzen ab, statt sie zu nehmen. Die langfristige Perspektive im Coaching sieht vor, dass die Mitarbeiterin sich kontinuierlich weiterentwickelt und ihre Kenntnisse und Fähigkeiten aktiv in einem eigenen Praxisbereich (z. B. Prophylaxe, Rezeption) einbringt.

2. Beim **autoritären Führungsstil** führt der Chef seine Mitarbeiterinnen wie ein Marionettenspieler seine Puppen. Er behält nahezu die vollständige Kontrolle über alle Arbeitsabläufe. Die Angestellten fungieren weitgehend als Befehlsempfänger, verrichten »Dienst nach Vorschrift« und treffen keine eigenen Entscheidungen. Sie haben Angst, Fehler zu machen, und sind meist wenig motiviert. Dieser Führungsstil verschenkt wertvolle Potenziale, weil er die Mitarbeiterinnen ihrer Eigeninitiative und Kreativität beraubt. Die Praxis kann so unmöglich zu ihrem bestmöglichen Standard geführt werden.

3. Der Führungsstil des »**Laisser-faire**« zeichnet sich paradoxerweise v. a. durch Führungslosigkeit aus. Der Chef überlässt die Mitarbeiterinnen weitestgehend sich selbst und verzichtet

auf Zielvereinbarungen, Vorgaben, Anleitung oder Feedback. Die Angestellten fühlen sich in wichtigen Momenten desorientiert und überfordert, weil eine Richtung fehlt. Sie können grundsätzlich ihr Arbeitsgebiet nach eigenen Vorstellungen erledigen, sich aber nicht auf einen Aufgabenbereich konzentrieren oder sich in diesem qualifizieren und die Abläufe fortwährend optimieren. Stattdessen muss sich die einzelne Mitarbeiterin um alles und – aus Praxiszielsicht – nichts kümmern. Wo es brennt, packt man mit an. Man verschenkt dadurch jedoch wertvolle Energie und Zeit, mit der sonst einzelne Praxisbereiche effizient und erfolgreich gestaltet werden könnten. Aufgrund der fehlenden Führung verpufft auch hier wertvolles Potenzial. Denn wenn man das Ziel nicht kennt, weiß man auch nicht, welchen Weg man einschlagen soll.

Unter diesen vereinfacht dargestellten Führungsstilen hat sich der kooperative Führungsstil am besten bewährt. Er bündelt die Kräfte aller, um gemeinsam auf ein übergeordnetes Ziel hinzuarbeiten. Die einzelnen Teammitglieder verstehen sich als Teil des Ganzen und ziehen an einem Strang.

4.4.2 Coaching als Führungsstil: Elemente erfolgreicher Mitarbeiterführung

Basierend auf dem systematisierten und weiterentwickelten kooperativen Führungsstil hat ein weiterer Führungsstil in die Zahnarztpraxen Einzug gehalten. Bezogen auf diese bedeutet das: Die Mitarbeiterinnen identifizieren sich verstärkt mit den Zielen der Praxis und mobilisieren zur deren Realisierung ihre fachlichen und persönlichen Ressourcen selbst. Jeder Einzelne hat spürbar mehr Spaß daran, gemeinsam etwas zu schaffen und Teil des Erfolgs zu sein. Weniger engagierte Kolleginnen werden früher zur Raison gebracht. Der Zahnarzt als Regisseur geht hier mit gutem Beispiel voran, pflegt eine offene Kommunikation, indem er das Team mit den Praxiszielen vertraut macht.

Dieser Führungsstil wird Coaching bzw. »situatives Führen« genannt und ist aktuell jener mit dem größten Zuspruch und Erfolg. Er verlangt zwar von der Führungskraft innerhalb der ersten 3–6 Monate den meisten Zeitaufwand, verspricht dann aber mit knapp 2 Stunden Zeitbedarf pro Woche für die Teamführung den größten, weil nachhaltigen Erfolg. Wir widmen ihm deshalb ein eigenes Unterkapitel und wollen Sie hierzu gerne motivieren.

Die Steuerungsinstrumente von Coaching

Mit den 4 folgenden Instrumenten kann die Teamführung effektiv gestaltet werden:
1. Ziele
2. Die Wahl des zur Mitarbeiterin passenden Führungsstils
3. Lob/Anerkennung
4. Kritik

Ziele lenken die Tätigkeit der Mitarbeiterin in die gewünschte Richtung. Sie sind die Grundlage zum eigenverantwortlichen Arbeiten. Eine verstärkte Selbstständigkeit wird hier zudem erreicht, wenn die Mitarbeiterin die Lösung bzw. das Ziel gemeinsam mit dem Coach erarbeitet.

Lob/Anerkennung hilft den Mitarbeiterinnen, ihren Entwicklungsstand zu verbessern. Es ermöglicht dem Vorgesetzten, schrittweise seinen Führungsstil umzustellen und von stark dirigierendem Verhalten (Dirigieren) mehr zum sekundierenden Verhalten (Trainieren und Unterstützen) überzugehen. Der nächste Schritt besteht im Übergang zu kaum noch dirigierendem und kaum noch trainierendem Verhalten (Delegieren).

Kritik dient dazu, schlechte Leistungen der Mitarbeiterinnen abzustellen. Dabei muss der Vorgesetzte ggf. schrittweise rückwärts gehen: vom delegierenden zum unterstützenden oder trainierenden bis hin zum dirigierenden Führungsstil.

- **Das Vorgehen als Coach**
1. Das Persolog-Profil (Dominant-Initiativ-Stetig-Gewissenhaft) und den Entwicklungsstand der Mitarbeiterin bestimmen
2. Den Führungsstil an die Mitarbeiterin anpassen
3. Die Mitarbeiterin bei positiven Situationen antreffen, in kritischeren Momenten konstruktiv Lösungen erarbeiten (lassen)

4. Seien Sie konsequent: Falls die Mitarbeiterin sich nicht führen lässt bzw. das gewünschte Verhalten nicht eintritt: Kündigung und Suche der geeigneten Mitarbeiterin

Erfolgreiche Zielgespräche

Grundsätzlich sollten bei der gemeinsamen Zielformulierung folgende Voraussetzungen erfüllt werden (◘ Abb. 4.3):
- Vorstellung der Mitarbeiterin muss in die Zielvorstellung mit einfließen
- Die Ziele müssen eindeutig und erreichbar sein
- Die Ziele sind so zu setzen, dass die Mitarbeiterin weder über- noch unterfordert wird
- Das Ziel sollte ein Ergebnis darstellen (Zeitpunkt)

- **Der Ablauf eines Zielvereinbarungsgesprächs**
1. Rückblick auf Aufgabenerfüllung und Zielerreichung im abgelaufenen Arbeitsjahr
2. Vorschau Ziele und Aufgaben für das nächste Arbeitsjahr: Die Formulierung guter Ziele erfordert neben Können auch Geduld und Akribie. Scheuen Sie sich nicht! Legen Sie fest, welche Aufgaben für die Mitarbeiterin bleiben, welche sich verändern und wie diese sich verändern, welche Ziele gesteckt werden und wie deren Erreichung kontrolliert wird.
3. Feedback zu Arbeitsleistung und Verhalten der Mitarbeiterin: Benennen Sie Ihre Erwartungen, sprechen Sie Stärken und Schwächen an und geben Sie der Mitarbeiterin ein klares Bild davon, wo er steht.
4. Besprechung des Führungsverhaltens bei Mitarbeiterinnen mit Führungsaufgaben: Wie beurteilen Sie die Führungsarbeit Ihrer Mitarbeiterin? Wo besteht Handlungsbedarf, und was ist zu tun (z. B. Training)? Welche neuen Entwicklungen sollte die Führungskraft aufgreifen, daran mitarbeiten usw.?
5. Vereinbarungen zu Arbeitsklima und Zusammenarbeit: Hier geht es um die Zusammenarbeit in der Organisationseinheit der Mitarbeiterin und auch um die benachbarten Einheiten, um die Qualität der internen und externen Kundenbeziehungen. Machen Sie eine Bilanz des vergangenen Jahres und legen Sie Maßnahmen für das kommende Jahr fest.
6. Fördermaßnahmen: Wie kann die Mitarbeiterin durch Fördermaßnahmen ihre bisherigen Aufgaben besser erfüllen und/oder für künftige qualifiziert werden? Denken Sie dabei nicht nur an Seminare, vieles ist »on the job« möglich!
7. Vereinbarung von eventuellen Zwischengesprächen: Häufig erfordern vereinbarte Ziele oder Fördermaßnahmen periodische Zwischengespräche. Diese sollten – soweit möglich – gleich fixiert werden.

Den Entwicklungsstand der Mitarbeiterin bestimmen

- **Die 4 Führungsstile des Coachings (Situatives Führen)**

Führungssituationen können sehr unterschiedlich sein. Sie alle kennen die Beispiele, wo es um Leben und Tod geht, wo es auf jede Sekunde ankommt: Feuerwehrleute im Einsatz, Ärzte im OP usw. Da bleibt keine Zeit für lange Diskussionen, da helfen nur knappe Kommandos, präzise Anweisungen. Da ist der autoritär-direktive Führungsstil der einzig mögliche.

Es macht zudem einen großen Unterschied, ob Sie eine junge Mitarbeiterin haben, die gerade die Ausbildung abgeschlossen hat, oder eine erfahrene, die alle Aufgaben und Arbeitsabläufe gründlich kennt. Und es macht wieder einen Unterschied, ob die erfahrene Mitarbeiterin hoch motiviert und selbstbewusst ist oder völlig frustriert und mutlos. Sie werden jeden anders anpacken: Ihr Führungsstil muss sich der jeweiligen Situation anpassen.

Der jungen, unerfahrenen Mitarbeiterin, die noch nicht alles wissen kann, werden Sie genaue Erläuterungen und Anweisungen geben müssen; und Sie werden auch kontrollieren müssen, ob sie es richtig macht oder Unterstützung braucht. Der erfahrenen, aber unmotivierten Mitarbeiterin brauchen Sie an Fachkompetenz nichts mehr zu vermitteln, aber Sie müssen sie psychisch aufbauen, ihr wieder Selbstvertrauen einflößen. Welchen Führungsstil Sie anwenden müssen, welcher der richtige ist, hängt also immer von der Situation ab, besonders vom Entwicklungsstand der Mitarbeiterin. Ihre Mitarbeiterführung ist also zugleich im-

Ziel- und Entwicklungsvereinbarung für die kommenden 12 Monate

Name: _____

Vorwort:
Durch die Vereinbarung gemeinsamer Ziele zwischen Mitarbeitern und Zahnarzt (Führen durch Zielvereinbarung) stellen Sie sich den wachsenden Anforderungen eines sich ständig veränderten Umfeldes sowie einer zunehmenden Praxis- und Patientenorientierung.

Die Abstimmung der persönlichen Ziele der Mitarbeiterinnen mit den praxisinternen Belangen erfolgt im persönlichen Gespräch zwischen den jeweiligen Mitarbeiterinnen. Den Mitarbeiterinnen bietet das Gespräch Gelegenheit, ihre fachlichen und persönlichen Zielvorstellungen sowie Fragen zur Zusammenarbeit mit dem gesamten Team anzusprechen.

Sie sollten das Gespräch nutzen, um von Ihren Mitarbeiterinnen selbst etwas über deren Neigungen, Fähigkeiten und ggf. Problemen zuerfahren. Hierbei ist es gleichermaßen wichtig, sowohl kritische Punkte anzusprechen als auch konkrete Hilfestellungen zu geben.

Aufgrund dieses vertrauensvollen Gedankenaustausches soll eine gemeinsame - in schriftlicher Form dokumentierte - Zielvereinbarung als Basis zur erfolgreichen Bewältigung der vor uns liegenden Aufgaben geschaffen werden.

Dokumentation des Mitarbeitergesprächs
1. Aufgabengebiet (Ist-Zustand)
Beschreiben Sie bitte gemeinsam die wichtigsten Tätigkeitsbereiche und Verantwortlichkeiten Ihrer Mitarbeiterin:

2. Fachliche Ziele (Zielvereinbarung):
a) Beschreiben Sie bitte, welche Arbeitsziele
- in welcher Qualität
- in welchem Zeitraum
- unter welchen Voraussetzungen
- in welchen Zwischenzielen (bis wann?)

erarbeitet werden sollen ?
Die Formulierungen sollten die Zielerreichung »objektiv-messbar« beschreiben;
Beispiel: »Das xyz - Ziel ist erreicht, wenn ..... alleine vollbracht ist«
b) Welche Hilfen (Seminar, Techniken, Paten) brauchen Sie als Mitarbeiterin dabei ?

3. Persönliche Ziele (Entwicklungsvereinbarung):
a) Vereinbaren Sie mit Ihrer Mitarbeiterin die persönlichen Ziele und Entwicklungsschwerpunkte für die kommenden 9 - 12 Monate. Denken Sie dabei an die Stärken, die Sie ausbauen, und ggf. an die Schwächen, die Sie abbauen wollen.
b) Welche Hilfen (Seminar, Techniken, Paten, ...) braucht Ihre Mitarbeiterin dabei ?

Ort, Datum

_____   _____
Unterschrift: Mitarbeiterin   Unterschrift: Praxisleitung

Abb. 4.3 Musterbogen für ein Zielgespräch

mer auch ein Instrument der Mitarbeiterentwicklung.

Einen allein richtigen Führungsstil gibt es nicht. Das ist der Grundgedanke, bei dem die amerikanischen Unternehmensberater Hersey und Blanchard mit ihrem Modell des situativen oder situationsbezogenen Führens ansetzen, den sie die »Situative Reifegrad-Theorie« nennen.

Der Entwicklungsstand oder Reifegrad der Mitarbeiterin wird von 2 Komponenten bestimmt: von Fachkompetenz und Engagement (Motivation). Hersey u. Blanchard (1996) unterscheiden 4 Stufen der Mitarbeiterentwicklung. Je nachdem, in welcher Entwicklungsstufe sich Ihre Mitarbeiterin befindet, sollte Ihr Führungsstil also angepasst werden.

■ ■ Dirigieren

In der 1. Entwicklungsstufe (E1) muss die Mitarbeiterin, der es noch an Kompetenz fehlt, sehr eng, sehr aufgabenorientiert, also direktiv geführt werden – bei Hersey u. Blanchard (1996) heißt das »Dirigieren«:
- »Bestimmender Stil«: Kompetenz niedrig, Engagement hoch
- Gekennzeichnet durch: präzise Anweisungen, gewissenhafte Beaufsichtigung
- Qualitätsmaßstäbe klar bestimmt und vorgegeben, Struktur ist definiert, häufiges Feedback

■ ■ Trainieren

In der 2. Entwicklungsstufe ist schon mehr Kompetenz, dafür aber oft etwas weniger Engagement vorhanden. Die Mitarbeiterin braucht daher immer noch enge Führung, aber Sie müssen sie auch schon eigene Ideen einbringen lassen, um die Motivationslage zu verbessern. Kompetenz und Engagement müssen gleichermaßen trainiert werden:
- Einige Kompetenz, Selbstvertrauen und Engagement niedrig
- Lenkung und Überwachung (Controlling),
- Gezielte Anerkennung und Lob (auch für Zwischenziele), Aufbau des Selbstvertrauens

■ ■ Unterstützen

In der 3. Entwicklungsstufe ist die Kompetenz kein Problem mehr, Sie müssen der Mitarbeiterin deshalb nur noch sekundieren, das heißt, Sie müssen sie emotional und moralisch stützen und sie stärker in Entscheidungen einbeziehen, um ihr Engagement zu stabilisieren:
- Kompetenz hoch, Motivation oder Selbstvertrauen niedrig
- An Entscheidungen beteiligen, wenig Lenkung aber viel Anerkennung,
- Klare Hilfestellungen z. B. mit Checklisten, die gemeinsam erarbeitet werden.

■ ■ Delegieren: »Kompetenzgebender Stil«

In der 4. Entwicklungsstufe schließlich, wo Kompetenz und Engagement stimmen, können Sie die Aufgaben mit allen Kompetenzen delegieren:
- Kompetenz hoch, Engagement hoch
- Verantwortung übertragen, wenig Kontrolle
- Sporadisch Lob und Kritik, die dann konkret und mit Beispielen belegt ist

Das Modell von Hersey u. Blanchard (1996) ist sehr eingängig und hat auch in der Praxis großen Anklang gefunden. Man kann darüber streiten, ob die 4 Führungsstile wirklich eigene Führungsstile sind. Wenn man es genau nimmt, sind es alles nur Spielarten des kooperativen Führungsstils; in der Praxis hilft die Differenzierung aber als Regelwerk für Handlungsalternativen, die letztlich die Teamführung systematisieren und die einzelnen Mitarbeiterinnen fördern.

Lob/Anerkennung

Durch Lob und Anerkennung …
- … steigere ich das Selbstwertgefühl meiner Mitarbeiterinnen und vermittle ihnen ein Erfolgserlebnis.
- … wird die Zufriedenheit der Mitarbeiterinnen mit dem eigenen Arbeitsbereich erhöht.
- … ermutige ich meine Mitarbeiterinnen zu weiteren anerkennenswerten Leistungen.
- … verhindere ich die Fluktuationsbereitschaft meiner Mitarbeiterinnen.
- … verstärke ich das »richtige« Verhalten, welches zur Erreichung meiner Ziele führt.

Anerkennung ist sowohl im Berufsleben als auch im Freizeitbereich eine sehr stark motivierende Kraft. Deshalb ist sie Mitarbeiterinnen gegenüber deutlich herauszustellen. Anerkennung verschafft uns ein Erfolgserlebnis. Und was Erfolg gebracht hat, das wiederholen wir gerne. Die Anerkennung selbst kleiner Fortschritte spornt zu weiteren Bemühungen an, die uns wiederum Anerkennung einbringen sollen. Erfolg erzeugt Erfolg! Gehen Sie noch einen Schritt weiter: Geben Sie Feedback!

Bereits die Anerkennung von richtigen Ansätzen und Teilerfolgen formt das Verhalten der Mitarbeiterinnen in Richtung auf das gewünschte Ergebnis. Würde hier der Vorgesetzte mit seiner Anerkennung bis zu einer sehr guten Leistung warten, könnte die Mitarbeiterin auf dem langen Weg bis zur Perfektion resignieren. Die guten Ansätze gingen wegen der fehlenden positiven Rückmeldung verloren.

> **Tipp**
>
> Anerkennung …
> - … muss aufrichtig sein.
> - … soll sich auf ein konkretes Leistungsergebnis beziehen.
> - … soll unmittelbar nach einer guten Leistung erfolgen.
> - … bitte nicht mit Kritik verbinden.
> - … soll trotz eigener, höherer Erwartungen auch schwächeren Mitarbeiterinnen gegenüber ausgesprochen werden.

Kritik – ein Führungsmittel für mich?

Wir erleben es in unserer Beraterpraxis häufig, dass Zahnärzte wichtige Kritikgespräche vermeiden. Offene und ehrliche Aussagen waren z. B.:
- Es ist mir peinlich zu kritisieren, weil auch ich nicht kritisiert werden mag.
- Ich möchte mit meinen Mitarbeiterinnen friedlich auskommen und provoziere doch nicht durch Kritik ein schlechtes Arbeitsklima.
- Ich habe einfach nicht den Mut, meinen Mitarbeiterinnen etwas Unangenehmes zu sagen.

So haben uns Ihre Kollegen in vielen Gesprächen ihre Gedanken hinsichtlich Kritik geschildert. Gehen wir aber davon aus, dass jede Mitarbeiterin grundsätzlich ohne Fehler arbeiten möchte, um Erfolge bei seiner Arbeit zu sehen, die Wertschätzung der Umwelt zu gewinnen und in Übereinstimmung mit dem »eigenen Gewissen« zu leben, sind gerade konstruktive »Richtungsänderungen« essenziell für ein erfolgreiches Arbeitsumfeld. Kaum eine Mitarbeiterin produziert aus bösem Willen vorsätzlich Fehler, sondern sie unterlaufen ihm im Regelfall, weil er sie nicht erkennt bzw. es nicht besser weiß.

Henry Ford wird folgende Reaktion nachgesagt, als einer seiner jungen Mitarbeiter trotz hohem Einsatz und bestem Wissen einen folgenschweren, 1 Mio. Dollar teuren Fehler machte und der Mitarbeiter mit »dem Schlimmsten« rechnete: »Was soll ich Sie jetzt entlassen, wo ich gerade so viel Geld in Ihre Einarbeitung und Entwicklung investiert habe?« Wichtig ist hier natürlich auch, wie konstruktiv Mitarbeiterinnen selbst auf Fehler reagieren bzw. ob sie das Verhalten in Zukunft verändern möchten.

Dies verlangt natürlich von Ihnen als Führungskraft auch eine gewisse Toleranz im Umgang mit Fehlern. Durch konstruktive Kritik …
- … kann ich Leistungen oder das Verhalten meiner Mitarbeiterinnen korrigieren.
- … werden Fehler künftig vermieden, wodurch das Selbstvertrauen der Mitarbeiterinnen gestärkt wird.
- … wird den Mitarbeiterinnen eine sachlich begründete Selbstbeurteilung ermöglicht.
- … trage ich zur Entwicklung/Förderung meiner Mitarbeiterinnen bei.

Kritik sollte stets gegen eine bestimmte Handlung und nicht gegen die Person der Mitarbeiterin gerichtet sein. Persönliche Angriffe, Anspielungen auf Charaktereigenschaften oder Lebensumstände der Mitarbeiterin sollten unbedingt vermieden werden. Da jedem Menschen hin und wieder etwas misslingen kann, ist er wegen der gerade geübten Kritik keine schlechte Mitarbeiterin. Wird aber die Person der Mitarbeiterin kritisiert, so disqualifizieren wir sie und grenzen sie aus dem Kreis der guten Mitarbeiterinnen aus (◘ Tab. 4.3).

Zu beachten ist:
- Wer Fehlleistungen kritisiert, hilft das Verhalten zu verbessern.
- Wer Personen kritisiert, erzeugt Widerspruch, Mutlosigkeit, Angst, Ärger, vielleicht sogar Hass.
- Das Persönlichwerden beim Kritisieren hat auch den Nachteil, dass bei dem Betroffenen

Tab. 4.3 »Der Ton macht die Musik«: Die richtige Wortwahl

So?	Oder so?
»Sie bauen einfach ständig Mist!«	»Bei dieser Arbeit unterlaufen Ihnen häufig Fehler. Den Arbeitsablauf sollten wir noch einmal durchsprechen.«
»Was haben Sie eigentlich im Kopf?«	»Frau Müller, ich möchte von Ihnen gerne wissen: Was meinen Sie, welche Konsequenz die fehlende Kontrolle der Endobox für die Behandlung hat?« (Zuhören) »Und dadurch für den Patienten?«
»Ich möchte das nicht noch einmal im direkten Blickbereich des Patienten stehen sehen?«	»Frau Müller: wohin kommt das …? Was können Sie unternehmen/tun, damit dieser Karton von Ihnen sofort weggeräumt wird?«
»Das schaffen Sie doch nie!«	»Beim nächsten Versuch wird es besser klappen, wenn Sie …«

unter Umständen die Bereitschaft zur Änderung des fehlerhaften Verhaltens erlahmt. Wird eine Mitarbeiterin ständig persönlich angegriffen und glaubt sie sich »unten durch«, strengt sie sich nicht mehr an!

Voraussetzungen für ein nachhaltiges Kritikgespräch
- Das Gespräch unter 4 Augen führen, am besten unmittelbar nach dem zu kritisierenden Vorfall
- Bedenken Sie die Raumwahl: Je kritischer das Gesprächsthema, umso wichtiger ist ein offizieller Rahmen, z. B. in Ihrem Büro
- Vergessen Sie nie das Ziel, das Sie mit diesem Gespräch erreichen wollen!
- Positiv beginnen (Was Schätzen Sie an der Mitarbeiterin?)
- Verhalten sachlich zur Sprache bringen; konkrete Beispiele aufführen
- Die Mitarbeiterin durch Fragen zu Lösungen hinführen (als konkretes Ziel mit konkreten Terminen formulieren)
- Positiv beenden bzw. die Mitarbeiterin ermutigen
- Verhalten beobachten, mit positiven Dingen »überraschen« und loben, noch nicht richtige Dinge konstruktiv ansprechen
- Nennen Sie ein Datum, bis zu dem es umgesetzt werden soll

4.5 Kündigung

Nachfolgend finden Sie einen für Sie ausgearbeiteten Leitfaden zur Lösung von Problemen innerhalb Ihres Teams bis hin zur erwägten Kündigung. Bedenken Sie bitte, dass dieses ernste Gespräch mit der »gelben Karte« zu vergleichen ist. Und zweimal gelb ergibt rot.

- Lassen Sie die Mitarbeiterin im »4-Augen-Gespräch« wissen, dass Sie eine Kündigung in Betracht ziehen.
- Erklären Sie ihm, dass die Entscheidung in Wirklichkeit seine eigene ist, weil sein Verhalten ihm die Kündigung einbringt oder aber den Arbeitsplatz erhält (Beispiele nennen). Beschreiben Sie, wie Sie sich das gewünschte Verhalten vorstellen. Nennen Sie hierfür nachvollziehbare, positive Beispiele.
- Sagen Sie ihm dann, dass sie ihm selbst die Entscheidung überlassen, durch entsprechende Leistungen und der loyalen Haltung Ihnen als Praxischefin/Praxischef gegenüber den Job zu erhalten.
- Unterstreichen Sie noch einmal, wie wichtig Ihnen eine reibungslose Zusammenarbeit in Ihrer Praxis ist und dass es an der Mitarbeiterin allein liegt, die gemeinsame berufliche Zukunft zu erhalten und ihr Verhältnis zu normalisieren.
- Kündigen Sie an, dass Sie das Verhalten der Mitarbeiterin kontrollieren werden. Nennen

Sie auch einen Zeitpunkt, an dem Sie sich mit ihm erneut zusammensetzen.

Kündigungen können, zumal wenn Sie – je nach Einstiegsdatum Ihrer Mitarbeiterin – mehr als 5 bzw. 10 Mitarbeiterinnen haben, teuer werden. Das in der ▶ Checkliste: Ordentliche Kündigung Aufgeführte ist auch für den juristischen Laien wichtig zu wissen, kann jedoch eine juristische Beratung nicht ersetzen. Suchen Sie vor einem solchen Schritt auf jeden Fall den Rat eines auf Arbeitsrecht spezialisierten Anwalts.

> **Tipp**
>
> Die Komplexität und der ständige Wandel in der Rechtsprechung machen es erforderlich, Haftung und Gewähr auszuschließen. Wollen/müssen Sie sich von einer langjährigen Mitarbeiterin trennen oder haben Sie mehr als 10 Mitarbeiterinnen, dann kontaktieren Sie in jedem Fall zusätzlich einen auf Arbeitsrecht spezialisierten Rechtsanwalt.

4.5.1 Schreiben eines qualifizierten Zeugnisses

Angezeigt ist der Ausdruck auf Geschäftspapier mit vollständiger Firmenadresse und fehlerfrei, bitte Überschrift beachten: Arbeitszeugnis, Zwischenzeugnis, Berufsausbildungszeugnis.

> **Bestandteile eines qualifizierten Zeugnisses**
> - **Einleitung:**
>   - Persönliche Daten: Vor- u. Zunahme, ggf. Geburtsname, Geburtsdatum, akademische Grade
>   - Beruf
>   - Zeitraum der Beschäftigung
> - **Position, Aufgaben- und Tätigkeitsbeschreibung:**
>   - Fachkenntnisse und Fähigkeiten
>   - Kompetenzen, Verantwortung
>   - Berufliche Entwicklung innerhalb des Unternehmens
> - **Leistungsbeurteilung:**
>   - Arbeitsbereitschaft
>   - Arbeitsbefähigung (Belastbarkeit/intellektuelle Fähigkeiten/Fachkenntnisse/Weiterbildung)
>   - Arbeitsweise
>   - Arbeitserfolg (Arbeitsmenge, -tempo, -qualität)
>   - Besondere Arbeitserfolge
>   - Fachwissen/Weiterbildungsmotivation
>   - Ggf. Mitarbeiterführungskompetenz (Abteilungsleistung und -zufriedenheit)
>   - Zusammenfassende Beurteilung der Leistungen (Zufriedenheitsaussage):
>   - stets zu unserer vollsten Zufriedenheit erledigt und unseren Erwartungen in jeder Hinsicht entsprochen = überdurchschnittliche Leistung
>   - stets zu unserer vollen Zufriedenheit erledigt = gute Leistung
>   - zu unserer vollen Zufriedenheit erledigt = befriedigende Leistungen
>   - zu unserer Zufriedenheit erledigt = ausreichende Leistungen
>   - im Großen und Ganzen zu unserer Zufriedenheit erledigt = gerade noch ausreichende Leistung
>   - hat sich bemüht, die übertragenen Aufgaben zu unserer Zufriedenheit zu erledigen = mangelhafte Leistung
> - **Verhaltensbeurteilung:**
>   - Verhalten gegenüber Vorgesetzten, anderen Mitarbeiterinnen und Patienten inkl. Loyalität und Vertrauenswürdigkeit
>   - Weitere persönliche und soziale Verhaltensaspekte
>   - Zusammenfassende Verhaltensbeurteilung
> - **Abschluss:**
>   - Gründe für die Auflösung des Arbeitsverhältnisses
>   - Bedauern über Ausscheiden, Dank für Geleistetes, gute Wünsche für die Zukunft
> - **Ort, Datum und Unterschrift**

Checkliste: Ordentliche Kündigung

1. **Allgemeines:** Eine Kündigung erfolgt einseitig, sie ist aber empfangsbedürftig. Das heißt, der Arbeitnehmer muss ihr zwar nicht zustimmen, aber die Kündigung ist nur wirksam, wenn sie dem Arbeitnehmer auch mitgeteilt wurde. Je nach Art der Kündigung endet das Arbeitsverhältnis sofort (außerordentlich) oder mit Ablauf der Kündigungsfrist (ordentlich).
2. **Form:** Seit dem 1. Mai 2000 müssen Kündigungen gemäß § 623 BGB immer schriftlich erfolgen und sie müssen vom Aussteller eigenhändig durch Namensunterschrift unterzeichnet werden.
3. **Inhalt:** Die Kündigung muss bestimmt und deutlich, also zweifelsfrei, ausdrücken,
   a. dass gekündigt wird (die Formulierung »So können wir nicht zusammen weiterarbeiten« wäre demnach nicht ausreichend),
   b. welche Art der Kündigung (ordentliche, außerordentliche) gewollt ist (Formulierungshilfe: »Hiermit kündige ich Ihr Dienstverhältnis ordnungsgemäß zum …)«,
   c. dass sich die Mitarbeiterin unmittelbar bei der Agentur für Arbeit arbeitslos zu melden hat.
4. **Angabe der Kündigungsgründe:** Die Angabe von Kündigungsgründen ist gesetzlich nicht vorgeschrieben, also auch keine Wirksamkeitsvoraussetzung (Ausnahme: Berufsausbildungsverträge, laut Tarifvertrag oder Arbeitsvertrag sind hier Kündigungsgründe anzugeben). Auf Wunsch der Mitarbeiterin ist ihr der Kündigungsgrund jedoch mitzuteilen, damit sie die Rechtslage beurteilen und evtl. Klage erheben kann.
5. **Zugang:** Die Kündigung wird erst mit Zugang wirksam. Der Zugang muss vom Kündigenden bewiesen werden. Bei böswilligem Verhalten der Mitarbeiterin kann deshalb selbst ein Einschreiben mit Rückschein Probleme bereiten, da lediglich der Zugang eines Schreibens, aber nicht dessen Inhalt bewiesen wird. Einen »wasserdichten« Zugang erreichen Sie wie folgt:
   a. Persönliche Übergabe des Kündigungsschreibens in Gegenwart von Zeugen
   b. Zusendung eines »Einwurfeinschreibens«
   c. Zusendung per Boten, der den Inhalt vorher zur Kenntnis genommen hat
   d. Zustellung per Gerichtsvollzieher
6. **Mindestkündigungsfristen:** Laut Gesetz (§ 622 BGB) betragen sie 4 Wochen zum 15. oder zum Ende des Kalendermonats. Bei längerer Praxiszugehörigkeit gilt (die Fristen gelten per Gesetz nur für den Arbeitgeber; für die Kündigung durch den Arbeitnehmer darf im Arbeitsvertrag keine längere Frist vereinbart werden als für die Kündigung durch den Arbeitgeber):
   - 2 Jahre: 1 Monat zum Monatsende
   - 5 Jahre: 2 Monate zum Monatsende
   - 8 Jahre: 3 Monate zum Monatsende
   - 10 Jahre: 4 Monate zum Monatsende
   - 12 Jahre: 5 Monate zum Monatsende
   - 15 Jahre: 6 Monate zum Monatsende
   - 20 Jahre: 7 Monate zum Monatsende
   - Bei der Berechnung der Praxiszugehörigkeit werden Zeiten, die vor der Vollendung des 25. Lebensjahrs des Arbeitnehmers liegen, nicht berücksichtigt.
   - Während einer vereinbarten Probezeit von maximal 6 Monaten kann das Arbeitsverhältnis mit einer Frist von 2 Wochen gekündigt werden.
7. **Gesetzliche Bestimmungen:** Grundsätzlich sind alle auf unbestimmte Zeit abgeschlossenen Arbeitsverträge ordentlich kündbar. Der Arbeitgeber muss dabei jedoch verschiedene gesetzliche Bestimmungen beachten:
   a. Bürgerliches Gesetzbuch (BGB), Kündigungsbeschränkungen
   b. Sittenwidrigkeit (§ 138 BGB), z. B. Kündigung wegen Praxisübergabe (§ 613a IV BGB)
   c. Verstoß gegen Treu und Glauben (§ 242 BGB), z. B. Kündigung in verletzender Form, willkürliche Kündigung
8. **Kündigungsgründe:**
   a. Personenbedingte Gründe, z. B.:
      - Extensive Krankheit, die auch für die Zukunft zu erwarten ist und durch die es zu einer erheblichen Beeinträchtigung der betrieblichen Interessen kommt
      - Mangelnde Eignung (fehlende berufliche Qualifikation, Nichtbestehen von Prüfungen etc.)
      - Trunksucht (Überbrückungsmaßnahmen nicht mehr möglich, auch in Zukunft weitere Erkrankung absehbar)
      - Nicht:
        - Erreichen des 65. Lebensjahres

- Nachlassen der Leistungsfähigkeit
b. Verhaltensbedingte Gründe, z. B.:
  - Schuldhaftes Verletzen vertraglicher Pflichten
  - Störung des Betriebsfriedens
  - Schlechtleistung
  - Arbeitsverweigerung
  - Vorgetäuschte Krankheit
  - **Beachte:** Vor einer verhaltensbedingten Kündigung ist die Mitarbeiterin mindestens 2-mal schriftlich abzumahnen, damit sie Gelegenheit zur Besserung hat.
c. Betriebsbedingte Gründe, z. B.:
  - Honorarrückgang
  - Rationalisierungsmaßnahmen, Umstrukturierung der Praxis
  - **Voraussetzungen:**
  - Der Arbeitsplatz des Arbeitnehmers fällt weg und es steht kein freier Arbeitsplatz an anderer Stelle in der Praxis zur Verfügung.
  - Die Mitarbeiterin lässt sich auch mit Hilfe von Umschulungsmaßnahmen nicht weiter beschäftigen.
  - Bei der Auswahl unter mehreren, für die Praxis gleichwertigen Mitarbeiterinnen wurden soziale Gesichtspunkte ausreichend berücksichtigt (z. B. Lebensalter, Familienstand, Praxiszugehörigkeit, Behinderungen, Chancen auf dem Arbeitsmarkt).
  - Achtung! Bei der Sozialauswahl plant die Regierung Änderungen.
9. **Kündigungsschutzklage:** Die gekündigte Mitarbeiterin muss innerhalb von 3 Wochen nach Zugang der Kündigung beim zuständigen Arbeitsgericht Kündigungsschutzklage einreichen (Ausschlussfrist), sonst ist die Kündigung wirksam. Ein Weiterbeschäftigungsanspruch bis zum Ausgang der Kündigungsschutzklage besteht in erster Instanz nicht.

4.6 Stellenbeschreibungen und Teamkommunikation

4.6.1 Leitfaden Teammeetings

Regelmäßige, mindestens alle 4 Wochen stattfindende Meetings sind eine entscheidende Einrichtung, um alle im Team noch stärker auf die gemeinsamen Ziele einzustimmen. Dabei sollten alle Teammitglieder, neben den bereits aufgeführten Aufgaben, zur Wochenrück- und -vorschau aktiv eingebunden werden.

- **Wie wird ein Meeting effektiv?**

Ausgedehnte und unergiebige Teammeetings gehören zu den größten Zeitverschwendungen in der Zahnarztpraxis. Zudem sorgen sie für eine generelle Abwertung dieses an sich wichtigen Mediums.
Die häufigsten Ursachen für ineffektive Teammeetings sind:
- schlechte Vorbereitung,
- unklare Ziele, zu viele Themen,
- eine mangelnde Zeitvereinbarung und
- eine schlechte, weil vom Ziel wegführende Moderation. Bleiben Sie deshalb beim Thema – oder noch besser: Bestimmen Sie eine Moderatorin aus Ihrem Team, die Themen und Uhrzeit im Auge behält.

Zu Beginn einer jeden Teambesprechung steht die Kontrolle des alten Protokolls, um die Ergebnisse des alten Meetings auch sicherzustellen. Der Zeitpunkt sollte so gewählt werden, dass das Team für die Hälfte der benötigten Zeit seine Freizeit einbringt und die Praxisführung die andere Hälfte als Arbeitszeit bezahlt.

Sinnvoll für eine erhöhte Aufmerksamkeit der Teilnehmer ist zudem ein Zeitpunkt kurz vor Wiederbeginn einer Sprechstunde am frühen Nachmittag.

Was wird hier konkret besprochen? Aktuelle Themen sind für diese Meetings essenziell. Es werden nach der Kontrolle des Protokolls des vergangenen Meetings deshalb folgende Fragen obenanstehen:
- Was haben Sie aktiv in der vergangenen Woche getan bzw. geplant?
- Was werden Sie für die Praxisziele (u. a. Anzahl der Beratungsgespräche) in der folgenden Woche aktiv tun?
- Wenn es nicht erfolgt ist: Woran hat es konkret gelegen? Wann werden Sie es stattdessen tun (konkreter Termin)?

Im Vorfeld sollten die Themen von allen, z. B. durch die Praxismanagerin/Ersthelferin, gesammelt und

4.6 · Stellenbeschreibungen und Teamkommunikation

Tab. 4.4 Teammeeting – Ja oder Nein?

Ziel	Ist ein Teammeeting hierfür geeignet?	Alternativen
Probleme lösen: → Lösungsweg im Detail noch nicht bekannt	Sehr gut: In der Gruppe können Sie Probleme eingrenzen und ggf. einzelne Punkte auf Arbeitsgruppen verteilen	Keine
Aufgaben verteilen: → Komplexe Aufgaben zuordnen	Ein Meeting ist sehr gut geeignet, Aufgabenbereiche abzuklären	Einzelgespräche führen
Informieren: → Ein Praxisteam oder eine Abteilung soll gleichzeitig informiert werden	Nicht ungeeignet, wobei die Informationen unbedingt auch schriftlich verteilt werden sollten	Rundschreiben per E-Mail oder Verteiler
Entscheiden: → Es soll vom Praxisteam eine Entscheidung getroffen werden	Nur geeignet und dann sehr gut, wenn wirklich eine ganze Gruppe die Entscheidung treffen soll	Entscheidungen einem Experten oder einer Abteilung übergeben
Überzeugen: → Mitarbeiterinnen sollen von einer Idee oder Entscheidung überzeugt werden	Bedingt geeignet; die Gefahr ausufernder Diskussionen ergibt sich. Unentschlossene können sich ablehnenden Argumenten anschließen	Einzelgespräche führen, externen Moderator für ein solches Meeting buchen
Beraten: → Ideen, Informationen, Fakten sammeln	Nur geeignet, wenn die Mitarbeiterinnen sich bereits ausführlich in das Thema eingearbeitet haben	Vorschläge sollen vorab schriftlich und mündlich gesammelt werden
Motivieren: → Es sollen ein Wir-Gefühl gestärkt und der Informationsfluss verbessert werden	Nur bei guter und straffer Führung, nicht jedoch häufiger als 14-tägig veranstalten	Informationen und Feedback per Rundschreiben, per Mail bzw. Intranet

dann ausgehängt werden. Das Meeting sollte auch dazu genutzt werden, alle im Team regelmäßig über die verschiedenen Behandlungsbereiche aufzuklären bzw. zu informieren, um hier gerade für die »Qualitätsführerschaft« oder auch die »Privatleistung« eine weiter erhöhte Akzeptanz zu schaffen.

Eine Vorlage für das Teammeetingprotokoll können Sie kostenlos downloaden unter ▶ www.unternehmenzahnarztpraxis.de.

- **Wann ist ein Meeting sinnvoll?**

Wichtig ist zudem, sich vor dem Teammeeting kritisch zu fragen, ob eine Zusammenkunft notwendig ist, und nach inhaltlichen und zeitlichen Gesichtspunkten eine Prüfung der Themen vorzunehmen, die auf dem Teammeeting wirklich besprochen werden sollten. Deshalb ist vor dem Teammeeting auch die Möglichkeit von Alternativen zu prüfen und abzuschätzen.

Prüfen Sie mit Hilfe von ◘ Tab. 4.4, ob ein Meeting wirklich notwendig ist bzw. welche Themen in der Besprechung wirklich bearbeitet werden sollten. Gegebenenfalls sollten einzelne Tagesordnungspunkte herausgelöst und verschoben werden, um das Meeting effektiv und effizient zugleich zu gestalten.

4.6.2 Aufgaben- und Kompetenzverteilung

Eine Zahnarztpraxis hat an sich den großen Vorteil, dass viele Abläufe sich ähneln oder sogar wiederholen. Es sollte deshalb vom Zahnarzt rechtzeitig darauf geachtet werden, dass jeder Position eine – sich möglichst selbst erklärende – Beschreibung zugeordnet ist. Wir wollen im Folgenden – am Beispiel einer Ein-Behandler-Praxis – die wesentlichen Aufgaben skizzieren.

Tab. 4.5 Beispiel: Allgemeine Verantwortungsbereiche

Aufgaben- und Verantwortungsbereich	Verantwortliche	Vertretung
Zimmer 1	Anna	Eveline
Zimmer 2	Sina	Anna
Zimmer 3	Swetlana	Sandra
Rezeption	Martina	Susanne
Verwaltung	Susanne	Martina
Konstanzprüfung unten	Sandra	Anna
Kleines Labor	Christel	
Endobox	Je Zimmer	
Materialbestellung	Swetlana	Eveline
Wartezimmer	Wochenweise	
Patiententoilette	Je nach Schichtplan	
Sozialraum	Eveline	Sina
PA-Geräte reinigen	Anna	Sandra
Behandlungslampen	Swetlana	Sandra

- **Allgemeine Aufgaben- und Verantwortungsbereiche**

Definieren Sie in Ihrer Praxis – falls noch nicht geschehen oder die letzte Arbeitsverteilung schon längere Zeit her ist bzw. nicht mehr aktuell ist – die notwendigen Arbeitsgebiete. Nehmen Sie gesondert jene Arbeitsbereiche in eine Verteilung auf, die
a. generell eine besondere Aufmerksamkeit erfordern,
b. die bisher nicht konsequent umgesetzt werden.

- **Wie geht man in der Praxis vor?**
– Arbeits- und Verantwortungsbereiche verteilen Sie am besten in einem Teammeeting, um eine größere Verbindlichkeit zu erzielen.
– Bereiten Sie die Einteilung bestimmter Verantwortungsbereiche vor – oder lassen Sie dies von Ihrer Praxismanagerin und Qualitätsmanagementbeauftragten durchführen.
– Nehmen Sie sich zur Besprechung der Aufgabenbereiche Zeit: Was erwarten Sie konkret? Wie soll dies ausgeführt werden? Wann? Was passiert, wenn eine Mitarbeiterin krank ist – wer ist dann zuständig?

Die Übersicht in **Tab. 4.5** ist einem Workshop entnommen und zeigt Zuständigkeiten deutlich auf. Diese Liste wurde zum einen an einem öffentlichen Platz auf dem Praxiscomputer hinterlegt und zum anderen für alle sichtbar auch ausgehängt. Alle Teammitglieder haben dies unterzeichnet und die Umsetzung somit zugesichert.

In **Abb. 4.4** ist dargestellt, wie eine Stellenbeschreibung für eine ZFA aussehen könnte. Weitere Musterstellenbeschreibungen für die Bereiche Rezeption/Verwaltung sowie Prophylaxe können Sie unter ► www.unternehmenzahnarztpraxis.de herunterladen.

4.6.3 Wenn die Praxis weiter wächst

Hat die Praxis auf die richtigen Mitarbeiterinnen und die richtige Strategie gesetzt, ist die Entwicklung unausweichlich: Die Praxis wächst.

»Schön«, sagen viele, »genau das wollte ich«. »Nicht noch weiter wachsen«, meinen aber auch einige, die sich eine eher überschaubare Größe gewünscht haben, in der sie in ihrer Praxis arbeiten wollen. »Mehr als 5 Mitarbeiterinnen will ich gar nicht, höchstens noch einen Zahntechniker« – so lautet das häufige Feedback einiger Zahnärzte innerhalb der Wachstumsphasen einer Praxis.

Denn mit dem Wachstum kommen die wachsenden Aufgaben auch und vor allem für den Unternehmer Zahnarzt. Und natürlich merkt der Zahnarzt ganz schnell: Wachstum kann man nicht verhindern, sondern nur gezielt lenken.

Wachstum bringt Marktmacht mit sich, die Möglichkeit, den zahnmedizinischen Markt zumindest in regionalen Gebieten auch mitzubestimmen, u. a. in dem Bereich Offenheit für hochwertige, anspruchsvolle Zahnmedizin und Zuzahlun-

Muster einer Stellenbeschreibung für eine ZFA (Assistenz, Zimmer)

Zahnarztpraxis (Ihr Name)

Verantwortungsbereich: Assistenz und Ordnung/Sauberkeit in Zimmer 1

Hauptverantwortliche: Frau _____ Vertretung: Frau _____

Wiederkehrende Tätigkeiten

Morgens:
- Licht anschalten
- Einheit und OP-Lampe einschalten
- Fenster öffnen und lüften
- Stuhl runterfahren
- Instrumente aus Thermodesinfektor holen, auf Sauberkeit überprüfen und einsortieren
- Bohrerbad leeren, Bohrer reinigen, trocknen und einsortieren
- Winkelstücke und Turbine aufstecken, Wasserdüsen durchpieken und laufen lassen (ca. 30 Sec. damit überschüssiges Öl rauskommt)
- Winkelstücke und Turbine nochmals desinfizieren und gründlich trocken wischen.
- Auch die Köcher an der Einheit säubern.
- Alle Schubladen auf Vollständigkeit und Sauberkeit kontrollieren.
- Materialien auffüllen.
- Für die erste Behandlung alles Notwendige vorbereiten (Spiegel, Sonde, Pinzette, Sauger, Becher, Serviette usw.) DVD-System Zimmer 2, Fotokamera Zimmer 1
- Computer hochfahren und Programme öffnen
- Daten des ersten Patienten aufrufen
- Musik einstellen (nicht zu laut, nicht zu leise auf Stufe 7 von 12)
- Nach dem Lüften im Sommer: die Klimaanlage einschalten

Zusätzlich in Zimmer 1:
- Jalousie hochziehen (auch in den anderen Zimmern)
- OPG-Geräte herunterfahren
- Instrumente für Sterilisation vorbereiten und Steri anstellen
- Endonadeln aus dem Fräsator nehmen, reinigen und ebenfalls sterilisieren

Mittags:
- Alle Instrumente in den Thermodesinfektor einräumen
- Fenster schließen
- Schränke (Griffe, waagerechte und senkrechte Flächen) säubern, Boden kontrollieren, Tür kontrollieren
- Winkelstücke ölen
- Licht ausschalten

Nach der Pause:
- Lüften der Praxisräume
- Instrumente aus dem Thermodesinfektor holen: Auf Sauberkeit überprüfen und dann in die Zimmer einsortieren
- Schubladen kontrollieren
- Bohrerbad leeren, Bohrer reinigen, trocknen und einsortieren
- Winkelstücke und Turbine aufstecken, Wasserdüsen durchpieken, ölen und durchlaufen lassen, desinfizieren und trocknen.
- Musik, Klimaanlage

◘ **Abb. 4.4** Muster einer Stellenbeschreibung für eine ZFA (Assistenz, Zimmer)

Abends:
- Zimmer schließen
- Alles Herumliegende wegräumen
- Instrumente ins Körbchen und in den Thermodesinfektor
- Thermodesinfektor anschalten, wenn alles drin ist
- Winkelstücke und Turbine ölen und in den Ständer stellen (oder Hygienecenter jeder Satz mind. 1 x in der Woche)
- Müll rausnehmen und neue Mülltüte reinlegen, Müll im Müllschlucker entsorgen
- Alle Programme schließen, Röntgenkontrollbuch öffnen und aktualisieren, Programm schließen und Computer herunterfahren. Bildschirm ausschalten und mit Glasreiniger säubern.
- Absauganlage durchsaugen lassen (Orotol Plus und Dienstagmittag mit MD555)
- Siebe der Absauganlage reinigen
- Flächen mit Wischdesinfektion reinigen, mit Flächendesinfektion (Alkohol) nachwischen, damit es keine Streifen gibt. Schränke und Stühle mit Praxispolish abwischen, Tür desinfizieren
- Grünen Knopf hinten bei der Absauganlage zum Entlüften drücken. Absaugschläuche hochhalten (Restwasser absaugen), Behandlungsstuhl hochfahren und Einheit ausschalten.

Zusätzlich Mittwoch und Freitag:
- Alles gründlich säubern

Zusätzlich Freitag:
- Bohrerbad leeren und Fräsator mit in den Thermodesinfektor einräumen.

Erklärung:
- Ich bin über die aufgeführten Punkte ausführlich informiert und mit den mir übertragenen Aufgaben und Verantwortungsbereichen einverstanden.
- Als Hauptverantwortliche bin ich für die Durchführung, Überwachung und Nachkontrolle der dargestellten Tätigkeiten zuständig.
- Im Falle meiner Abwesenheit informiere ich meine Vertreterin, meine Verantwortungsbereiche gewissenhaft und in meinem Sinne zu übernehmen.
- Weitere Entwicklungen im Rahmen der Zahnmedizin bzw. meines Aufgabengebietes eigne ich mir durch Literatur oder Fortbildungen an.
- Ich stehe dem Team zudem als Ansprechpartner für die aufgeführten Bereiche zur Verfügung und unterstütze das gesamte Team in der Ausführung der anfallenden Aufgaben.

Ort, Datum

_____   _____
Name Praxischef   Name Praxismitarbeiterin

Abb. 4.4 Fortsetzung

gen. Jedes Wachstum kostet aber natürlich auch Liquidität, die finanziert oder über geringere Privatentnahmen kompensiert werden muss. Banken wie aber auch private Investitionen verlangen eine Amortisation bzw. Rückzahlung. Und jeder Unternehmer fragt sich vor einer Investition, ob eine alternative Kapitalanlage nicht mehr Rendite mit sich bringen kann.

Im Personalmanagement kennt man die Probleme mit dem Wachstum besonders von Mittelständlern. Hier hat man in diversen Untersuchungen herausgefunden, dass eine Führungskraft maximal 7–8 Personen führen kann. Viele Zahnärzte erhoffen sich von angestellten Zahnärzten eine

4.6 · Stellenbeschreibungen und Teamkommunikation

Unterstützung, andere von der Ersthelferin, die dann auch meist einen Großteil der Führung abnimmt, zumal wenn die Ersthelferin Führungskraft und Ehefrau des Zahnarztes zugleich ist. Wir haben in vielen Praxen festgestellt, dass der Erfolg einer Praxis nicht ohne das tatkräftige Management der Ehefrau möglich gewesen wäre. Nach innen übernimmt sie die wichtigen und teils auch unangenehmen Aufgaben wie Abrechnung, Terminierung, Controlling und Mitarbeiterführung. Nach außen halten sich die cleveren Frauen – und mittlerweile auch vermehrt Männer – zurück.

Es hat sich durch die enorm gewachsenen administrativen Aufgabengebiete in einer Zahnarztpraxis der Berufszweig der Praxismanagerin herauskristallisiert. Wenn auch eine Vollzeitstelle für eine Ein-Behandler-Praxis nicht sinnvoll erscheint, so muss sich jede Praxis ab 2 Vollzeitzahnärzten überlegen, wer die regelmäßigen und weitreichenden Managementaufgaben übernimmt. Einige Praxen bilden hoffnungsvolle Mitarbeiterinnen aus und lassen diese »managen«, andere binden Externe wie Berater, Coaches oder Verwaltungsprofis in den Praxisablauf ein und lassen so effektiv führen und sich von unangenehmen Aufgaben entlasten.

Wie auch immer Sie sich entscheiden oder aber bereits entschieden haben: Eine Praxismanagerin benötigt neben den fachlichen Fähigkeiten und der Ausbildung als Führungspersönlichkeit auch klare Weisungs- und Konsequenzbefugnisse. Sonst bleibt sie eine Marionette – und ihr Team erkennt die fehlende Macht sofort.

Wir haben nachfolgend eine Stellenbeschreibung für die Position einer Praxismanagerin in einer Mehr-Behandler-Praxis aufgeführt. Weitere Aufgabengebiete – meist aus den Führungsbereichen Verwaltung oder auch Assistenz – sind darüber hinaus in den meisten Praxen üblich, hier jedoch der Übersichtlichkeit wegen ausgeklammert.

- **Stellenbeschreibung Praxismanagerin: Mitarbeiterführung und Controlling in der Zahnarztpraxis**

Die Trägerin dieser Position ist zuständig für die folgenden Aufgaben und hat diese u. a. auszuführen. Sie hat die Befugnis, sich bei vor- oder nachbereitenden Aufgaben Unterstützung innerhalb des Kolleginnenteams zu holen.

- **Teamführung und Qualitätskontrolle**
- Ansprechpartnerin und Vermittlerin für Teamfragen
- Sicherstellung, dass das Terminsystem von Team und Zahnärzten eingehalten wird
- Sicherstellung, dass das gewünschte Teamverhalten (»Spielregeln«) eingehalten wird
- Einsatz von Lob und konstruktiver Kritik in den Mitarbeitergesprächen und Mitarbeitermotivation für eingehaltene Standards, z. B. beim Patientenempfang im Wartezimmer
- Vereinbarung zum Behandlungsbeginn, welche Kollegin den Patienten aufklärt bzw. das Beratungsgespräch führt
- Konsequente Integration der Praxisrichtlinien, wie z. B. der Einsatz der Patienteninformation, des Erhebungsbogens sowie des Anschreibens bei Neupatienten; Umsetzung des Wartezeitmanagements
- Controlling und Evaluation der Praxisorganisation mithilfe von Audits im Rahmen des Qualitätsmanagements
- Stellenbeschreibungen in 4-Augen-Gesprächen vermitteln; Entwicklungsstand darstellen, Entwicklungsnotwendigkeit vermitteln und als Plan festhalten (Weiterreichen an nächste Führungsebene)
- Ausbau von Checklisten in Qualitätshandbuch (Text, Foto, Verantwortliche): z. B. Vorbereitung von Präp, Chirurgie
- Feedback von Zahnärzten an Laborarbeiter weitergeben
- Anpassung der Verantwortungsbereiche und Kompetenzen an Praxisveränderungen
- Neuen Mitarbeiterinnen die Stellenbeschreibung übermitteln
- Arbeitszeitsystem: wöchentliche bis 2-wöchentliche Kontrolle der aktuellen Arbeitszeiten, Urlaubstage und abgeänderte Behandlungszeiten in Computer eintragen
- Internes Beschwerde- und Lobmanagement (»Input« durch Patienten und externe Dienstleister): Reklamationen von Patienten aufnehmen und Lösungen suchen. (Die Entwicklung eines entsprechenden Leitfadens kann von einem externen Dienstleister mittels Betreuungstelefonaten unterstützt werden.)

- Aktualisierung des Internetauftritts kontrollieren; regelmäßige Durchsicht; Wartung
- Mitarbeiterziele gemeinsam mit Zahnärzten überprüfen (Anzahl der Prophylaxebehandlungen; Materialbestellung: Budget eingehalten; Einarbeitung der neuen Mitarbeiterinnen: Feedback; neue Ziele)
- Gespräche nach Krankheiten, um Krankenstand zu analysieren bzw. zu verringern

▪▪ Organisation der Teambesprechungen
- Besprechungen einberufen, Verwaltung im Terminkalender
- Tagesordnungsprogramm im Voraus (ca. 2 Tage) austeilen
- Protokolle: alte Protokolle herauslegen, leeres Dokument vorbereiten
- Überprüfen, ob besprochene oder entschiedene Angelegenheiten erledigt werden

4.6.4 Verhaltensregeln für das Team (Praxisbeispiel)

In vielen Praxen wächst die Notwendigkeit, Spielregeln für den Umgang miteinander zu schaffen. Alters- und Persönlichkeitsunterschiede, z. T. auch kulturelle Differenzen machen oft die Definition von Verhaltensweisen sinnvoll, die eine Praxisleitung erwartet bzw. nicht duldet.

▪ Praxisfall
In einer 12 Köpfe starken Praxis nahe Oldenburg haben 2 Zahnärzte eine Praxis von einem Zahnärzteehepaar übernommen. Die erfahrenen Mitarbeiterinnen konnten weitgehend gehalten werden und so gab es in den ersten Jahren der Praxisübernahme einen scheinbar reibungslosen Ablauf. Als dann jedoch 2 versierte Kräfte die Praxis verlassen wollten, wurden in den Gesprächen mit beiden tiefer liegende Probleme erkennbar. Eine genauere externe Analyse der Umstände brachte den »Sturm im Wasserglas« zum Vorschein. Außenstehende nannten es Streitigkeiten oder auch »Zickereien«, wir als Fachleute erkannten jedoch fehlende Führungsstrukturen und einen Aufstand der Jungen, leider nicht zum Wohle der Praxis. Hygiene- und Assistenzregeln wurden missachtet, Patienten willkürlich bei Abendterminen abbestellt, Kolleginnen »geschnitten« – diese Liste ließe sich lange fortführen. Im Endeffekt hatten die Zahnärzte die starke Führung des Vorgängers durch einen zu laxen Führungsstil ersetzt, den alle anfangs schätzten, zu viele letztlich aber ausnutzten.

▪▪ Vorgehen
1. Mit den Zahnärzten wurden Ziele und Notwendigkeiten außerhalb der Behandlungstätigkeit besprochen. Auch der Zeitbedarf von ca. 3 Stunden je Woche an Führungs- und Verwaltungszeit wurde geklärt und in den an sich vollen, aber nicht effektiven Zeitplan beider eingebaut.
2. Die Anforderungen an die einzelnen Mitarbeiterinnen auf ihren jeweiligen Positionen zur Erreichung dieser Ziele wurden dann geklärt und via Zielgespräche an 2 Terminen festgehalten; die notwendigen Maßnahmen und Veränderungen wurden protokolliert. Feste Termine zur Umsetzungskontrolle wurden sogleich im Terminbuch festgehalten und der Praxismanagerin zur Kontrolle übergeben.
3. Ein Verhaltenskodex wurde aufgebaut, der klar regelte, wie jeder äußerlich zu erscheinen hat, was er zu machen und zu lassen hat, wie er mit Kolleginnen umzugehen hat, was die Zahnärzte an Loyalität einfordern. Dieser Kodex wurde dann ausgedruckt und musste von allen unterschrieben werden. Und hier zeigte sich bereits eine »Störenfriedin«, die diese Verbindlichkeit in der professionellen Kommunikation an der Rezeption nicht mittragen wollte – und dann folgerichtig gehen mussten. Dies war eine wichtige Botschaft an das gesamte Team bezüglich der Konsequenz, die nun Einzug halten sollte. Die Praxisführung hatte sich bei wichtigen Punkten durchgesetzt und Flagge gezeigt. Zudem hatte sie die Scheu vor Veränderungen überwunden und nun auch gezielt das Beschwerdemanagement eingeführt.

In der Folge konnten wir sehen und bemerken, was häufig nach einem Praxiscoaching passiert:
- Es werden von einigen die neuen Regeln als »an sich ja schon bekannt« erlebt, von den

Jüngeren aber als klarer Rahmen sehr geschätzt – wenn auch nicht geliebt.
- Die Chefs werden als Chefs wahrgenommen und der Ruf nach dem »Früher-war-alles-besser-Chef« verblasst auch – die Praxis hat ihre Chefs »gefunden«.
- Die Zahnärzte haben mehr Spaß an ihrer Praxis, weil sie merken, dass sie mit weniger Zeiteinsatz die Praxis im Griff haben. Und die Praxis ist zudem leistungsfähiger geworden, was sich an Beratungserfolgen, Terminierung und dem Materialbestellwesen zeigt, – und einem verbesserten Praxisergebnis bzw. Cash-Flow.

Ein Muster für Spielregeln kann von den Lesern des Buchs exklusiv heruntergeladen werden unter ▶ www.unternehmenzahnarztpraxis.de

4.7 Leistungszulagen als Motivationsfaktor

Motivierte Mitarbeiterinnen zahlen sich aus: Zufriedenheit und Motivation bedeuten eine geringe Fluktuation und somit eine gewisse Konstanz, die sich mittel- und langfristig in einem positiven Image der Praxis widerspiegelt. Durch ein konstruktives Feedback an die Mitarbeiterinnen sind diese motiviert, ihre eigenen Ziele und die der Praxis miteinander zu verbinden und umzusetzen. Nutznießer ist der Patient, der sich in einer Praxis, in der alle Mitarbeiterinnen spürbar als Team zusammenarbeiten, menschlich und medizinisch gut aufgehoben fühlt.

- **Erfolgsfaktor Mitarbeiterinnen**

Die Realität sieht in vielen Praxen jedoch anders aus, zu viele Mitarbeiter machen »Dienst nach Vorschrift«, wie dies im Teamjargon genannt wird. Ziel jeder Mitarbeiterführung sollte darum sein, persönliche Leistungs- und Motivationssysteme aufzubauen. Ein Praxisinhaber, der seine Verantwortung als Führungskraft als essenziellen Beitrag zur Motivation des Teams anerkennt, kann so aus einem »Dienst nach Vorschrift« einen »Dienst aus Leidenschaft« erzeugen. Lob kostet kein Geld.

Engagierte und innovative Unternehmer wissen, dass Geld allein Angestellte nicht ausreichend motiviert. Vielmehr wollen diese als Person und Arbeitskraft von ihren Chefs und ihren Kolleginnen geschätzt werden. Unzufriedenheit entsteht meist durch mangelndes Lob und fehlende Anerkennung für die geleistete Arbeit. Dabei ist genau das der entscheidende Motivationsfaktor. Denn diverse Studien belegen, dass jeder zweite Deutsche von Glückserlebnissen berichtet, wenn er gelobt wird oder eine Würdigung seiner Leistungen erfährt. Damit ist jedoch nicht gemeint, dass der Vorgesetzte seine Mitarbeiterinnen permanent loben soll, denn diese können sehr wohl zwischen einem pflichtbewussten Schulterklopfen und einem authentischen Lob unterscheiden.

Um den Mitarbeiterinnen einen zusätzlichen Anreiz für gute, innovative Leistungen und Ideen zu geben, haben sich leistungsbezogene Zulagen bewährt. Mit der Einführung eines transparenten Zulagensystems können Konzentration und Engagement des Teams oder einzelner Mitarbeiterinnen nachhaltig positiv beeinflusst werden. Das System übt hierbei eine Art »Steuerungsfunktion« aus. Man unterscheidet individuelle und kollektive Prämien, die dem Team zuteil werden (können).

4.7.1 Einzelbonus

Der Einzelbonus bestimmt zunächst die Zulage für eine bestimmte Person oder für einen bestimmten Arbeitsplatz in der Praxis. Er ist meist gekoppelt an ein Ziel, das es zu erreichen gilt. In einem Mitarbeitergespräch kann man in einem offenen und fairen Dialog die Arbeitssituation des Betreffenden erörtern. Hierbei wird die Arbeitsleistung und das Arbeitsverhalten anhand mit der Mitarbeiterin vorher festgelegter Kriterien diskutiert und bewertet. Liegen beide, Arbeitsleistung und Arbeitsverhalten, über den Anforderungen, wird dies mit einem Bonus belohnt, der ebenfalls vorher festgelegt und bekannt gegeben wird. Der Bonus wird dann monatlich als Zulage neben dem Festgehalt ausgezahlt.

Das kann z. B so aussehen:
- Die Prämie ist abhängig z. B. von erfolgreichen Beratungen durch das Team.

- Für die besonderen Leistungen (Prophylaxe, Füllungsalternativen, Bleaching etc.) wird ein einmaliger, fester Prämienbetrag je erfolgreicher und bezahlter Leistung zugeordnet.
- Dieser Betrag in Höhe von 2–5 EUR wird dabei einem »Teamtopf« als gemeinsame Kasse zugeführt.
- Abhängig von der Wochenarbeitszeit wird dann die persönliche Prämie anteilig an alle beratenden Mitarbeiterinnen verteilt, inkl. der Empfangsmanagerin an der Rezeption.
- Arbeitet eine Mitarbeiterin nur halbtags, stehen ihr auch nur 50% des Anteiles zu. Die restlichen 50% werden wieder unter den Vollzeitkräften aufgeteilt, weil diese auch mehr Gespräche führen können.

Rechenbeispiel Einzelbonus
- Bonussumme im Quartal (5 Tage, je 5 Sitzungen = 25 erfolgreiche Beratungen und durchgeführte Behandlungen)
- Das sind monatlich ca. 100 und im Quartal ca. 300 besondere Leistungen; Summe: 1500 EUR
- Benötigt wird zum Errechnen:
    a. Gesamte Wochenarbeitsstunden Ihres Teams: 133 Stunden
    b. Anteilige Arbeitszeit, z. B. Vollzeitkraft Frau Maier mit 37,5 Stunden/Woche
    c. Ergibt einen Bonusanteil Frau Maier: 37,5/234 Std. mal 1.500 EUR = 422,93 EUR

4.7.2 Teamzulage

Vor der Einführung sollte das Leistungszulagensystem konkretisiert werden. In einem ersten Schritt können etwa folgende Fragen geklärt werden:
- Welche Verhaltensweisen sollen besonders in den Fokus gerückt werden?
- Welche Auslastung bzw. welcher Umsatz soll z. B. in der Prophylaxe erreicht werden?

Die Teamzulage hat sich bewährt bei der Anerkennung von Teamleistungen, die letztlich zwar von einzelnen Mitarbeiterinnen oder Ärzten allein ausgeführt werden, insgesamt aber stark durch eine reibungslose Gesamtleistung – beginnend mit der Terminierung am Empfang bis hin zur Beratung oder Bestätigung der Assistenz – geprägt sind. Ausgezahlt wird diese entweder nach Köpfen oder alternativ, bei vielen Teilzeitmitarbeiterinnen, anteilig nach der Arbeitszeit. Wesentlich ist hierbei, dass alle Mitarbeiterinnen daran beteiligt sind, die beraten oder für eine erfolgreiche Einbestellung zuständig sind. Das bedeutet, dass auch Auszubildende vom Teamerfolg profitieren.

Umsatzbeteiligung kombiniert mit Bonus-Malus-System

Ein innovativer Zahnarzt aus Bad Segeberg nutzt ein von uns sehr geschätztes Gehaltssystem, um das Team – anstelle eines 13. Monatsgehalts – in Form einer Umsatzbeteiligung am Erfolg bzw. ggf. Misserfolg seiner Praxis teilhaben zu lassen. Zugleich bedeutet dieses System durch Bonus oder Malus eine noch größere Transparenz der Auswirkung von besonders gutem oder ausbleibendem Mitdenken des Teams auf das Praxisergebnis. Das System ist an sich recht kompliziert und verlangt auch das regelmäßige Reporting an das Team über den Zwischenstand alle 3 Monate. Akzeptiert man diesen Aufwand und kann diesen an seinen Berater delegieren, so denken viel mehr Mitarbeiterinnen bewusster im Sinne auch des wirtschaftlichen und nachhaltigen Praxiserfolgs mit.

Die wesentlichen Merkmale sind:
- Als Ziel wählt man bei einem sehr guten Jahr das Vorjahr zzgl. »Inflations- und Kostenausgleich« von ca. 5–8%, in allen anderen Fällen den notwendigen Zielumsatz zzgl. der Auszahlungssumme für die Umsatzbeteiligung, die mit dem Berater und dem Steuerberater geklärt werden.
- Der genaue Zielumsatz wird nicht bekannt gegeben. Vielmehr erhält das Team die Umsatzmesslatte als 100% je Quartal zur Kenntnis. Die dann aus dem Bonustopf ausgezahlte Summe (ca. 3–4% des Mehrumsatzes) wird benannt.
- Eine 2. Bonussumme von nochmals 3–4% wird auch bekannt gegeben, die bei Erreichen des Jahresumsatzziels ausgezahlt wird. Auch hier erfolgt das Reporting zum Anfang jeden Quartals.
- Das Team wird informiert, in welcher Weise das Umsatzziel auch in dessen Hand liegt:

Wie viele Implantat- oder Zahnersatztermine werden pro Woche benötigt? Wie viele Professionelle Zahnreinigungen sind nötig zur Zielerreichung? Wie kann dies erreicht werden? Wie kann das Team Leerlaufzeiten vermeiden, z. B. durch kurzfristiges Umbestellen, durch Nutzen der »Stand-by-Liste«?
- Der erste Zwischenstand wird dann vom Zahnarzt nach dem 1. Quartal in einem gemeinsamen Teammeeting bekannt gegeben. Meist will das Team dann auch vorher eine Information haben, um das Ergebnis noch beeinflussen zu können. Dann kann das Reporting auf monatlich heruntergebrochen werden.
- Zwischenerfolge werden gefeiert und die Auszahlung der ersten Summe mit dem Steuerberater besprochen. Bei Misserfolg werden die Gründe gemeinsam besprochen und die Möglichkeiten geklärt, die nächsten Quartalsziele zu erreichen.

Im Endergebnis hat die Praxis einen spürbaren Mehrumsatz und höhere Teammotivation. Wenn der höhere Verwaltungsaufwand kompensiert werden kann, ist dieses Gehaltssystem die Möglichkeit, die aktuell nicht mehr realistischen jährlichen Gehaltssteigerungen durch Mehrleistung zu erreichen. Ausgenommen davon sind natürlich Gehaltssteigerungen, die durch eine höhere Qualifikation und ein gleichzeitiges Leistungsplus für die Praxis – z. B. durch die Fortbildung zur ZMP mit Deep-Scaling-Kurs und die nun möglichen einfachen PAR-Behandlungen durch die Mitarbeiterin – erzielt werden. Alles in allem steigen Gehälter dann an, wenn die Umsätze wachsen – und somit die Möglichkeit zur Auszahlung besteht.

4.7.3 Verteilungsschlüssel

Geklärt werden müssen bei jedem Gehaltsmodell mit Leistungszulage sowohl der zu verteilende Betrag wie auch der Verteilungsschlüssel innerhalb des Teams. Als Verteilungsschlüssel sollten zum einen die Arbeitszeit – Vollzeitkräfte in Abgrenzung zur Teilzeitkraft – sowie zum anderen auch die Berufserfahrung herangezogen werden. Und schließlich sollte auch besprochen werden, ob die jeweilige Prämie als Gehalt ausgezahlt wird, oder ob die Mitarbeiterin die Sonderprämie etwa als Tankgutschein erhalten möchte.

Das Zusammenspiel von Zahnarzt und Team ist eines der wichtigsten Kriterien für die erfolgreiche Zahnarztpraxis. In einem guten Team kann sich jeder auf den anderen verlassen – der Zahnarzt auf seine Mitarbeiterinnen genauso wie diese sich untereinander. Leistungszulagen können eine Möglichkeit der Mitarbeitermotivation sein, indem die Einflussmöglichkeit der einzelnen Mitarbeiterinnen auf das Erreichen des Teilziels sichtbar wird.

4.7.4 Führungskonzept

Das Leistungszulagensystem ist als Teil eines generellen Führungskonzepts anzusehen. Auf der Basis von Freundlichkeit und Respekt im Umgang miteinander kann diese individuelle Mitarbeiterförderung natürlich durch weitere teambildende und motivationssteigernde Maßnahmen und Verhaltensregeln ergänzt werden. Konflikte trägt man hinter verschlossenen Türen aus, Kritik wird in sachlicher und konstruktiver Form möglichst unter 4 Augen geübt. Regelmäßige Teammeetings und eventuell interne Praxisworkshops sind ideal, um die eigenen Ziele zu formulieren und zu kontrollieren. Hier können sich Zahnarzt und Mitarbeiterinnen kreativ in die Praxisabläufe einbringen, relevante Themen besprechen und verbindliche Lösungswege erarbeiten. Das Gemeinschaftsgefühl kann außerdem durch gemeinsame Freizeitaktivitäten als besonderes Erlebnis für das gesamte Team gefördert werden. Ein gemeinsames Abendessen oder ein gemeinsamer Kochkurs etwa können die Motivation effektiv fördern.

Organisation und Zeitmanagement

Francesco Tafuro

5.1	Visitenkarte Telefon: Die Grundregeln eines effektiven Telefonats – 128
5.2	Die Rezeption als Ort des Empfangs – 130
5.2.1	Wartezeitmanagement – 130
5.2.2	Positiver Umgang mit Kritik – 131
5.2.3	Praxisbeispiel: Verhaltensknigge für den professionellen Umgang mit (Neu-)Patienten – 134
5.3	Das professionelle Terminmanagement: Der Praxisterminplaner – 136
5.3.1	ABC-Einteilung Ihrer Patienten – 136
5.3.2	Die richtige Fragetechnik – 138
5.3.3	Terminblöcke – 138
5.4	Praxisbeispiel: Qualitätsmanagement in Zahnarztpraxen – Last oder Lust? – 139

Der Mittelpunkt jeder Praxisorganisation befindet sich in den Bereichen Terminmanagement und Praxisabläufe (◘ Tab. 5.1). Diese werden meist von einem zentralen Platz an der Rezeption aus gesteuert, weil dort der beste Überblick über alle aktuellen und geplanten Abläufe möglich ist. Hier befindet sich natürlich auch der Mittelpunkt der Kommunikation mit allen Patienten, die anrufen, einen Behandlungstermin benötigen oder einen Kostenplan erhalten.

5.1 Visitenkarte Telefon: Die Grundregeln eines effektiven Telefonats

Gehen wir die unterschiedlichen unmittelbaren Kontakte eines Patienten mit Ihrer Praxis durch, so steht dort trotz der wachsenden Bedeutung des Internets und mit ihm des Mailkontakts das Telefon an erster Stelle. In der Beratung sprechen wir deshalb auch von der »Visitenkarte Telefon«, weil Ihr (potenzieller) Patient nach den verschiedenen Informationen über Ihre Praxis nun den ersten persönlichen Eindruck erhält.

Professionelles Telefonieren ist eine Kunst (▶ Checkliste: Erfolgreich Telefonieren), denn die Kommunikation über das Telefon ist schwierig: Es werden Blickkontakt, Körpersprache, Ihre persönliche Erscheinung und ein großer Teil der Ausdrucksstärke der Stimme eliminiert. Der Patient am anderen Ende ist quasi ein halbtauber Blinder: Er sieht Ihre Mitarbeiterin und ihre Umgebung nicht und hört sie nur auf einem Ohr, und das auch noch beeinflusst durch die Übertragung des Tons via Telefonleitung.

> **Bedingungen einer gewinnenden Stimme und Aussprache**
> – **Deutliche Aussprache:** Gut artikulieren, Verlegenheitslaute meiden (äh, mhm, nö, jo), keine Anfangs- und Endsilben verschlucken, kein Gemurmel und Genuschel, kein »Slang«
> – **Gute Modulation:** Lautstärke variieren, Stimme heben und senken, Sprechrhythmus wechseln, Wesentliches besonders betonen, Wirkungspausen einschieben, kein monotones Sprechen
> – **Richtige Lautstärke:** Nicht zu laut: dies wirkt dann aufdringlich; normale Unterhaltungslautstärke; nicht zu leise: dies wirkt dann eher unsicher
> – **Satzbau:** Kurze Sätze, wenig Nebensätze, keine Verschachtelungen
> – **Sprechweise:** Richtige Geschwindigkeit: nicht zu schnell, nicht zu langsam, mit Pausen, das Tempo dem des Partners anpassen
> – **Das Lächeln in der Stimme:** Freundliche Grundeinstellung zeigen, Herzlichkeit spüren lassen, weicher und wärmer Tonfall, verbindliche und höfliche Formulierungen

Weil wir uns als Telefonierende meist nur unbewusst auf diese Bedingungen einstellen, sind Missverständnisse an der Tagesordnung: Das Telefon macht unsere Stimmung unfreundlicher. Telefonprofis empfehlen deshalb, so viel wie möglich zu lächeln, denn ein Lächeln wirkt doppelt. Zum einen beeinflusst es die Stimmmelodie positiv, zum anderen erhält unser Gehirn bereits nach 7 Sekunden Lächeln eine positive Botschaft. Ein Telefonprofi nutzt zudem auch die Kraft der Körpersprache, soweit es ihm möglich ist. Auch hier haben Untersuchungen bewiesen, dass Gestik und ausdrucksstarke Mimik am Telefon die Kommunikation verbessern und verständlicher machen.

- **Die Begrüßung**

Die Begrüßung am Telefon ist psychologisch interessant, denn in den ersten Sekunden des Gesprächs nimmt der Anrufer nicht den Inhalt der Worte wahr. Er achtet auf Stimme und Melodie und versucht so »automatisch« bzw. unbewusst, Informationen von seinem Gegenüber zu erhalten. Die professionelle Telefonmitarbeiterin ist sich ihrer Wirkung bereits bei der Begrüßung bewusst. Häufig bemerken wir in unseren Analysen, dass die Mitarbeiterinnen zum Telefon hetzen und dann zu schnell den Telefonhörer abheben. Die Konsequenz ist eine zu schnelle und undeutliche Meldung, was beim Patienten eine Hektik oder sogar ein Gefühl des »Ich bin nicht willkommen« auslöst. Dies ist

5.1 · Visitenkarte Telefon: Die Grundregeln eines effektiven Telefonats

Tab. 5.1 Fragebogen »Die Organisation meiner Praxis«

	Stimmt genau	Stimmt nur teilweise	Stimmt eher nicht	Stimmt überhaupt nicht
Das Telefon fungiert bei uns als die »Visitenkarte unserer Praxis«.				
Alle Empfangsmitarbeiterinnen arbeiten professionell und haben emotionale Schwankungen im Griff.				
Unsere Patienten warten zwischen 7 und maximal 24 Minuten und werden ansonsten durch unser Team im Vorfeld über die voraussichtliche Wartezeit informiert.				
Mein Terminbuch gibt für die kommende Woche einen Überblick über alle Behandlungen, die wir als Schwerpunkte nach außen kommunizieren.				
Wir haben bestimmte Terminzonen und halten diese für besondere Therapien oder auch für Schmerzpatienten konsequent frei.				
Wir haben klare Spielregeln, wie sich das Team in der Praxis untereinander und zum Patienten zu verhalten hat.				
Wir wissen mit den unterschiedlichen Patiententypen gut umzugehen und verlassen uns hier nicht nur auf unser »Bauchgefühl«, sondern auf ein professionelles System.				
Ich habe ein bewusstes Zeitmanagement, das sich in meinem Praxisterminbuch widerspiegelt und auch gelebt wird.				
Ich kenne die Gefahr des Aufschiebens und habe hierzu eine bewusste Lösungsstrategie, die meiner Praxis zugute kommt.				
Ich habe bereits ein gelebtes Qualitätsmanagementsystem.				
Ich führe regelmäßige Audits zur Umsetzung und Weiterentwicklung meines »QM« durch.				
Ich halte mich persönlich an alle wichtigen Praxisregeln, die ich aufgestellt habe.				

Auswertung

1. Schauen Sie sich jetzt Ihr Ergebnis nochmals an. Welche Bereiche liegen bei »Stimmt eher nicht« oder sogar bei »Stimmt überhaupt nicht«?
2. Welche davon wollen oder müssen Sie persönlich zum Erreichen Ihrer Ziele verändern?
3. Wie wollen Sie dies machen?

dann meist der Anfang einer schwierigen Kommunikation.

Auf der anderen Seite bemerken wir äußerst professionelle Mitarbeiterinnen am Telefon, die durch ihre Meldung beim Patienten einen kompetenten, manchmal auch zu unpersönlichen Eindruck hinterlassen. So schwierig es für manche Zahnärzte auch zu akzeptieren ist und so sehr es sich wie ein Widerspruch anhört: Die Meldung muss zu Ihrer Praxis *und* den Mitarbeiterinnen passen – also authentisch sein.

Ihre Mitarbeiterinnen müssen dagegen akzeptieren, dass es eine verbindlich einheitliche und gemeinsame Grußformel und -art geben muss. Denn dies bedeutet für Patienten einen Wiedererkennungseffekt. Vereinbaren Sie gemeinsam mit

> **Checkliste: Erfolgreich Telefonieren**
>
> 1. Alles ist vorhanden: Arbeitsplatz mit Notizblock, Stift sowie Terminbuch/Terminsystem und Telefon in Griffnähe.
> 2. Ruhiger Hintergrund: Die Rezeption ist »Showroom« und kein Versammlungsraum für Mitarbeiterinnen.
> 3. Freundliche und deutliche Begrüßung.
> 4. Verständlicher Gesprächseinstieg – durch ruhige Worte und Ihre Stimme. Erfassen Sie den Namen des Anrufers.
> 5. Aktiv hinhören: Was sagt der Gesprächspartner am Anfang?
> 6. Gezielt fragen: Was sagt/meint der Patient genau? Fragen Sie aktiv nach und achten Sie darauf, wie er es sagt. Entschlüsseln Sie so Hintergründe und indirekte Botschaften.
> 7. Bestätigen lassen: Wiederholen Sie, was Sie gehört haben – am besten mit Nennung des Namens: »Sie möchten einen Kontrolltermin in Kombination mit einem Prophylaxetermin?«
> 8. (Termin-)Vorschläge machen.
> 9. Zusammenfassung, Zustimmung einholen.
> 10. Kontakt vereinbaren; freundlich und mit Nennung des Namens verabschieden (Hörer sanft auflegen).

Ihrem Team eine Telefonmeldung, bei der Praxisname, Grußformel je nach Tageszeit und der Name der Mitarbeiterin genannt werden. Haben Ihre Mitarbeiterinnen berechtigte Bedenken, Vor- und Nachnamen zu nennen, so sollte in jedem Fall ein »Sie sprechen mit Frau …« gewählt werden. Der Vorteil der Nennung von Vor- und Nachname liegt auf der Hand: Ihr Patient erhält sofort eine persönlichere Meldung und kann so den Praxis- vom Mitarbeiternamen besser unterscheiden.

Leitet Ihre Mitarbeiterin den Anruf weiter, soll Sie – notfalls auch durch Hinterfragen –den Namen und den Grund des Anrufs *genau* kennen und weitergeben, besonders wenn er an Sie als Zahnarzt weitergeleitet wird. Dem Patienten soll Ihre Mitarbeiterin dann ggf. den Namen der Mitarbeiterin oder Kollegin benennen, zu dem sie weiterleitet.

5.2 Die Rezeption als Ort des Empfangs

Schaut man sich detailliert an, was Patienten sich von einer Zahnarztpraxis wünschen, weiß man als Praxischef spätestens dann, wie sehr Freundlichkeit »obenan« steht. Dies beginnt bereits vor der Begrüßung beim Eintritt des Patienten in die Praxis mit der sofortigen Blickkontaktaufnahme der Empfangsmitarbeiterin und der Nennung des Namens mit einem auflockernden Empfangsgruß.

In persönlichen Gesprächen beschreiben Patienten ein Potpourri an Persönlichkeiten am Empfang: »der General«, »die Praxismutter«, »die Liebe«, »die Strenge«, »das Biest«, »die Ältere« oder sogar »der Drachen« – diese Liste ließe sich beliebig ausdehnen. Gleichzeitig wird deutlich, dass zu wenige Patienten sich den Namen der Mitarbeiterin merken können – und zu viele Empfangsmitarbeiterinnen an einer »Patientenabwehr« arbeiten. Dies ist für das Image der Praxis schädlich und geht sehr schnell wie ein »Lauffeuer« herum.

5.2.1 Wartezeitmanagement

Eine gute Rezeptionsmitarbeiterin ist auch geschult im Wartezeitmanagement: Sie holt sich regelmäßig Informationen aus dem Behandlungszimmer von den Kolleginnen oder auch dem Zahnarzt und informiert den Patienten über die voraussichtliche Wartezeit. Dadurch nimmt Sie Druck vom Behandlerteam und kann dem Patienten die Möglichkeit geben, die noch zu verbleibende Wartezeit ggf. anderweitig für ein Telefonat, einen Kaffee bzw. ein anderes Getränkeangebot oder – bei längeren Wartezeiten – für einen kurzen Einkauf zu nutzen.

Wussten Sie, dass es für viele Patienten auch unangenehm kurze Wartezeiten gibt? Wir haben in unseren Analysen viele Patienten befragt: So werden durchschnittliche Wartezeiten zwischen 0 und 7 Minuten sowie über 24 Minuten vom Patienten als unangenehm empfunden.

Denn der hereintretende Patient muss sich erst akklimatisieren. Überlegen Sie sich selbst: Eben noch bei der Arbeit oder die Kinder versorgt, eingekauft – dann schnell ins Auto zur Praxis, Parkplatz gesucht, evtl. noch parallel telefoniert ... – der übliche Wahnsinn von vielen Selbstständigen, Führungskräften oder auch Familienmanagerinnen. Da ist die kurze Entspannung und Einstimmung auf die evtl. unangenehme Zahnarztbehandlung durch die Illustrierte xy genau richtig, wenn das Team ankündigt, dass es auch gleich (oder besser: in 5 Minuten – wenn es denn so lange dauert) losgeht.

Und der Patient hat auch nicht das Gefühl, dass Sie (zu) wenig zu tun haben. Denn viele Patienten denken noch immer: »Bei guten Zahnärzten/Ärzten muss man ein paar Minuten warten.«

Die Mitarbeiterin am Empfang sollte sich deshalb ihrer verschiedener Rollen neben den Verwaltungsaufgaben bewusst werden: als Terminmanagerin, Beruhigerin oder Ermutigerin, Verständnisvolle, Controllerin u. a. für die Praxisregeln, Beraterin oder einfach als Anlaufstelle Nr. 1 für den Patienten; dies sind alles wichtigen Aufgaben. Es ist verständlich, weshalb die Rezeption deshalb von Erfahrung lebt. Wir haben aber auch einige jüngere, ehrgeizige und motivierte Rezeptionsmitarbeiterinnen erlebt, die den Praxisempfang erfolgreich gemanagt haben. Denn auch diese Kunst ist erlernbar.

5.2.2 Positiver Umgang mit Kritik

Der Empfang ist in vielen Fällen auch der Bereich, in dem Emotionen und Kritik vom Patienten geäußert werden. Für eine professionelle Rezeptionsmitarbeiterin ist daher der gekonnte Umgang mit Kritik nicht nur Selbstschutz sondern der Anfang vom Qualitätsmanagement. Thomas Harris (1975) empfiehlt dazu:

1. Hören Sie gut zu.
2. Entschuldigen Sie sich für den Vorfall oder sagen Sie »Wir entschuldigen uns« (verweisen Sie niemals auf andere Kollegen, auch wenn dafür ein Grund vorhanden ist!).
3. Drücken Sie Ihr Bedauern aus und zeigen Sie Anteilnahme. Nehmen Sie ihren Gesprächspartner ernst!
4. Unterbrechen Sie Ihren Gesprächspartner nicht. Bringen Sie ihn dazu, sich seinen Ärger von der Seele zu reden.
5. Fragen Sie nach, um Klarheit über den Vorgang zu erhalten.
6. Bieten Sie eine Lösung oder einen Rückruf an, wenn Sie etwas Zeit benötigen, um den Sachverhalt zu recherchieren.
7. Bedanken Sie sich für seinen Anruf bzw. das Gespräch/den Hinweis.
8. Überprüfen Sie, ob Ihre Zusage auch erfüllt wurde.
9. Rufen Sie nach der Regulierung der Reklamation den Patienten nochmals an. Dadurch zeigen Sie, dass Ihnen ernsthaft an einer positiven Regelung gelegen ist und dass Patientenservice bei Ihnen »*in der Tat*« großgeschrieben wird.

Beschwerdetypen

In der Praxis haben sich die folgenden Typen herauskristallisiert, die zu kennen den Umgang der Rezeptionsmitarbeiterin mit den Patienten erleichtert.

- **Der Vielredner**
- **Charakteristisches Gesprächsverhalten**
  - Hält Monologe, lässt uns nicht zu Wort kommen
  - Kommt »vom Hölzchen aufs Stöckchen«
  - Weicht vom Thema ab
  - Hört nicht zu und unterbricht
  - Wiederholt sich häufig
  - Hört sich offensichtlich gerne reden

- **Gesprächsziele**
  - Den Redefluss stoppen, ohne dass der Redende ungehalten wird
  - Den Gesprächspartner schnell zum Kern des Thema zurückführen
  - Ein konstruktives, kooperatives Gespräch führen

- **Tipps für das Gesprächsverhalten gegenüber dem Vielredner**
  - Nur selektiv aktiv zuhören, möglichst wenig durch Rückfragen verstärken!
  - Mit Namensansprache einhaken. Dadurch hält der Gesprächspartner kurz inne und sie haben die Möglichkeit, selbst zu argumentieren.

- Auf ein gemeinsames Ziel verpflichten: »Herr …, damit wir beide schnell zu unserem Ziel kommen, schlage ich vor …«
- Das Gespräch strukturieren: »Herr …, Sie haben da eine Menge wichtiger Dinge gesagt, die sollten wir der Reihe nach durchgehen. Fangen wir mit … an.«
- Zusammenfassen und auf den Punkt bringen: »Herr … es ist Ihnen also besonders wichtig, dass …

Der Schweiger

Charakteristisches Gesprächsverhalten
- Sagt nur wenig, spricht häufig in Andeutungen, brummelt Unverständliches vor sich hin
- Stellt keine Fragen, gibt keine Kommentare, ist wenig aktiv
- Beantwortet Fragen sehr sparsam, oft nur mit einzelnen Worten (»ja« oder »nein«)

Gesprächsziele
- Den Gesprächspartner aktivieren
- Informationen und Feedback bekommen
- Den Dialog initiieren

Tipps für das Gesprächsverhalten gegenüber dem Schweiger
- Stellen Sie möglichst viele offene Fragen, um Informationen zu erhalten: »Was genau hat Sie jetzt verärgert?«, und locken Sie den Gesprächspartner mit Fragen aus der Reserve: »Was kann ich tun, damit Sie sich besser fühlen?«
- Spielen Sie den Ball an den Gesprächspartner zurück, indem Sie mit Fragen nachhaken: Patient: »Das kann ich nicht akzeptieren!« Mitarbeiterin: »Was meinen Sie damit? Heißt das, Sie können den Preis der Leistung nicht nachvollziehen?«
- Hören Sie aktiv zu: Wenn der Gesprächspartner endlich etwas auftaut und mehrere zusammenhängende Sätze spricht, signalisieren Sie ihm, dass es Ihnen wichtig ist, was er sagt. Dies verstärkt seinen Redefluss.
- Ertragen Sie die Pausen Ihres Gesprächspartners! Oft fällt es Ihnen schwer, die Stille im Gespräch auszuhalten. Aber vielleicht lässt sich Ihr Gesprächspartner bewusst etwas mehr Zeit zum Überlegen.
- Wenn Sie sich sehr unsicher sind, sprechen Sie die Situation an: » Herr …, Sie müssen mir schon konkret sagen, worum es geht. Sonst kann ich Ihnen leider nicht richtig weiterhelfen.«

Der Aggressive

Charakteristisches Gesprächsverhalten
- Reagiert mit persönlichen Angriffen, ist beleidigt
- Ist unsachlich und emotional
- Macht »Rundumschläge«, pauschalisiert und verallgemeinert alles
- Wird laut und brüllt sogar gelegentlich
- Ist zynisch bis sarkastisch

Gesprächsziele
- Den Gesprächspartner beruhigen und Aggressionen abbauen
- Beleidigungen selbstbewusst abwehren
- Sachliche Klärung der Angelegenheit herbeiführen

Tipps für das Gesprächsverhalten gegenüber dem Aggressiven
- Bewusst atmen, versuchen, sich von der Aggression innerlich zu distanzieren. Stellen Sie sich vor, Ihr Gesprächspartner spiele in einem Film, der vor Ihnen abläuft.
- Hören Sie genau hin, was er Ihnen sagt, um Informationen darüber zu bekommen, was die sachliche Ursache seiner Aggression ist.
- »Spiegeln« Sie ihm sein Verhalten zurück: »Oh je, Herr …, Sie sind ja wirklich sehr aufgebracht, …«
- Zeigen Sie Verständnis, v. a. dann, wenn er »nur« aggressiv ist und nicht beleidigend. Denn: Egal woher die Aggression kommt und »wer sie abbekommt«, ob sie berechtigt ist oder nicht – sie ist nun mal da und wir müssen mit ihr umgehen, um zu einem konstruktiven Gespräch zu gelangen.
- Setzen Sie Grenzen. Vermitteln Sie dem Gesprächspartner, dass Sie gerne bereit sind zu helfen, aber keinerlei Beschimpfungen o. Ä. tolerieren werden.

5.2 · Die Rezeption als Ort des Empfangs

◻ Tab. 5.2 Die richtige Formulierung

Statt:	Besser:
»Wir beantragen einen Heil- und Kostenplan für Sie.«	»Wir nehmen Ihnen gerne den Schriftwechsel mit Ihrer Versicherung ab.«
»Die Krankenkasse übernimmt nur 123 EUR und Sie müssen 3.456 EUR dazuzahlen.«	»Ihre Versicherung trägt mit 123 EUR einen Teil Ihrer neuen Versorgung.«
»Die Kosten für Sie sind 34 EUR.«	»Ihre Eigeninvestition in Ihre Gesundheit beträgt 34 EUR. Dafür erhalten Sie …«
»Wir besprechen Vor- und Nachteile.«	»Die besonderen Merkmale der einzelnen Behandlungen werden wir gemeinsam besprechen. Wichtig ist uns, dass wir die für Sie optimale Versorgung herausarbeiten.«
»Morgen haben wir keine Zeit!«	»Wir nehmen uns Zeit für Ihre Behandlung und ich kann Ihnen den kommenden Freitag, 11 Uhr, oder Montag, 15 Uhr, anbieten.«
»Das kann ich Ihnen nicht sagen.«	»Frau Meyer, dafür ist meine Kollegin zuständig. Ich nehme jetzt Ihre Frage auf und rufe Sie dann bis heute Nachmittag zurück.«
»Da haben Sie nicht zugehört.«	»Was ich Ihnen sagen wollte war, …«
»Ich glaube, Sie haben mich nicht verstanden …«	»Genauer gesagt: …«
»Sie müssen die PZR sofort bezahlen.«	»Frau Müller, möchten Sie Ihre Professionelle Zahnreinigung nun bar oder mit EC-Karte zahlen?«
»Sie haben Ihre Rechnung noch nicht bezahlt.«	Frau Müller, ich habe eben einen Anruf von unserem Steuerbüro erhalten, dass die Rechnung vom … noch offen sei. (Pause) Was kann ich unserer Buchhaltung sagen, wann wir den Zahlungseingang nun erwarten dürfen?«

Eine Frage der Formulierung oder: Die richtigen Worte wählen

In unserer Sprache haben sich Formulierungen eingeschlichen, die es unseren Patienten schwer machen, uns »richtig« zu verstehen. Die Liste in ◻ Tab. 5.2 ist als Anregung zu verstehen und sollte von Ihnen im Rahmen eines Teammeetings ergänzt und erweitert werden. Wir haben exemplarisch Aussagen gegenübergestellt, die »anders« formuliert sind und dadurch verständlicher und klarer ankommen.

Bedenken Sie hier: Unser Gehirn kann negierende Aufforderungen mit dem Wort »nicht« nur 1:1 transportieren. Was haben Sie vor Augen, wenn ich sage: »Denken Sie nicht an einen rosa Elefanten«? Eben: einen rosa Elefanten! Fragen Sie sich eher: Was soll mein Patient stattdessen wissen? Und wie? Oder: Was ist mein Ziel?

Individuelle Antworten und konkrete Maßnahmen zur Wiederherstellung der Patientenzufriedenheit

Um Ihrem Team die Möglichkeit zu geben, freundlich, kompetent und zeitnah auf die Patientenunzufriedenheit zu reagieren, ist es sinnvoll, einen bestimmten Maßnahmenkatalog zu entwickeln, der den Mitarbeiterinnen aufzeigt, welchen Handlungsspielraum und welche Reaktionsmöglichkeiten sie in einzelnen Beschwerdefällen haben (s. auch ▶ Leitfaden zum richtigen Umgang mit Beschwerden).

Leitfaden zum richtigen Umgang mit Beschwerden
– Verstehen Sie Beschwerden als einen normalen Teil Ihrer Arbeit und als Chance, Patientenunzufriedenheit abzubauen und Patientenbindung zu sichern.

- Suchen Sie sich – wenn möglich – einen ruhigen Ort für das Beschwerdegespräch.
- Nehmen Sie den Ärger des Patienten nicht persönlich.
- Zeigen Sie gerade jetzt besonders viel Einfühlungsvermögen.
- Hören Sie gut zu. Versetzen Sie sich in die Lage des Patienten.
- Wählen Sie eine ruhige und höfliche Gesprächsart.
- Stellen Sie inhaltliche Fragen, bis Ihnen genau klar ist, wodurch der Ärger des Patienten ausgelöst wurde. Vermeiden Sie Sofortdiagnosen.
- Machen Sie sich Notizen.
- Beschuldigen Sie keine Praxisteammitglieder.
- Machen Sie ausdrücklich deutlich, wie sehr Sie das Feedback zu schätzen wissen und welche Maßnahmen sie einleiten werden.
- Erkundigen Sie sich, ob der Kunde mit der Regulierung einverstanden ist. Bieten Sie ggf. eine Alternative an.
- Stellen Sie offene Fragen: »Was können wir tun, um Sie wieder zufrieden zu stellen?«
- Ist eine unverzügliche Problemlösung nicht möglich, sagen Sie dem Patienten eine genaue Prüfung zu und geben Sie an, wie lange es dauern wird.
- Sind Sie nicht zuständig oder können Sie nichts tun, sagen Sie dem Patienten zu, die Beschwerde umgehend persönlich weiterzuleiten.
- Beenden Sie das Gespräch mit einer positiven Formulierung.
- Analysieren Sie den Beschwerdevorgang und unterrichten Sie den Verantwortlichen.
- Besprechen Sie im Rahmen der Teammeetings den Vorfall und ziehen Sie daraus Konsequenzen für die Zukunft.

Gemeinsam im Team sollten Lösungen für spezielle, im Praxisalltag auftretende Probleme erarbeitet werden. Ihre Mitarbeiterinnen lernen somit auch von den Herausforderungen ihrer Kolleginnen.

Des Weiteren werden Fehler nicht tabuisiert, sondern als üblich und normal angesehen.

5.2.3 Praxisbeispiel: Verhaltensknigge für den professionellen Umgang mit (Neu-)Patienten

- **Rezeption**

In einer Zahnarztpraxis liegt der Schlüssel für einen reibungslosen Praxisablauf und die Zufriedenstellung der Patienten in der Kommunikation. Für die Rezeption bedeutet dies:
- Wenn mehrere Patienten die Praxis betreten, helfen, um die Patienten schnellstmöglich zu betreuen.
- Die Patienten freundlich (lächeln) und mit direktem Blickkontakt in Empfang nehmen.
- Die Patienten mit persönlicher Namensnennung ansprechen.
- Auch in hektischen Augenblicken (Patienten treten ein, das Telefon klingelt) ruhig und souverän reagieren.
- Die Patienten mit persönlicher Namensnennung verabschieden.
- Darauf achten, dass nicht zu viele Teammitglieder gleichzeitig an der Rezeption stehen.
- Die Rezeption durchgängig besetzen.
- Wartezeitmanagement – aktives Eingreifen bei verlängerter Wartezeit: Auf Wartezeiten hinweisen; Alternativen zur Wartezeit anbieten; aktives Getränkeangebot; telefonische Benachrichtigung der Patienten bei Verspätungen.
- Patientenführung: Bei kleineren Beträgen auf Barzahlung hinführen; feste Patiententermine vereinbaren; bei HKP-Erstellung nachhaken; Umgang mit ausgefallenen Terminen.
- Beschwerdemanagement: Professioneller, konstruktiver Umgang mit Patientenbeschwerden und Anfragen; lösungsorientierte Vorgehensweise, Konsequenzen für die Praxis im Sinne einer Optimierung der unbefriedigenden Patientensituation ableiten.
- Terminvergabe: Terminzettel aushändigen; Vermittlung der Terminwertigkeit gerade bei Langzeitterminen (Ziel: Vermeidung von Terminausfällen); Patienten fragen, ob es recht ist, dass er auf der Warteliste aufgenommen wird

und bei frei werdendem Termin angerufen wird; Terminblöcke und Patienteneinteilung beachten.

- **Telefon**

Die Kommunikationsstärke der Empfangsmanagerin, ihre Fähigkeit, eine Beziehung zum Anrufer aufzubauen, das Gespräch durch eine gezielte Fragetechnik zu führen und positiv zu beenden, ist eine wesentliche Grundbedingung für den Erfolg.

Gerade der erste telefonische Kontakt mit Neupatienten stellt an die Gesprächsführung spezielle Anforderungen, um die wesentlichen Informationen über die Praxis zu vermitteln, aber auch vom Patienten zu erhalten.

- Die Telefonate mit gewinnender Telefonstimme und ruhiger Stimmlage führen.
- Sich beim Patienten, der an der Rezeption steht, entschuldigen, wenn das Telefon bedient werden muss.
- Schmerzpatienten: Gezielt nachfragen, welche Beschwerden die Patienten haben.
- Patienten, die die Praxis betreten oder verlassen, wenigstens per Blickkontakt beachten, auch während telefoniert wird.

- **Das erste Telefonat mit einem (Neu-)Patienten**
- Melden Sie sich klar und deutlich: »Zahnarztpraxis …, Sie sprechen mit »Vorname, Nachname«, Guten Tag/Morgen«, denn auch der Patient sollte die Möglichkeit haben, Sie mit dem Namen anzusprechen.
- Mit dem Satz: »Was kann ich für Sie tun?« können Sie herausfinden, warum der Patient in Ihrer Praxis anruft.
- Mit der Frage »Wann waren Sie das letzte Mal bei uns?«, kann zum einen ermittelt werden, ob die Daten des Patienten bereits erfasst sind, und zum anderen, ob der Anfahrtsweg bekannt ist.
- Nach der Datenaufnahme gilt es, den Grund des Anrufs herauszufinden (z. B. »Welche Beschwerden haben Sie?«/»Um welchen Zahn handelt es sich?«), um vorab selektieren zu können.
- Sagen Sie dem Patienten, dass er bei Nichteinhaltung des Termins bitte rechtzeitig, d. h. ca. 48 Stunden vorher, anrufen möge.
- Wiederholen Sie den vereinbarten Termin am Ende des Gesprächs, nennen Sie die Dauer des Termins und verabschieden Sie sich mit Nennung des Patientennamens.

- **Der erste Kontakt mit einem (Neu-)Patienten in der Praxis**
- Vor die Rezeption treten und persönlich mit Namen/Handschlag vorstellen: »Guten Tag, Herr/Frau …, willkommen in unserer Praxis, mein Name ist …, was kann ich für Sie tun?«
- Lockere Gespräche führen, z. B. »Haben Sie gut hergefunden?« (und wenn möglich kurze Vorstellung der Praxis) und währenddessen die Versicherungskarte einlesen. So hat der Patient das Gefühl, die volle Aufmerksamkeit zu erhalten.
- Die wesentlichen Praxisräumlichkeiten (Toilette und Wartezimmer) zeigen.
- Danach die ausführliche Befundaufnahme: »Füllen Sie mir bitte den Anamnesebogen aus, bei Unklarheiten helfe ich Ihnen gerne weiter.« Patienten für das Ausfüllen des Anamnesebogens ins Beratungszimmer bitten. Älteren, behinderten oder auch ausländischen Patienten ggf. beim Ausfüllen des Anamnesebogens helfen.
- Bei Abgabe und Überprüfung des Anamnesebogens den Patienten über den weiteren Ablauf der Behandlung informieren »Frau Dr. Meier wird sie behandeln. Es wird noch voraussichtlich … Minuten dauern, nehmen Sie bitte noch so lange im Wartezimmer Platz.« Weg zeigen!

- **Prophylaxe/Assistenz**
- Die Zimmer für die anstehende Behandlung vorbereiten.
- Die Kopfstütze zu Beginn optimal einstellen.
- Mit den Patienten ein persönliches Wort wechseln.
- Die Patienten zu Beginn der Sitzung fragen, wie es Ihnen nach der letzten Behandlung ergangen ist.

- Den Patienten einen Handspiegel reichen, damit sie sich ihre Mundsituation anschauen können.
- Bei den Gesprächen mit den Patienten darauf achten, dass der Mundschutz heruntergezogen ist.
- Den Hinweis, dass sich der Patient bei Schmerzen mit einem Handzeichen bemerkbar machen soll, vor der Behandlung geben.
- Beim Patienten vor und während der Behandlung nachfragen, ob alles in Ordnung ist.
- Die Patienten in den Behandlungsablauf mit einbeziehen, z. B. ankündigen, was als nächstes geplant ist.
- Bei sehr ängstlichen Patienten auch mal tröstend die Hand auf die Schulter legen.
- Es sollte frühzeitig darauf geachtet werden, dass der Sauger beim Gespräch in seiner Halterung steckt.
- Die Behandlung nicht von außen stören. Auch die Türen durchgängig geschlossen halten.
- Motivation und Remotivation der Patienten: Professioneller Umgang mit verschiedenen Präsentationstechniken zur (Re-)Motivation der Patienten.
- Eventuell nach der Behandlung/Beratung Informationsmaterial mitgeben.
- Die Patienten werden nach der Behandlung an die Rezeption geleitet.
- Es sollte durchgängig auf den nächsten PZR-Termin geachtet werden. Recall anbieten.
- Die Prophylaxesitzung sofort nach der Behandlung bar oder per EC-Karte abrechnen.
- Die Patienten persönlich verabschieden.

- **Langzeitbehandlungen**
- Generelles Angebot eines Nackenkissens.
- Angebot zum Hören von Musik-CDs.
- Kurze Behandlungspausen zur Entspannung der Patienten.
- In den Behandlungspausen Patienten nicht alleine lassen.
- Den Patienten das Angebot einer Zeitschrift geben, wenn die Behandlung später fortgesetzt wird (oder vor dem Termin).
- Eventuell nach der Behandlung/Beratung Informationsmaterial mitgeben.

- Die Patienten werden nach der Behandlung an die Rezeption geleitet.
- Es sollte durchgängig auf den nächsten 01-Termin geachtet werden. Recall anbieten.
- Die Patienten persönlich verabschieden.

5.3 Das professionelle Terminmanagement: Der Praxisterminplaner

Neben der Anzahl an Behandlungszimmern beeinflusst in einem entscheidenden Maße das Terminsystem den wirtschaftlichen Erfolg einer Zahnarztpraxis. Hier liegt auch ein Kernbereich, an dem der Patient meist unbewusst seine Zufriedenheit mit der Praxis – und somit seine Mund-zu-Mund-Propaganda – festmacht.

Es verwundert deshalb umso mehr, dass viele Zahnärzte das Terminsystem fast vollständig dem Rezeptionsteam überlassen und (zu) selten Vorgaben oder gar Kontrollen machen. Denn während in den Anfangsjahren eine Praxis über jede Behandlung froh ist, wandelt sich dieses Bild nach 5–7 Jahren. Die Praxis wird langsam, aber sicher von ihrem Erfolg eingeholt und die nun folgenden Neupatientenströme dominieren – glücklicherweise – die natürliche Fluktuation an Patienten. Um das Terminsystem aktiv zu managen, ist es wichtig, es auf die verschiedenen Patientengruppen abzustimmen.

5.3.1 ABC-Einteilung Ihrer Patienten

Meist machen die kritischen Patientengruppen eine Terminplanung schwierig, denn durch Unzuverlässigkeiten, Uneinsichtigkeiten hinsichtlich Therapieplanungen oder auch eine zögernde Zahlungsmoral werden Zeit und Energie gebunden. Die ABC-Einteilung macht es Ihnen und Ihrem Team leichter, die Termine zu steuern. Teilen Sie Ihre Patienten deshalb in A-B-C-Patienten ein. Wir wollen Ihnen eine solche Einteilung einmal als Beispiel darstellen. Das Ziel ist es, klare und nachprüfbare Entscheidungskriterien zu erhalten, die ein Terminieren erleichtern. Grundsätzlich gilt hier der dynamische Ansatz, so dass jeder B-Patient auch ein A-Patient werden kann. Überprüfen Sie deshalb die folgenden Kriterien immer wieder.

- **B-Patient**

Jeder Neupatient ist bis zur Untersuchung ein B-Patient. Auch Kontrollpatienten, die bisher noch nicht wieder da waren, sind B-Patienten. Es ist zudem empfehlenswert, Verwandte oder enge Freunde Ihres Teams ebenfalls als B-Patienten einzustufen.

Diese werden bestellt wie immer, also in die Terminblöcke (WKB, PRÄP etc.) oder das bisherige Terminsystem, wo ausreichender Platz ist.

- **C-Patient**

Einfach einzuteilen sind auch »C-Patienten«, deren Einteilung viele Praxen aufgrund des kritischen Patientenverhaltens dieser Gruppe sowie aufgrund der großen Terminfülle Ihrer Praxis einführen und dann selektiver einbestellen.

- C-Patienten zeichnen sich durch Unzuverlässigkeiten wie versäumte Termine, fehlende Offenheit für Prophylaxe/Zuzahlerfüllungen und häufige Notfallbehandlungen aus.
- Sie müssen als akute Schmerzpatienten aufgrund Ihrer Kassenzulassung natürlich einbestellt und der Notfall beseitigt werden. Es sollte aber vom Empfang verbindlich nachgefragt werden, seit wann und wobei die Schmerzen auftreten.
- Sie sollten sich als Behandler fragen, wie viel Zeit Sie (noch) mit Patienten verbringen wollen, die wichtige Spielregeln nicht einhalten (wollen). Sie müssen sich evtl. auch entscheiden, von welchen Patienten Sie sich trennen wollen. Beachten Sie gemeinsam mit Ihrem Team die Entwicklung des Patienten. Einige werden den Wert Ihrer Behandlungen dann erkennen und zuverlässiger werden. Anderenfalls muss Ihr Team den Besuch eines anderen Kollegen nochmals schmackhaft machen. Eine Berechnung von Ausfallterminen hat sich hier übrigens nur bedingt bewährt. Ihre unzuverlässigen Patienten erhalten nach dem 3. Nichterscheinen und dem schriftlichen Hinweis zwar eine Rechnung. Viele zahlen jedoch nicht, fast alle erzählen diesen Vorgang aus ihrer Sicht als »Unverschämtheit und Arroganz« weiter und sorgen so für eine starke negative Mundpropaganda, die von vielen auch positiv eingestellten Patienten nicht verstanden wird.

■ ■ **Wie trenne ich mich von C-Patienten?**

Bewährt hat sich hierfür in der Praxis eine Doppelstrategie:
- Empfehlen Sie Ihrem Patienten zum einen persönlich, einen anderen Kollegen aufzusuchen, der besser oder auch terminlich schneller mit ihm umzugehen weiß.
- Ihre Rezeption soll – wenn der Patient dies nicht tut – einen neuen Termin vergeben, der deutlich später als die bisherigen liegt und inhaltlich stark gekürzt ist, wie z. B. nur 1 Füllung statt 3. Besetzen Sie den Termin zudem parallel – mit einem Nachkontroll- oder weiteren C-Patienten.

- **A-Patient**

Diese Patienten zeigen sich als »Fans« Ihrer Praxis, empfehlen Sie und Ihr Praxisteam bei Gleichgesinnten und Motivierten weiter. Sie stehen Ihrem Behandlungskonzept und Ihnen als Zahnarzt persönlich näher, halten Termine ein oder sagen diese zumindest rechtzeitig ab.

Diese Patienten müssen besonders behandelt werden:
- Sie sollten so schnell wie möglich erscheinen dürfen und hierfür sollten auch bis zu 3 Tage im Voraus Blöcke freigehalten werden.
- Wenn kurzfristig keine Termine zu vergeben sind, sollte Ihr Team eine Warte- bzw. »Stand-by-Liste« aktiv anbieten. Zeigen Sie diesen Patienten Ihren Service für Ihre Behandlung und auch bei der PZR.

A-Patienten wünschen sich natürlich alle, aber diese müssen in vielen Fällen durch Aufklärung und Motivation auch erst zu solchen entwickelt – oder erst gewonnen – werden.

Wir wissen aus der Praxis, dass die ABC-Einteilung von vielen Zahnärzten anfangs als »unethisch« oder sogar »unmoralisch« angesehen wird. Gleichzeitig merken wir aber auch, dass eine wachsende Praxis ihrer »ärztlichen Pflicht« langfristig nur nachkommen kann, wenn die Terminierung auf diese Art gesteuert wird.

5.3.2 Die richtige Fragetechnik

Jeder Patient möchte bei der Terminierung »ein Wörtchen mitreden«. Die Praxis muss aber ihre Termine so vergeben, dass um die hochwertigen und umsatzstarken Behandlungstermine herum das Terminbuch aufgefüllt wird. Die Lösung ist hier u. a. die richtige Fragetechnik, so dass der Patient mitentscheiden kann. Nutzen Sie hier Alternativfragen wie z. B. »Können Sie diese Woche am Vor- oder Nachmittag?« und dann »Dann kann ich Ihnen den kommenden Donnerstag um 16 Uhr oder aber den darauffolgenden Montag um 15 Uhr anbieten – welcher passt Ihnen besser?« Das Ergebnis ist, dass die Mehrzahl der Patienten die Termine nicht mehr als willkürlich ansehen oder den Eindruck haben, »die will mir keinen anderen Termin geben«, sondern selbst auswählen können. Und die Profis wissen: 3 von 4 Patienten wählen den zuletzt genannten Termin. So bringen Sie Patientenwünsche und Praxiserfordernisse in Einklang!

5.3.3 Terminblöcke

Wie schon erwähnt, bestimmt das Terminsystem den Praxiserfolg entscheidend mit. Haben Sie sehr viele Patienten? Wollen Sie bestimmte besondere Therapien ausbauen? Haben Sie das Gefühl, auf Patientenwünsche zu reagieren, anstatt selbst zu planen? Dann sollten Sie über die folgenden Terminzonen innerhalb Ihres Bestellsystems – egal ob analog als Buch bzw. »Kladde« oder digital als elektronisches Terminsystem – nachdenken.

- **Schmerzpatientenzone**
  - Diese Terminzone sollte maximal 5% Ihrer gesamten wöchentlich geplanten Behandlungszeit ausmachen.
  - Sie sollte in 2 Strecken aufgeteilt werden: z. B. vormittags vor der Mittagspause 15–30 Minuten (11.30–12.00 Uhr) und nachmittags 30 Minuten vor dem »Abend-Run« (ca. 16.00–16.30 Uhr).

- ■ **Wichtige Regeln für den Einsatz von Schmerzpatientenzonen**
  - Dieser Terminblock ist bis zum aktuellen Tag freizuhalten.
  - Ihre Rezeptionistin sollte Ihre Patienten bitten, vorher anzurufen und nicht einfach zu erscheinen.
  - Direkt vorbeischauende Patienten sollten konsequent auf die speziellen Terminblöcke für Notfälle hingewiesen werden. Außer bei A-Patienten empfiehlt sich folgendes Vorgehen: Falls der Patient warten möchte, ihn auf voraussichtliche Wartezeit hinweisen bzw. darauf, dass er nur dann vorher drangenommen werden kann, wenn ein einbestellter Patient nicht erscheint.
  - Genauer nachfragen: »Seit wann sind Sie Patient bei uns?« Wobei bzw. wo haben Sie Schmerzen?« Dies ist sinnvoll, denn z. B. C-Patienten geben sich häufig als Schmerzpatienten aus, um die Wartezeit auf einen Termin zu vermeiden. Ihre Rezeption muss also mehr und genauer nachfragen, seit wann, wo genau und wie sich der »Schmerz« zeigt.

- **Umsatzzonen (Präparationen, Implantationen, Einsetzterminen und Ihre Spezialgebiete)**
  - Insgesamt mindestens 20% Ihrer wöchentlichen Behandlungszeit.
  - Ausschließlich für Präparationen (Implantationen, Zahnersatz, Suprakonstruktionen, Inlays oder eben Ihre Spezialgebiete). Die freien Zeiten im Präparationsblock können 3–5 Tage vorher anderweitig vergeben werden.

- **Weiterbehandlungszone**
  - Gilt für alle (Weiter-)Behandlungen im Rahmen der Wurzelkanalbehandlung, z. B. WKB, Med., WKF.
  - Freie Zeiten im WKB-Block können ggf. 2 Tage vorher anderweitig vergeben werden. Maximal 4 Wochen vorher sollen die Patienten dieser Zonen einbestellt werden, es müssen jedoch bis 1 Woche vorher 2 Einheiten freigehalten werden!

- **Neupatientenzone**

Erfolgreiche Praxen erhalten meist den Preis für ihren Erfolg: noch mehr Patienten. Diese sind dann auch offen für die hochwertige Zahnmedizin und sichern Ihnen den Einsatz neuer hochwertiger und anspruchsvoller Behandlungen. Leider erhalten die neuen Patienten aber meist einen sehr späten oder sogar nur einen Termin beim Assistenten. Machen Sie es sich zur Aufgabe, mindestens 4 berufstätige Neupatienten pro Woche zu den beliebten Zeiten am frühen Morgen oder am späteren Abend einzubestellen. Denn neue Patienten, die nur zu den »begehrten Zeiten« am Abend (ab 17.30 Uhr) bzw. am Morgen (ab 08.00 Uhr) kommen können, müssen im Job meist »ihre Zähne eigen« und sind oft bereit für Ihre hochwertige ästhetische Zahnmedizin. Diese Zonen sollten bis zu 2 Wochen vorher freigehalten werden. Achten Sie darauf, dass keine Parallelbestellung vorgenommen wird. Und die Neupatientenbetreuung sollte nach einem festen Fahrplan ablaufen (▶ Abschn. 5.2.3).

- **A-Block**
    - Dauer: 2-mal 30 Minuten in der Woche, Abend- bzw. Morgenzeiten

Haben Sie generell einen Vorlauf von mehr als 4 Wochen besonders zu den Abendzeiten oder agieren Sie in einer Praxisklinik mit mehreren Zahnärzten, empfiehlt sich auch der Einsatz von A-Patienten-Zonen. Dies ist ein besonderer Service, um eine hohe Bindung der A-Patienten zu erreichen. Dies gilt für A-Patienten, die aus beruflichen Gründen nur zu den dafür vorgesehenen Zeiten können. Eine Woche vorher sollten noch 4 Einheiten frei sein.

- **Ausbau von Schwerpunkten durch Terminblöcke**

In der Praxis erleben wir es oft, dass sich Zahnärzte nach dem erfolgreichen Abschluss in den Bereichen Implantologie, Endodontie oder auch Ästhetik keine ausreichende Behandlungs- oder Beratungszeit für Ihren Schwerpunkt nehmen. Bewährt haben sich in der Praxis – besonders in »proppevollen« Terminbüchern oder auch in »echten Gemeinschaftspraxen« – spezielle Sprech- und Beratungsstunden, in denen Sie Ihre Patienten mit Ruhe und Vorbereitung über die mögliche Behandlung und deren Kosten aufklären und somit motivieren können.

Überprüfen Sie dann im nächsten Schritt den Ausbau der »Umsatz- oder auch Spaßmedizinzonen«. Sind diese zu knapp bemessen, sollten Sie über eine längere Vorbestellung und die Integration eines angestellten Zahnarztes bzw. eines Assistenzzahnarztes nachdenken. Nur so können Sie dann gesund wachsen und (wieder) mehr Zeit Ihren Schwerpunkten und Ihrer Praxis widmen.

5.4 Praxisbeispiel: Qualitätsmanagement in Zahnarztpraxen – Last oder Lust?

Kirsten Schwinn und Rudolf Lenz

Für viele Zahnärzte ist Qualitätsmanagement mehr Last als Lust. Und doch gibt es viele Beispiele dafür, dass Zahnärzte sich nicht nur haben überzeugen sondern sogar begeistern lassen. Die Autoren des nachfolgenden Abschnitts haben seit 2001 Erfahrung in der Integration von QM in Zahnarztpraxen.

- **Donnerstagnachmittag – oder der ganz normale Praxiswahnsinn**

»Jetzt reichts!«, denkt sich Dr. Müller. »Wieso kann es nicht einfach mal so klappen, wie ich es mir wünsche?« Er denkt an diese Fernsehsendung von gestern Abend und plötzlich fängt er an zu grinsen. Ja, der Titel der Sendung, leicht abgewandelt, passt eigentlich auch auf ihn: »Hilfe, ich bin ein Zahnarzt – holt mich hier raus!« Dieser Gedanke kommt ihm spontan, denn das Fass ist am Überlaufen – tatsächlich weglaufen und alles hinter sich lassen, das will er nicht wirklich.

Doch was war der Auslöser? Es ist Donnerstagnachmittag und irgendwie scheint an diesem Tag in der Praxis mal wieder nichts so zu laufen, wie er sich das vorstellt: Die Anmeldungsmitarbeiterin hatte sich krank gemeldet und die Vertretung ist mit den Aufgaben an der Rezeption völlig überfordert. Die Schmerzpatienten stapelten sich am Vormittag im Wartezimmer und nebenbei erfuhr er, dass der Thermodesinfektor bereits seit 3 Tagen defekt sei. Dadurch entstand ein Engpass bei den Assistenzmitarbeiterinnen, die die Instrumente nun manuell aufbereiten mussten. Bei der Implantat-OP war die Implantatratsche nicht auffindbar, für die Assistenzzahnärztin waren die Handschuhe unbemerkt ausgegangen und die Auszubildende hatte versehentlich Phosphatzement statt provisorischen Zement in die Krone gefüllt. Die Keramikbrücke aus dem Dentallabor passte nicht und es mussten neue Abdrücke genommen werden. Zu allem Überfluss rief auch noch der Steuerberater an und teilte mit, dass der Praxisgewinn stark zurückgeht.

»So kann es nicht weitergehen«, denkt Dr. Müller und erinnert sich an das Seminar über die Einführung von Qualitätsmanagement. Irgendwie hätte er ja doch gerne richtig geordnete Arbeitsabläufe und sinnvolle Strukturen in seiner Praxis. »Wie schön wäre es, wenn ich meine Patienten einfach in Ruhe behandeln könnte. Wenn die Vertretung der Anmeldungsmitarbeiterin genau wüsste, wie der Rezeptionsbereich funktioniert. Und wenn die Auszubildende nicht 2 Jahre bräuchte, um effektiv einsetzbar zu sein. Auch wäre es toll, wenn nicht immer die gleichen Fehler passieren und die Materialverwaltung endlich rund laufen würde. Ach ja, und wenn wir schon dabei sind zu träumen, dann wäre es auch nett, mehr Privatleistungen zu generieren und die Prophylaxe richtig auszubauen.

- **Praxismanagement als Investition**

Dr. Müller denkt an die Geschichte von den beiden Holzfällern, die er auf dem Seminar gehört hat:

Treffen sich 2 Holzfäller. Fragt der eine: »Wie viele Bäume fällst Du am Tag?« Der andere Holzfäller antwortet: »10 Stück. Und Du?« »Ich schaffe nur 2. Wie machst Du das?« Daraufhin antwortet der andere: »Morgens, wenn ich anfange, setze ich mich hin und schärfe erst einmal meine Säge.« Da unterbricht ihn der Kollege und sagt: »Wenn ich das auch noch machen würde, dann würde ich ja nicht mal die 2 Bäume schaffen.«

»An der Geschichte ist etwas dran«, denkt Dr. Müller. »Vielleicht ist Qualitätsmanagement wie das Schärfen der Säge?« Auch Murphys Gesetz kommt ihm in den Kopf: »Man hat niemals Zeit, es richtig zu machen, aber immer Zeit, es noch einmal zu machen« (Murphy 2009). Und genau dies stört ihn.

Dr. Müller ärgert sich über die Auswirkungen der vielen Fehler, die täglich passieren. Sie verursachen einfach zu viel Doppelarbeit, Hektik und Stress und kosten zu allem Überfluss auch noch sein Geld. Als Zahnarzt ist Dr. Müller jedoch die meiste Zeit im Behandlungszimmer und behandelt Patienten. So soll es ja auch sein, denn schließlich wird nur dann Umsatz generiert. Doch in dieser Zeit möchte er sich darauf verlassen können, dass seine Mitarbeiterinnen alle Aufgaben verantwortungsvoll und in seinem Sinne wahrnehmen. Wie kann dies sichergestellt werden?

Dr. Müller ist zugleich Behandler und Manager seines Unternehmens Zahnarztpraxis. Ihm wird klar, wie wichtig die Praxisorganisation für seine eigene Zufriedenheit ist. Ein professionelles Praxismanagement muss her, das ihm den Rücken freihält, so dass er in Ruhe behandeln kann und hinterher auch der Praxisgewinn stimmt.

- **Was ist Qualitätsmanagement?**

Qualitätsmanagement ist ein Führungsinstrument, das viele Unternehmen seit Jahrzehnten weltweit zum Erfolg geführt hat und nichts anderes bedeutet, als die Beantwortung der folgenden Fragen:
- Was ist uns wichtig und wie wollen wir arbeiten?
- Wie können Arbeitsabläufe so organisiert werden, dass wir uns möglichst wenig ärgern?
- Wie können wir sicherstellen, dass jeder weiß, was er zu tun hat?
- Was gehört alles in unser Nachschlagewerk, um festgelegte Anforderungen gleichbleibend zu erfüllen?
- Was kann jeder Einzelne zum Erfolg der Praxis und damit zur Sicherung seines Arbeitsplatzes beitragen?

Auch die QM-Richtlinie des Gemeinsamen Bundesausschusses folgt dieser Betrachtungsweise. Ziel der QM-Richtlinie ist die kontinuierliche Sicherung und Verbesserung der Patientenversorgung und der Praxisorganisation. QM muss »für die Praxisleitung und Praxismitarbeiter sowie für die Patienten nützlich, hilfreich und unbürokratisch sein« und »soll dazu beitragen, die Zufriedenheit der am Prozess Beteiligten, insbesondere der Patienten zu erhöhen« (Gemeinsamer Bundesausschuss 2006).

5.4 · Praxisbeispiel: Qualitätsmanagement in Zahnarztpraxen – Last oder Lust?

2. Praxisziele		Wenn Änderungsmaßnahmen erforderlich sind, diese bitte hier stichpunktartig eintragen und dann im Formular *FO Maßnahmenplan* konkretisieren.
Sind Ziele dokumentiert? → Ziele aufgeschrieben und verfügbar?	☐ ja ☐ nein	
Sind die Ziele aktuell? Ja → Nicht älter als 12 Monate?	☐ ja ☐ nein	
Kennen die Mitarbeiter die für sie relevanten Ziele?	☐ ja ☐ nein	
Wie viele Ihrer Praxisziele in % haben Sie in den letzten 12 Monaten erreicht?	☐ %	
Summe der Kreuze bei ☒ ja:	☐ von 3	
Bewertung der Umsetzung (nur 1 Kreuz):	☐ sehr gut ☐ gut ☐ befriedigend ☐ ausreichend ☐ mangelhaft	

◘ **Abb. 5.1** Ausfüllen des Formulars »Erhebung Ist-Zustand«

Qualitätsmanagement ist nicht nur eine Praxisphilosophie, sondern ein Lebensmotto. Nur wer klare, transparente und zielorientierte Strukturen will, wird im Qualitätsmanagement die Lösung finden. Diese Denkweise muss zunächst verstanden sein und in den Köpfen aller Beteiligten Einzug halten.

▪ **Umsetzung der QM-Richtlinie**

Es kommt im Praxisalltag nicht primär auf die Erfüllung der QM-Richtlinie oder einer anderen QM-Vorgabe an. Vielmehr steht im Vordergrund, dass die Praxis ihren individuellen Weg findet, sich weiterentwickelt und somit erfolgreich wird bzw. bleibt. Ein gutes Praxishandbuch kann Orientierung und die richtigen Denkanstöße auf diesem Weg geben und damit »Hilfe zur Selbsthilfe« sein. In keinem Bereich des Praxismanagements herrscht so viel Verwirrung und Unsicherheit wie beim QM. Deshalb stand die einfache und praxistaugliche Umsetzung im Fokus des von Dr. Müller besuchten Seminars. Anhand eines Fahrplans, der die Reihenfolge zur Einführung von QM vorgibt, wurden den Teilnehmern Schritt für Schritt alle geforderten QM-Instrumente vorgestellt.

Der erste Schritt war die »Erhebung des Ist-Zustands«. Hierzu füllten die Teilnehmer eigenständig das entsprechende Formular aus dem Praxishandbuch aus (◘ Abb. 5.1). Dieser Fragebogen umfasst 9 Seiten und das Ergebnis ist einerseits eine klare Standortbestimmung und andererseits die Bestandsaufnahme und Bewertung der bereits eingesetzten QM-Instrumente.

Zu allen von der QM-Richtlinie geforderten Instrumenten werden Fragen gestellt, wie beispielsweise zu den Praxiszielen, der Praxisorganisation, dem Sachstand der Checklisten, der Durchführung von Teambesprechungen und dem Fehlermanagement.

Die Fragen werden durch Ankreuzen mit »ja« oder »nein« beantwortet. Im Anschluss wird die Summe der Kreuze bei »ja« gezählt und es folgt eine persönliche Bewertung der bereits erfolgten Umsetzung anhand von Schulnoten. Neben den Fragen besteht die Möglichkeit, erforderliche Änderungsmaßnahmen stichpunktartig einzutragen. Reicht der Platz nicht aus, so können die Maßnahmen im Formular »FO Maßnahmenplan« konkretisiert werden.

Aus dem erarbeiteten Ergebnis können dann gezielt Maßnahmen zur Weiterentwicklung der Praxis abgeleitet werden. Bei der Besprechung des Fragebogens wurde Dr. Müller schnell klar, dass es nicht ausreicht, die eigenen Ziele lediglich im Kopf zu haben. Gerade die Transparenz der Praxisziele trägt dazu bei, alle Mitarbeiterinnen am Erfolgsweg der Praxis zu beteiligen. Die Formulierung von messbaren Zielen stand deshalb als nächster Abschnitt auf dem Seminarprogramm.

Dr. Müller erinnert sich daran, dass nach einer kurzen Einführung im Plenum exemplarische Praxisziele zur Patientenorientierung am Flipchart entwickelt wurden – und er denkt an die 72-Stunden-Regel. Nun fasst er einen Entschluss: »Ich probiere es aus – besser heute als morgen. Ohne Veränderung keine Verbesserung – und ich wünsche mir sehnlichst eine Verbesserung! Los geht´s, und zwar sofort!«

- **Erfüllung der QM-Richtlinie**

Am 30.12.2006 wurde die QM-Richtlinie für Vertragszahnärzte veröffentlicht. Die Frist zur Einführung der geforderten Grundelemente läuft damit 4 Jahre später, am 31.12.2010, ab (Gemeinsamer Bundesausschuss 2006). Was ist zu tun?

Die QM-Richtlinie stellt Mindestanforderungen an die Praxisorganisation von Zahnarztpraxen. Für professionell geführte Praxen stellen die meisten der in § 4 geforderten QM-Instrumente demzufolge keine große Hürde dar (Gemeinsamer Bundesausschuss 2006):
- Erhebung und Bewertung des Ist-Zustands
- Festlegung von Praxiszielen
- Ablauf Terminvergabe
- Checklisten für Arbeitsabläufe
- Transparenz durch ein Praxishandbuch
- Fehlermanagement
- Beschwerdemanagement
- Teambesprechung
- Orientierung am Stand der Wissenschaft
- Fachliche Fort- und Weiterbildung
- Koordination Zahnarzt–Dentallabor
- Patienteninformation
- Notfallmanagement

- **Entwicklung der Praxisstrategie**

Nur wenn Praxisleitung und -team wissen, was die Praxis erreichen soll, können die Ressourcen erfolgreich eingesetzt werden. Was aber heißt denn eigentlich »Ausbau der Prophylaxe«? Ein Prophylaxepatient mehr im Monat, pro Woche oder pro Tag? Wie machen wir den Wunsch zum Ziel und damit den Erfolg messbar?

Zum Ausbau der Prophylaxe als Schwerpunkt könnten beispielsweise folgende Zielformulierungen gefunden werden:
- 50% unserer Patienten sollen bis Jahresende regelmäßig zur Prophylaxe kommen.
- Informationen zur Prophylaxe finden ihrem Stellenwert entsprechend Eingang in der Praxisbroschüre und der Homepage bis August 2010.
- Die Prophylaxemitarbeiterinnen erstellen eine eigene Prophylaxebroschüre für Patienten bis Oktober 2010.
- Zahnersatz und konservierende Behandlung erfolgt erst nach Freigabe durch die Prophylaxe ab Juni 2010.
- 5-jährige Garantie auf Zahnersatz, wenn die vorgegebenen Prophylaxeintervalle eingehalten werden ab Juli 2010.

- **Smarte Ziele**

Beschränken Sie sich am Anfang auf 5–8 Bereiche Ihrer Praxis, z. B. Praxisorganisation, Behandlungsprozesse, Mitarbeiter- und Patientenorientierung. Achten Sie darauf, dass Ihre Zielformulierungen **SMART** sind:
- **S**pezifisch: Jeder Beteiligte versteht, was gemeint ist.
- **M**essbar: Das Erreichen des Ziels ist mit objektiven Kriterien überprüfbar.
- **A**ktionsorientiert: Jeder Beteiligte hat eine Vorstellung, wie er zur Zielerreichung beitragen kann.
- **R**ealistisch: Das Ziel ist im Rahmen der Möglichkeiten erreichbar.
- **T**erminiert: Es gibt ein Datum, an dem das Ziel erreicht sein soll.

Im Qualitätsmanagement ist die Formulierung Ihrer Zielvorstellungen der Einstieg in ein systematisches Praxismanagement. ◘ Abb. 5.2 zeigt exemplarisch die Anleitung zur eigenständigen Anpassung der Praxisziele im Praxishandbuch.

Das Setzen von Zielen ist neben der Standortbestimmung die entscheidende Eintrittskarte in einen gewinnbringenden QM-Kreislauf.

Interessanterweise hat nur ein geringer Prozentsatz der deutschen Zahnarztpraxen klare Zielvorgaben, an denen sich die Mitarbeiterinnen

5.4 · Praxisbeispiel: Qualitätsmanagement in Zahnarztpraxen – Last oder Lust?

Schritt	Anleitung zur Individualisierung des QMP	√
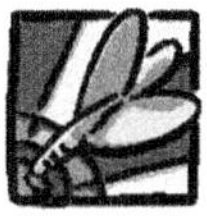	**Kap. 4.2 Praxisziele** *"Wer den Hafen nicht kennt, in den er segeln will, für den ist kein Wind günstig." (Seneca)* *Die Praxisziele geben den "Kurs" der Praxis vor. Ohne Ziel wäre keine Richtung richtig. Deshalb ist der Ausgangspunkt von Qualitätsmanagement das Setzen von Zielen. Dies ist eine Aufgabe der Praxisleitung, die <u>nicht</u> delegiert werden kann.* *Praxisziele sollten messbar und terminiert sein.*	
1.	Die Praxisleitung formuliert auf Grundlage des Ergebnisses der Erhebung des Ist-Zustandes schriftliche Praxisziele. Hierbei können folgende Fragen als zusätzliche Hilfestellung dienen: • Welche Behandlungsschwerpunkte möchte ich setzen? • Was will ich in 5-10 Jahren erreicht haben (Praxis / privat)? • Welches Image hätte ich gerne für meine Praxis? • Wie sollten die Praxisabläufe organisiert sein und wo gibt es Verbesserungspotenzial? • Wie erreichen wir Patientenzufriedenheit? • Welche wirtschaftlichen Ergebnisse strebe ich an?	
2.	Gegebenenfalls können auch die Mitarbeiter in den Entwicklungsprozess mit einbezogen werden: Was sind die Ziele meiner Mitarbeiter für die Praxis und für den Arbeitsalltag?	
3.	Eintrag der Praxisziele in das Formular *FO Praxisziele*.	
4.	Bekanntgabe der Praxisziele in der Teambesprechung.	
5.	Einheften des Formulars *FO Praxisziele* an das Ende des Kapitels 4.2 im QMP.	

Abb. 5.2 Anleitung zur Ermittlung von Praxiszielen

orientieren können. Dies ergab eine Untersuchung der Hochschule für Angewandte Wissenschaften Hamburg im Jahr 2005 (Stellfeldt 2007). Es wurde konkret nach dem Erreichen von messbaren Zielen der Zahnarztpraxen vor und nach QM-Einführung gefragt (Abb. 5.3).

Für einen Unternehmer wäre es undenkbar, keine Unternehmensziele zu haben. Dies ist ein betriebswirtschaftliches Grundprinzip. Das sah auch der Gemeinsame Bundesausschuss so und nahm die Forderung nach der Festsetzung von Zielen in die QM-Richtlinie für Vertragszahnärzte auf.

Inzwischen ist 1 Jahr vergangen, und wenn Dr. Müller heute seine Praxisziele von damals überprüft, lächelt er. Durch die Einführung von QM hat er verstanden, wie wichtig es ist, die Praxis nach seinen Zielen und Vorstellungen auszurichten. Heute generiert er 25% mehr Privatleistungen und beschäftigt 3 Prophylaxemitarbeiterinnen in Vollzeit. Das ging sogar relativ einfach und schnell. Seit der Einführung von QM weht ein neuer Wind

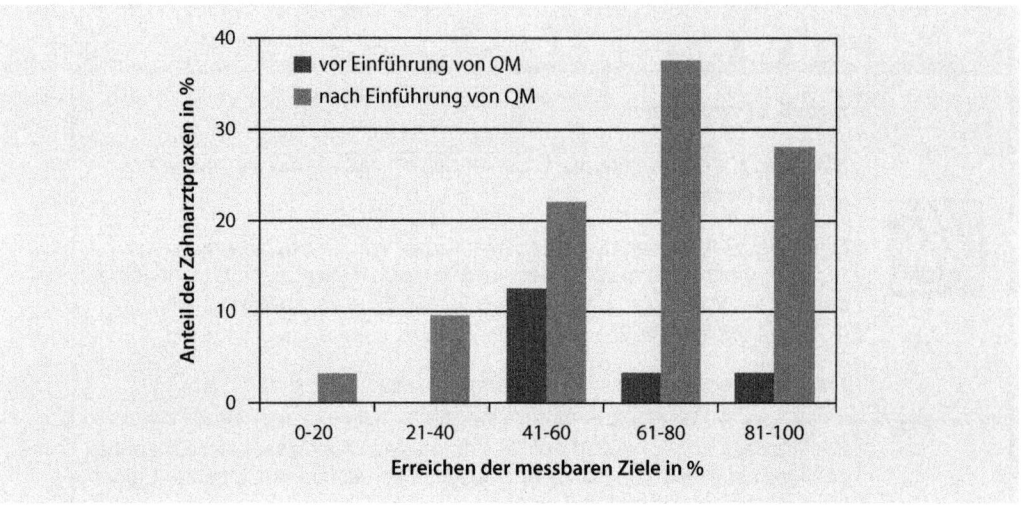

Abb. 5.3 Erreichen der messbaren Ziele vor und nach Einführung von QM der untersuchten Zahnarztpraxen in Deutschland. (Nach Stellfeldt 2007)

durch die Praxis. Zunächst waren mit dem Praxisteam zu 6 Bereichen der Praxis messbare Ziele entwickelt worden.

- **Teambesprechung als Kommunikationsplattform**

Danach mussten den Worten Taten folgen. Den Grundstein für strukturelle Veränderungen hatte die Teambesprechung gelegt. Für das Erreichen der Praxisziele ist es erforderlich, dass das Praxisteam an einem Strang zieht – und zwar in die gleiche Richtung. Hierfür müssen die Teammitglieder erst einmal über die Praxisziele informiert werden. Doch was heißt eigentlich Team?

»Toll, Ein Anderer Macht´s?« »Tratschen, Essen, Amüsieren, Mobben?« Oder »Toll, Ein jeder Arbeitet Mit«? Objektiv betrachtet sind die Kennzeichen eines Teams das Wir-Gefühl, die gemeinsamen Ziele und die gemeinsame Belohnung sowie eine störungsfreie intensive Kommunikation.

Die Teambesprechung ist das geeignete Instrument, um eine regelmäßige Kommunikationsplattform zu etablieren. In diesem Rahmen können die Praxisziele vorgestellt oder sogar gemeinsam erarbeitet werden. Gerade in der Einführungsphase von QM empfehlen wir eine wöchentliche, 1-stündige Teambesprechung. Da alle Teammitglieder anwesend sind und diese Stunde somit richtig Geld kostet, muss die Teambesprechung so optimal wie möglich vorbereitet und durchgeführt werden.

Die wöchentliche Besprechung ist sowohl Informationsplattform als auch Steuerungsinstrument bezüglich der zu erledigenden Aufgaben. Ein Formblatt für das Protokoll kann bei den Autoren kostenfrei angefordert werden.

- **Sicherheit durch sinnvolle Strukturen**

Aber dies war nur der Anfang. Nachdem allen Teammitgliedern klar war, was die Praxis erreichen will, wurde die gesamte Praxisorganisation neu überdacht. »Gegenüber der Fähigkeit, die Arbeit eines einzigen Tages sinnvoll zu ordnen, ist alles andere im Leben ein Kinderspiel«, wusste schon Goethe. Mit Hilfe des Praxisorganigramms und der Stellenbeschreibungen wurden deshalb erst einmal die Verantwortlichkeiten klar geregelt. Jede Stelle hat heute eine Vertretung, die in ihren Vertretungsbereich eingearbeitet ist.

Eine Zahnarztpraxis ist ein (kleines) Unternehmen. Deshalb ist es sinnvoll, in Unternehmen selbstverständliche Führungsinstrumente auch auf eine Praxis zu übertragen. Dies gilt insbesondere für den Bereich Mitarbeiterführung.

Festgelegte Strukturen haben den Vorteil, dass Klarheit herrscht und Missverständnisse vermieden werden.

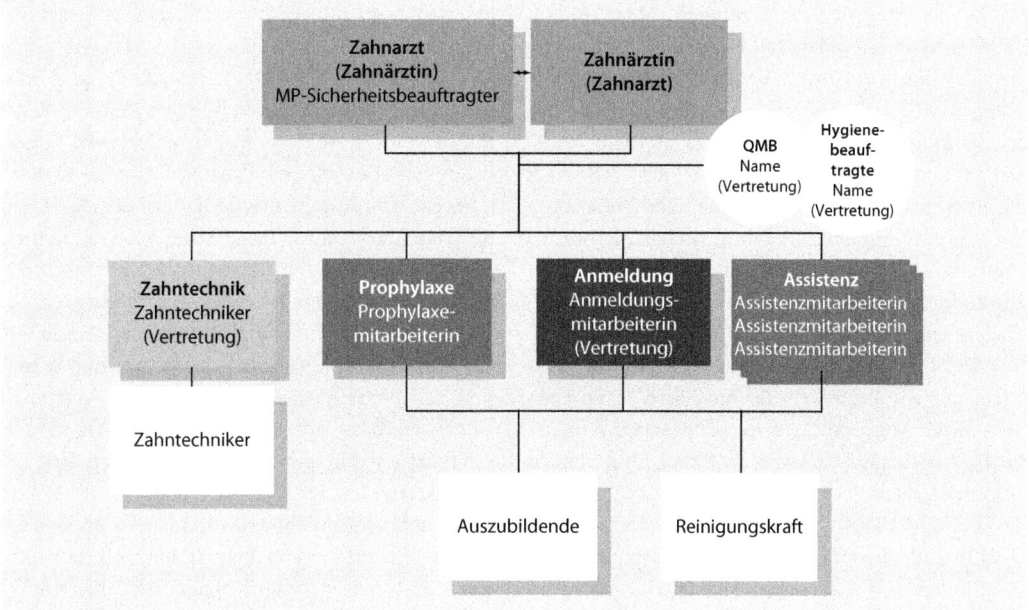

Abb. 5.4 Musterorganigramm einer Gemeinschaftspraxis

- **Klarheit gewinnen durch das Praxisorganigramm**

Stellen Sie sich das Märchen von Dornröschen vor: Dornröschen und der gesamter Hofstaat sind in tiefem Schlaf versunken. Der Prinz kommt und betrachtet die schlafende Gesellschaft. Jeder steht an seinem Platz und wartet scheinbar nur darauf, aktiv zu werden. Der Prinz sieht sozusagen ein lebendiges Organigramm (Abb. 5.4).

Im Organigramm wird die Hierarchie eines Unternehmens grafisch dargestellt. Die Anordnung zeigt auf einen Blick den Aufbau des Unternehmens Zahnarztpraxis und wer wem über- oder unterstellt ist. Jede Mitarbeiterin kann sich schnell einen Überblick über die Hierarchien und Vertretungen im Falle von Urlaub, Krankheit oder Kündigung in der Praxis verschaffen.

Die Hierarchie ist abhängig vom Führungsstil der Praxisleitung:
- Stehen in einer Gemeinschaftspraxis alle Behandler/innen auf einer Ebene?
- Wo steht die bzw. der Assistenzzahnarzt/-ärztin?
- Gibt es eine/n Praxismanager/in? Welche Vorgesetztenfunktion soll sie/er einnehmen?
- In großen Praxen: Ist es sinnvoll für personalstarke Bereiche wie beispielsweise die Behandlungsassistenz eine/n Abteilungsleiter/in zu benennen?

Die Erstellung des Praxisorganigramms ist Aufgabe der Praxisleitung. Stellen Sie erst das wohlüberlegte und fertige Ergebnis dem Team in der Teambesprechung vor. Achtung: Die Veröffentlichung des Praxisorganigramms kann durchaus Staub aufwirbeln. Seien Sie auf unerwartete Reaktionen gefasst.

- **Checklisten sorgen für Systematik und reibungsloses Arbeiten**

Die Erstellung von Arbeitsanweisungen und Checklisten macht nur dann Sinn, wenn sie von den Mitarbeiterinnen tatsächlich benutzt werden. Viele dieser Hilfsmittel verstauben in den Schubladen, weil sie nicht in den Routineprozess ergonomisch integriert sind.

Deshalb sollten nur für diejenigen Bereiche Checklisten erstellt werden, in denen ein wirklicher Bedarf besteht. Diesen Bedarf kann man beispielsweise aus wiederholt aufgetretenen Fehlern oder im Rahmen der Teambesprechung ermitteln.

Bei der Frage nach sinnvollen Einsatzbereichen sollte auch immer die Ausbildung und Einarbeitung neuer Mitarbeiterinnen bedacht werden. Selbst wenn alle Mitarbeiterinnen die Stuhlassistenz zufriedenstellend beherrschen und deshalb keine Hilfsdokumente benötigen, so ist dieser Bereich für eine Auszubildende oder eine neue Mitarbeiterin ein sehr umfangreicher und zunächst schwer zu erlernender Prozess, der in der Anfangsphase auch die anderen Teammitglieder durch häufiges Nachfragen belastet.

Bei einer effizienten Arbeitsorganisation spielt nicht nur die korrekte Ausübung der Tätigkeiten eine Rolle, sondern auch der Zeitfaktor. Arbeitsanweisungen und Checklisten verfolgen demnach folgende Ziele:
1. Klare Anweisung zur Ausübung einer Tätigkeit im Hinblick auf die Qualität des Ergebnisses
2. Effiziente Ausführung der Tätigkeit und damit Zeit- und Kostenersparnis
3. Schnelle Einarbeitung
4. Minimierung von Fehlern
5. Erleichterung der Dokumentation

Zur Erinnerung: Effizienz ist das Input-Output-Verhältnis. Wie viel gebe ich hinein und wie viel bekomme ich heraus? Diese Perspektive bringt die Wirtschaftlichkeit ins Spiel. Arbeitszeit ist ein wesentlicher Kostenfaktor in einer Zahnarztpraxis und sollte daher ökonomisch eingesetzt werden.

Worauf ist bei der Erstellung von Arbeitsanweisungen und Checklisten zu achten?
- Abläufe möglichst klar strukturieren und verständlich beschreiben
- So übersichtlich wie möglich und gerade so detailliert wie nötig
- Änderungen sollten konsequent eingepflegt werden

Gerade bei kritischen Prozessen wie der Instrumentenaufbereitung stellen wir immer wieder fest, dass sich ohne schriftliche Anweisungen bei den Mitarbeiterinnen sehr unterschiedliche und häufig fehlerhafte Abläufe etablieren. Aus diesem Grund und wegen der hohen Sensibilität dieses Prozesses fordert das Robert Koch Institut (RKI) für die Instrumentenaufbereitung genaue und individualisierte Anweisungen, die von allen Beteiligten eingehalten werden.

Für qualitätsrelevante Tätigkeiten und ausgewählte Routineaufgaben wurden deshalb in der Praxis von Dr. Müller Checklisten erstellt. Checklisten ersparen jetzt häufiges Nachfragen, vermindern Fehler und geben Sicherheit bei der Ausübung der Tätigkeit – gerade auch für die Auszubildenden. Die Einarbeitungszeit von neuen Mitarbeiterinnen konnte damit ebenfalls erheblich verkürzt werden.

Auch das Notfallmanagement wurde in diesem Zusammenhang überdacht. Aufgrund der Seltenheit von Notfallereignissen in der Zahnarztpraxis ist es besonders wichtig, dass sich das Team auf diesen plötzlich und unerwartet auftretenden Moment angemessen vorbereitet.

Um das Rad nicht neu erfinden zu müssen, ist es sinnvoll, auf ein von Zahnärzten und Rettungsmedizinern entwickeltes Konzept zurückzugreifen. Im Fokus sollte dabei nicht die Diagnose der Erkrankung stehen, sondern die aus den Symptomen abzuleitenden Maßnahmen. Neben der Ruhe und Sicherheit, die das Team in einer Notfallsituation ausstrahlen sollte, kann mittels sinnvoller Basismaßnahmen, wie beispielsweise Sauerstoffgabe, Lagerung, Blutdruck-, Puls- und Atemkontrolle, meist der Zustand des Patienten stabilisiert und die Zeit bis zum Eintreffen des Rettungsdienstes sinnvoll überbrückt werden.

- **Praxisabläufe optimieren und dokumentieren**

Um sich schnell einen Überblick verschaffen zu können, gibt es jetzt in der Praxis von Dr. Müller für die wichtigsten Praxisabläufe zusätzlich Flussdiagramme.

Die QM-Richtlinie des Gemeinsamen Bundesausschusses legt Wert auf die Optimierung der Praxisorganisation. Sie fordert in diesem Zusammenhang, die zentralen Praxisabläufe zu erfassen und transparent festzuhalten. Gerade an den Schnittstellen passieren 80% der Fehler. Ermittlung, Darstellung und Optimierung der Praxisabläufe helfen, den reibungslosen Praxisalltag zu sichern.

Im Gegensatz zu den viel detaillierteren Arbeitsanweisungen und Checklisten zeigen Prozessbeschreibungen nur die entscheidenden Schritte und Schnittstellen zur schnellen Orientierung. Deshalb werden zur Darstellung meist die übersichtlicheren Flussdiagramme eingesetzt.

Bei der Erstellung von Prozessbeschreibungen helfen folgende Fragen:
- Womit beginnt meine Arbeit?
- Was brauche ich? (Materialien, Dokumente, Informationen)
- Was ist das Ergebnis?
- Wie komme ich zu dem Ergebnis?

Auch die Material- und Geräteverwaltung kam in der Praxis von Dr. Müller auf den Prüfstand. Nach Rücksprache mit der Materialverantwortlichen wurde deutlich, dass die Materialverwaltung v. a. an einem krankte: Oftmals wurden entnommene Materialien nicht vermerkt. So konnten Materialien unbemerkt ausgehen. Heute ist das Eintragen leicht gemacht – ein Stift ist zu diesem Zweck an einer Schnur befestigt und hängt direkt neben der Materialentnahmeliste.

Es sind gerade die vielen kleinen Tipps und Ideen, die das Arbeitsleben vereinfachen. Erst durch die Einbeziehung aller Mitarbeiterinnen in den Entwicklungsprozess der Praxis wird das volle Potenzial ausgeschöpft und die Weiterentwicklung bekommt eine ungeahnte Eigendynamik.

- **Das Praxishandbuch als individuelles »Kochbuch« der Praxis**

Nach und nach wurden alle Praxisabläufe unter die Lupe genommen und verbessert. Hierbei war das Musterhandbuch mit den vielen praxisbezogenen Vorlagen eine große Hilfe. Was machen Sie, wenn Sie Gäste eingeladen haben und etwas Leckeres zubereiten möchten? Nicht jeder ist so kreativ, dass er gleich ein neues eigenes Menü kreiert. Viele lassen sich gerne durch ein Kochbuch inspirieren.

In einem Kochbuch finden Sie neben einer Abbildung des Gerichts eine Checkliste für die benötigten Zutaten und eine Anleitung für die Zubereitung der Speisen. Sie erhalten somit ein Grundgerüst, das Sie nach Ihrem individuellen Geschmack abwandeln können. Das Kochbuch ist Ihr Nachschlagewerk, das Sie wieder zu Rate ziehen, wenn Sie das gleiche Gericht noch einmal kochen möchten. Es dient dazu, dass Gerichte gelingen und Sie Ihre Gäste verwöhnen können.

Ein Praxishandbuch hat das gleiche Ziel. Es dient einerseits als Nachschlagewerk für alle wichtigen Abläufe in der Praxis und andererseits als Zielvorgabe für den Praxiserfolg.
- Was sind unsere Praxisziele?
- Wie ist die Terminvergabe festgelegt?
- Wie sind die relevanten Praxisabläufe geregelt?
- Welche Checklisten gibt es für die Unterstützung der Arbeitsabläufe?
- Wie gehen wir konstruktiv mit Fehlern um?

Diese Fragen und noch einige mehr sollten in einem Praxishandbuch beantwortet werden und sorgen damit für Transparenz in der Praxis. In der QM-Richtlinie des Gemeinsamen Bundesausschusses wird deshalb ein Praxishandbuch für jede Praxis gefordert.

Ein Praxishandbuch sollte Ihnen das Gerüst liefern – wie ein Kochbuch –, das Sie mit Ihren spezifischen Praxisbesonderheiten mit Leben erfüllen. Es ist wesentlich einfacher und zeitsparender, die »Rezepte« aus einer Vorlage abzuwandeln, als sie komplett neu zu erfinden.

- **Fehlermanagement als Chancenmanagement**

Besonderen Wert wurde in der Praxis von Dr. Müller auf die Zusammenarbeit mit dem Dentallabor gelegt. Damit die Abdrücke wirklich brauchbar sind, wurden die Mitarbeiterinnen direkt vom Zahntechnikermeister geschult. Hierdurch konnte die Fehlerquote um 60% gesenkt werden. Voraussetzung war jedoch die Erkenntnis, dass die Ursache von Fehlern festgestellt und behoben werden muss, wenn es zu Verbesserungen kommen soll. Wenn trotzdem mal ein unbrauchbarer Abdruck durch die Kontrolle rauscht, gibt das Dentallabor eine kurzfristige Rückmeldung. Dies wäre früher undenkbar gewesen. Auch das Verhältnis zu Lieferanten hatte sich seit der Einführung von QM verändert. Dentallabor und Praxis verstehen sich nun als wichtige und gleichberechtigte Partner für die Qualität des Behandlungsergebnisses.

Für das professionelle Fehlermanagement war ein Umdenken in den Köpfen aller Beteiligten notwendig (Abb. 5.5). Wer kehrt unliebsame Fehler nicht gerne unter den Teppich?

Nr.	Verhalten	Methode
1.	Wenn möglich, Fehler sofort korrigieren. Falls notwendig, andere Mitarbeiter oder Chef informieren.	
2.	Betrifft der Fehler einen Außenstehenden (insbesondere einen Patienten), abklären, ob dieser informiert werden muss, und dann umgehend informieren.	
3.	Fehler **immer dokumentieren**	Eintrag in die Fehlerliste ind ggf. in die Patientenkartei
4.	Fehlerhafte Produkte müssen aus dem Verkehr gezogen werden, um die versehentliche Weigergabe zu verhindern	Als sperrlager dient die **rote Fehlerkiste**
5.	Fehlerhafte Geräte müssen gekennzeichnet wrden	z.B. Schild am defekten Gerät anbringen
6.	Wenn möglich, die **Ursache** des Fehlers ermitten	Eintragung in Fehlerliste
7.	Regelmäßige Besprechung der aufgetretenen Fehler, damit gleiche oder ähnliche Situationen nicht wieder vorkommen	in der **Teambesprechung** anhand der Fehlerlisten
8.	Angemessene Maßnahmen zur Beseitigung des Fehlers und seiner Folgen werden beschlossen	Fehlerlisten, Teambesprechungsprotokoll

Abb. 5.5 Verhaltensvorgaben zum Umgang mit Fehlern

Die Kunst beim Fehlermanagement ist, klarzustellen, dass es nicht darum geht, den »Schuldigen« an den Pranger zu stellen. Vielmehr soll die Fehleranzahl minimiert und das erneute Auftreten desselben oder ähnlicher Fehler vermieden werden. Gerade das sofortige Melden eines Fehlers und die darauf folgende Korrektur sind entscheidend, damit die negativen Folgen des Fehlers für Patient und Praxis schnell behoben werden können. Deshalb hängen jetzt bei Dr. Müller gut erreichbar, aber für den Patienten nicht wahrnehmbar, in fast allen Praxisräumen »Fehlerlisten«. In diese Listen trägt jede Mitarbeiterin entdeckte Fehler oder Versäumnisse ein. Im Rahmen der Teambesprechung werden alle Teammitglieder über gravierende Fehler informiert und es werden Maßnahmen beschlossen, die das Wiederauftreten gleicher oder ähnlicher Fehler verhindern helfen.

Besonderen Wert legt die QM-Richtlinie auch auf das Beschwerdemanagement. Deshalb werden mögliche Patientenbeschwerden ebenfalls in der Fehlerliste dokumentiert. Im Praxishandbuch findet sich außerdem eine Vorgehensweise zum Umgang mit Beschwerden.

- **Freiheit durch ein individuelles QM-System**

Selbstverständlich kam die Verbesserung der Praxisorganisation bei Dr. Müller nicht über Nacht. Veränderungen brauchen ihre Zeit. Noch heute fällt es Dr. Müller manchmal schwer, als Vorbild aufzutreten und die Praxisregeln konsequent einzuhalten. »Wozu bin ich denn eigentlich Chef geworden?!«, fragt er sich dann manchmal scherzhaft. »Ich dachte, als Chef kann ich machen, was ich will!«

Doch Dr. Müller hat erkannt, dass er von seinen Mitarbeiterinnen nichts verlangen kann, was er selbst nicht zu leisten bereit ist. So kam in einer Teambesprechung das Thema »Pünktlicher Behandlungsbeginn« zur Sprache. Da Dr. Müller morgens immer seinen Sohn in den Kindergarten bringt, schaffte er es oftmals nicht rechtzeitig in die Praxis. Dies brachte schon zu Beginn des Behandlungstages Stress für das gesamte Praxisteam.

Dr. Müller fängt deshalb heute generell eine halbe Stunde später an und behandelt dafür abends eine halbe Stunde länger. Für das Praxisteam ist die Praxisorganisation nun verlässlich planbar. Praxisteam und Praxisleitung versuchen heute, gemeinsam Lösungen zu finden und den Praxisalltag so harmonisch und reibungslos wie möglich zu gestalten.

Effektive Beratungsgespräche durch das Erfolgsteam Zahnarzt und Mitarbeiterinnen

Franceso Tafuro und Dörte Kruse

6.1	Organisatorische Vorbereitung – 151	
6.2	Die 5 Phasen des »Zwei-Gewinner-Gesprächs« – 153	
6.2.1	Phase 1: Einstimmen auf den Patienten – 153	
6.2.2	Phase 2: Fragen stellen, aktiv zuhören und Ihren Patienten ehrlich verstehen wollen – 154	
6.2.3	Phase 3: Präsentation Ihres Behandlungsvorschlags – 155	
6.2.4	Phase 4: Preis benennen – aber richtig – 156	
6.2.5	Phase 5: Entscheidung, individuelle Kostenplanerstellung und Terminierung – 156	
6.3	Die Körpersprache sagt mehr als 1000 Worte – 156	
6.3.1	Merkmale der Körpersprache – 157	
6.3.2	Umsetzen in den Praxisalltag – 158	
6.4	Ihr Mitarbeiterinnenteam aktiv in der Beratung – 159	
6.5	Beispielfragen – 160	
6.5.1	Themenbezogene Fragen – 161	
6.5.2	Die Anpassung der Fragetechnik an den Gesprächspartner – 161	
6.6	Die Patiententypen nach den Kriterien des Neurolinguistischen Programmierens (NLP) – 164	
6.6.1	Visueller Typ – 164	
6.6.2	Kinästhetischer Typ – 164	
6.6.3	Auditiver Typ – 165	
6.6.4	Anwendung auf das Beratungsgespräch – 165	
6.7	Beratungsschemata – 165	
6.8	So gehen Sie gelassen und souverän mit Einwänden um – 165	
6.9	Interview mit Dörte Kruse, Kommunikationsexpertin für Zahnärzte und Ärzte – 167	

Wann sind Sie als Zahnarzt besonders effektiv und erwirtschaften den höchsten Umsatz? Wenn Sie behandeln! Das ist einer der Gründe, weshalb es sich empfiehlt, Ihr Team in die Beratungsgespräche zu integrieren. Doch für jede Zahnarztpraxis ist es auch eine wichtige unternehmerische Aufgabe, den Privatanteil zu erhöhen. Hier gilt es natürlich primär, den knapp 90% gesetzlich versicherten Patienten über Zuzahler- oder Privatleistungsangebote ein besonders attraktives Leistungsspektrum anzubieten (◘ Tab. 6.1).

Wichtig ist es, Ihren Patienten eine Zuzahlerleistung überhaupt anzubieten. Ein langjähriger Zahnarzt aus der Nähe von Hannover sagt immer: »Den Umsatz, den ich heute nicht mehr generiere, den mache ich nie mehr.« Wie wahr, wenn man dabei noch berücksichtigt, dass Umsätze heutzutage erst über eine Beratung des Patienten generiert werden können.

Wichtig ist es daneben, Ihren Patienten gute Argumente zu liefern, weshalb diese überhaupt privat dazuzahlen müssen. In einer Umfrage von Richter et al. (2009) zum Thema »Individuelle Gesundheitsleistungen und Leistungsbegrenzungen – Erfahrungen GKV-Versicherter in Arztpraxen« bot sich das in ◘ Abb. 6.1 dargestellte Bild.

Wir bemerken in Analysen immer wieder, dass Zahnärzte eine besondere Leistung gegen Zuzahlung häufig mit der Begründung anbieten, dass diese im GKV-Leistungskatalog nicht enthalten ist. Den Patienten interessiert mittelfristig nicht die Zuzahlung, die er seinem Zahnarzt als Gefallen oder aus »Mitleid« leistet. Er will wissen, welchen konkreten größeren individuellen Nutzen er von seiner Mehrausgabe hat! Hier ist das Praxisteam in der Zukunft gefragt, sich die Beratung aufzuteilen und die Herausforderung anzunehmen, Privatleistungen zu verkaufen.

▪ Grundvoraussetzungen für ein erfolgreiches Team in der Beratung

Für ein erfolgreiches Beratungsteam müssen die Wünsche und Anforderungen von 3 Parteien berücksichtigt werden: Sowohl der Zahnarzt als auch die einzelnen Teammitglieder, v. a. aber der Patient betreten die Praxis mit eigenen Vorstellungen und Werten. Wenn man sich mit diesen auseinander setzt und sie nachhaltig in das Beratungskonzept integriert, ist der wichtigste Grundstein für eine erfolgreiche Beratung gelegt.

Sie als Behandler suchen Entlastung und die Möglichkeit, sich sorgenfrei auf das Wesentliche zu konzentrieren. Die Praxis soll ausgelastet und rentabel sein. Dafür benötigen Sie qualifizierte und motivierte Mitarbeiterinnen, die durch eine effiziente Aufgabenverteilung das Konzept tragen.

Unsere persönliche Erfahrung bestätigt immer wieder, was auch verschiedene Untersuchungen und Befragungen ergeben: Der anspruchsvolle Patient möchte ernst- und wahrgenommen werden und sucht in einer Zahnarztpraxis:
- Medizinische Kompetenz des Behandlers und des Teams
- Ausführliche und individuelle Beratung und somit das Gefühl von Sicherheit und Richtigkeit der gewählten Behandlung
- Mitsprachemöglichkeiten – gemeinsame Behandlungsplanung im Dialog
- Angenehme Atmosphäre

Auf diese Erkenntnisse sollte Ihr Beratungskonzept ausgerichtet sein. Entscheidend ist zudem ein individuelles Behandlungskonzept, in dem die Zuzahlerleistungen fest integriert sind, und dass alle Patienten über die innovativen und präventiven Behandlungsmethoden Ihrer Praxis aufgeklärt werden. Hierbei gilt: »Ausnahmen bestätigen die Regel«, aber zu viele Ausnahmen weichen jedes Konzept ins Nichts auf!

Der Patient hat den ersten Kontakt stets mit Ihrem Team. Doch wie stellen Sie sicher, dass Ihr Team auch wirklich ein Team ist, im Praxisalltag und in der Beratung? Seien Sie sich im Klaren über die individuellen Ziele und Wünsche Ihrer Mitarbeiterinnen:
- (Eigen-)Verantwortung
- Motivation
- Weiterentwicklung/Fortbildung/Spezialisierung
- Einbeziehung in strukturelle und organisatorische Entscheidungen
- Berücksichtigung persönlicher Qualifikationen und Ziele

Darüber hinaus muss Ihr Team sich mit den Leistungen Ihrer Praxis identifizieren und hinter den

Tab. 6.1 Fragebogen »Kommunikation und Aufklärung«

	Stimmt genau	Stimmt nur teilweise	Stimmt eher nicht	Stimmt überhaupt nicht
Auf meinen Patienten stimme ich mich vor der Beratung gezielt ein.				
Mein Therapiespektrum beinhaltet Besonderheiten außerhalb des Leistungskatalogs der Krankenkassen, die wir jedem Patienten anbieten.				
Um die Bedürfnisse meiner Patienten zu erfahren, stelle ich zum Anfang offene Fragen.				
Ich höre zu und frage gezielt und aktiv nach, um den Patienten wirklich zu verstehen.				
Die Patienten entscheiden sich in 80% der Fälle für meinen Therapievorschlag.				
Alle in meinem Team unterstützen meine Beratungsgespräche.				
Sprechtempo und Sprechweise stimme ich auf den Patienten ab.				
Besondere Leistungen werden bei uns visualisiert, damit sich unsere Patienten das gewünschte Behandlungsergebnis vorstellen können.				
Mein Team ist in die Beratung eingebunden und benutzt durchgehend ähnliche Argumente wie ich.				
Die Beratung durch mein Team wird von unseren Patienten gerne angenommen.				
Ich bin mir der großen Bedeutung meiner Körpersprache bewusst und arbeite daran.				

Auswertung

1. Schauen Sie sich jetzt Ihr Ergebnis nochmals an. Welche Bereiche liegen bei »Stimmt eher nicht« oder sogar bei »Stimmt überhaupt nicht«?
2. Welche davon wollen oder müssen Sie persönlich zum Erreichen Ihrer Ziele verändern?
3. Wie wollen Sie dies machen?

Preisen stehen, um die besonderen Leistungen selbstverständlich und überzeugend an den Patienten kommunizieren zu können.

So haben wir bereits etliche Auszubildende des 2. oder 3. Lehrjahrs als hervorragende Beraterinnen z. B. in der Prophylaxe kennen gelernt. Oft werden Mitarbeiterinnen als Beraterinnen unterschätzt. Wichtig ist, dass diese von Ihnen und dem Team gefördert und gefordert werden und dass Sie als Chef eine klare Linie vorgeben. Sie und das gesamte Team müssen »an einem Strang ziehen«.

6.1 Organisatorische Vorbereitung

Der folgende Abschnitt soll Ihnen und Ihrem Team als Basis für (noch) erfolgreichere Beratungsgespräche dienen. Besprechen Sie Ihr Konzept doch einmal im nächsten Teammeeting und üben Sie den erfolgreichen Staffellauf in Ihrer Praxis!

Bevor es »losgeht«, sollten Sie gemeinsam mit Ihrem Team und ggf. einem professionellen Trainer klären:

1. Wann ist der GKV- und PKV-Patient bereit, beim Zahnarzt eine Zuzahlung zu leisten? (Mehrfachnennungen möglich)	
»Die medizinische Notwendigkeit muss gegeben sein«	87%
»Zur Vorsorge von Erkrankungen der Zähne (Karies)«	76%
»Zur Vorsorge von Erkrankungen des Zahnhalteapparats (Parodontium)«	69%
»Für ästhetische Therapien wie weiße, zahnfarbene Füllungen«	65%
»Für neuen Zahnersatz, der ein Kauen wie mit eigenen Zähnen erlaubt«	57%
»Wennn die gesetzliche Krankenkasse die Behandlung nicht bzw. nicht vollständig übernimmt«	52%
2. Was ist für Ihre Entscheidung bei einer Zuzahlung wichtig?	
»Mein Zahnarzt oder das Praxisteam muss mir diese Therapie empfohlen haben«	83%
»Ich habe vorher bei Bekannten, Freunden, im Internet darüber schon einmal etwas gehört«	43%
»Vorabinformationen in der Zahnarztpraxis (z.B. Wartezimmer)«	21%

Quelle: Francesco Tafuro, Qualitative Patientenbefragung, N= 2.245

Abb. 6.1 Begründung von Privatleistungen. (Nach Richter et al. 2009)

- Wer sagt was wann?
- Kennen alle die aktuellen Preise jener Leistungen, auf die hin beraten werden soll?
- Benutzen alle im Team die gleichen Argumente? Nichts ist unangenehmer als sich widersprechende Aussagen innerhalb Ihrer Praxis.
- Werden aussagekräftige Notizen zu den Beratungen und den Ergebnissen in der Karteikarte bzw. im Computer festgehalten?
- Haben Sie Ihr Terminmanagement so strukturiert, dass auch ausreichende Zeiten für Beratungen und Aufklärungen einkalkuliert sind?

■ **Kann sich Ihr Patient »ein Bild von der Behandlung machen«?**

Zur Vorbereitung erfolgreicher Beratungen gehört auch das geeignete Anschauungsmaterial.

Wie sieht es mit Visualisierungen vor und während der Beratung aus? Zeigen Sie den Patienten möglichst mit der intraoralen Kamera oder einem Spiegel seine Mundsituation. Denn alles, was er selbst sehen kann, müssen Sie weniger intensiv erklären. Der Patient kann dadurch die (problematische) Situation in seinem Mund besser nachvollziehen, wird emotional betroffen und kann sich sein eigenes Urteil bilden.

- Wie können Sie das Thema Zahnersatz anschaulich demonstrieren?
- Haben sie aktuelle Modelle, um Ihren Patienten die individuelle Versorgung vorstellen zu können?

> **Tipp**
>
> Optimieren Sie die Zusammenarbeit mit Ihrem Dentallabor!

Untermauern Sie Ihre Beratungen mit professionellen Modellen, die Ihre hochwertigen Ergebnisse ansprechend präsentieren. Kinästhetisch veranlagte Patienten haben über Modelle zudem die Möglichkeit, die Versorgungen auch zu begreifen, visuell ausgerichtete, es sich in 3D anzusehen. Dies sind prägnante Bilder, die sich positiv und motivierend in den Köpfen Ihrer Patienten verankern und individuelle Wünsche wecken.

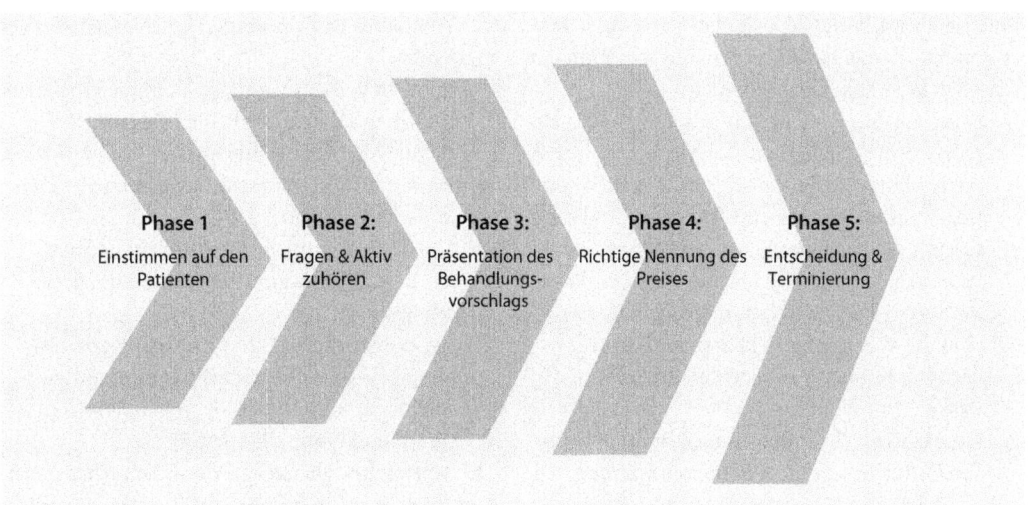

 Abb. 6.2 Die 5 Phasen des »Zwei-Gewinner-Gesprächs«

6.2 Die 5 Phasen des »Zwei-Gewinner-Gesprächs«

Sie und Ihr Team sollten die Grundsätze der professionellen Fragetechnik und Gesprächsführung kennen und anwenden. Beachten Sie generell, eine professionelle Systematik im Gesprächsaufbau einzuhalten:

- **Gesprächsanfang:**
    - Begrüßung des Patienten mit Handschlag
    - Kurze Vorstellung der eigenen Person
    - Überleitung: Frau Dr. ...
    - Themenbezogene Fragestellungen (▶ Abschn. 6.5)
- **Mittelteil/Fazit:**
    - Habe ich Sie richtig verstanden, dass ...?
    - Zusammenfassung der erfragten Informationen
- **Abschluss:**
    - Individuelles Leistungsangebot vorstellen
    - Preisnennung (Sandwichmethode: Leistung, Preis, Nutzen)
    - Terminabsprache (offensives Vorgehen) z.B. Wann wollen wir einen Termin machen?
    - Positive Bestätigung der guten Entscheidung.

Hierbei gilt es die in Abb. 6.2 dargestellten 5 Phasen des »Zwei-Gewinner-Gesprächs« zu berücksichtigen.

6.2.1 Phase 1: Einstimmen auf den Patienten

Schärfen Sie Ihre Sinne und bereiten Sie sich gut auf das Gespräch vor:
- Sind Sie in Gedanken jetzt voll beim Patienten?
- Was steht bei diesem Patienten nach Ihrem Behandlungskonzept an? (Eintragungen im Terminbuch, im Patientenblatt oder auf dem Anamnesebogen)
- Suchen Sie den direkten Blickkontakt zum Patienten und versuchen Sie, ihn emotional zu gewinnen.
- Hören Sie genau hin: Was ist ihm wichtig? Wovor hat er Angst? Was wünscht er sich?

- **Die Eisbergtheorie**

Diese Theorie zu dem Entscheidungsverhalten von Menschen wurde in der Psychologie mehrfach untersucht (Ruch u. Zimbardo 1974) und hat gezeigt, dass bei einer (Kauf-)Entscheidung die Kriterien zu ca. 20% aus dem »Kopf« bzw. dem Verstand stammen – also offensichtlich sind. Zu 80% sind die

Entscheidungsgründe jedoch eher unbewusst, bzw. es werden Kaufentscheidungen aus emotionalen Gründen getroffen. Dies bedeutet:

1. Patienten entscheiden sich primär aus »Bauchgründen« wie Sicherheit, Schmerz- und Angstvermeidung, der Schönheit und Attraktivität wegen für oder gegen eine Therapie. Sind diese Gründe für einzelne Zuzahlerleistungen dem Patienten wichtig oder bewusst, wird er dies mit Ihrem Preis in Relation bringen können. Sind die Vorzüge nicht klar genug, wirkt Ihre Leistung zu teuer bzw. ist »den Preis nicht wert«.
2. Die Mehrheit Ihrer Beratungen muss sich also den Bedürfnissen Ihres Patienten widmen. Wie? Erfragen Sie, was ihm wichtig ist. Nutzen Sie Alternativfragen, wenn ihm dies nicht bewusst ist.
3. Liefern Sie ihrem Patienten zum Ende des Gesprächs rationale Gründe, damit er seine Entscheidung rechtfertigen – oder, wie es in der Psychologie heißt, »rationalisieren« – kann.

Drehen Sie Ihr Beratungsgespräch also um: zunächst Fragen und Emotionen – dann Argumente und Informationen – am besten zur Bestätigung auch in schriftlicher Form.

6.2.2 Phase 2: Fragen stellen, aktiv zuhören und Ihren Patienten ehrlich verstehen wollen

Indem Sie Ihre Patienten über die professionelle Fragetechnik an der Entscheidung beteiligen, entscheidet der Patient selbst und steht danach auch zu seiner Entscheidung!

Ihre Vorteile: verbesserte Termineinhaltung, zufriedenere Patienten und Sie und Ihr Team kommen aus der Verkäuferrolle heraus!

Fragetechnik und Fragetypen

- **Die geschlossene Frage**

Die Antwortmöglichkeiten des Gesprächspartners sind hier auf »Ja« und »Nein« begrenzt (z. B. »Haben Sie schon einmal etwas über Prophylaxe gehört?«).

Wann und warum werden geschlossene Fragen eingesetzt?
- Im Mittelteil des Gesprächs, um die erhaltenen Informationen zu verdichten (»Habe ich Sie richtig verstanden, Ihnen ist … wichtig?«)
- Am Ende des Gesprächs (»Möchten Sie dann diesen Zahnersatz?«)
- Um gezielte Informationen zu bekommen
- Als Bestätigung, um eine Entscheidung zu erhalten
- Bei extrovertierten Gesprächspartnern, um diese in ihrem Gesprächsfluss zu bremsen.

- **Die offene Frage (W-FRAGE)**

Die Antwortmöglichkeiten des Gesprächspartners werden hier offen gelassen (z. B. »Was wissen Sie bereits über Prophylaxe?«).

Wann und warum werden offene Fragen eingesetzt?
- Am Anfang des Gesprächs
- Um Wünsche, Bedürfnisse oder auch Ängste kennen zu lernen
- Um den Wissensstand zu erfahren
- Um den Gesprächspartner aktiv am Gespräch zu beteiligen
- Bei einem introvertierten Gesprächspartner, um ihn aus der Reserve zu locken.

- **Suggestivfragen**

Diese legen dem Gesprächspartner die (gewünschte) Antwort in den Mund und werden deshalb auch »Pseudofragen« genannt (z. B. »Sie stimmen doch sicher mit mir darin überein, dass diese Versorgung die für Sie beste ist?«).

Vorsicht mit dem Einsatz dieser Frageart: Da diese manipuliert, darf sie nur im Sinne des Therapieerfolgs eingesetzt werden.

- **Alternativfragen**

Entweder-oder-Fragen lassen dem Gesprächspartner die Auswahl (z. B. »Ist Ihnen der Termin am Montag oder am Dienstag lieber?«).

Sie geben dem Patienten die Möglichkeit zur Entscheidung. Dadurch können Sie Ihren Patienten mitentscheiden lassen und somit eine Vorauswahl treffen (z. B. »Wünschen Sie eher einen langlebigen oder einen billigen Zahnersatz?«).

- **Gegenfragen**

Diese bringen Hintergrundinformationen bezüglich der vorhergehenden Frage oder Aussage Ihres Gesprächspartners an den Tag und bewirken oft eine Revision der ersten Aussage.

Zum Beispiel sagt Ihr Patient: »Das ist mir zu viel »Schnickschnack«. Sie fragen z. B.: »Wie meinen Sie das?« Oder Ihr Patient fragt: »Meinen Sie wirklich, dass sich das in meinem Alter noch lohnt?« und Sie hinterfragen: »Meinen Sie, wieder richtig kauen zu können und wieder schöne Zähne zu haben, ist eine Frage des Alters?«

- **Motivierende Fragen**

Motivierende Fragen regen den Gesprächspartner an, sich zu öffnen (z. B. »Wie stehen Sie als Fachmann für … zu unserem Prophylaxeprogramm?«)

- **Kontrollfragen**

Diese dienen zur Überprüfung des Standpunkts oder zur Bestätigung Ihrer Meinung (z. B. »Stimmen Sie meinen Überlegungen zu?«)

Der Einsatz der professionellen Fragetechnik

Starten Sie ein Gespräch möglichst mit W-Fragen (offenen Fragen), wie z. B.: Wie sind Sie auf uns aufmerksam geworden? Was können wir für Sie tun? Was ist Ihnen besonders wichtig?

Helfen Sie dem Patienten dann mit gezielten Fragen, wie z. B.:

- Was wissen Sie bereits über …
  - … Prophylaxe?
  - … Implantate/Knochenaufbau?
  - … Füllungsmaterialien/Bleaching?
- Wie wichtig ist Ihnen …
  - … die Erhaltung Ihrer gesunden Zähne?
  - … langfristig festsitzender Zahnersatz?
  - … ein natürliches/zahnfarbenes Gebiss?
- Wie zufrieden sind Sie mit …
  - … Ihrer Zahnfarbe?
  - … Ihrer Zahnstellung?
  - … Ihrem alten Zahnersatz?

Fassen Sie noch einmal zusammen und kommen Sie dann zur Entscheidung mit der Ja/Nein-Frage (geschlossene Frage): Habe ich Sie richtig verstanden – Ihnen ist also wichtig, dass Sie Ihre natürlichen Zähne möglichst lange erhalten können?

Die »3/11/15-Regel«

In ▶ Kap. 1 hatten wir Ihnen bereits die 3/11-Regel vorgestellt:

- Ein Patient, der mit Ihrer Praxis sehr zufrieden ist, weil seine Erwartungen mehr als übertroffen wurden, sagt diese positive Nachricht im Durchschnitt 3 potenziellen Patienten bzw. Mitmenschen in Ihrem Umfeld weiter.
- Haben Sie oder Ihr Team jedoch die Erwartungen eines Patienten enttäuscht, so wird dieser seine Enttäuschung statistisch gesehen 11 Menschen weitersagen.

Sie fragen sich: Was hat es jetzt mit der »15« auf sich? Wenn Sie von den unzufriedenen Patienten einen über ein ehrliches und professionelles Beschwerdemanagement wieder überzeugen können, sagt dieser nun wieder zufriedene Patient es dann 15 Menschen weiter!

Der Schlüssel dazu ist ein ehrliches »Verstehen-Wollen der Unzufriedenheit« durch Sie oder Ihr Team, und das funktioniert nur über

1. offene Fragen stellen und
2. aktives Zuhören,
3. Hinterfragen des Gehörten, um es wirklich zu verstehen,
4. Aufnehmen des Gesagten, ohne dies persönlich zu nehmen,
5. wirkliches Verstehen und
6. dann einen tragfähigen Konsens finden.

Zugegeben: Das ist leichter gesagt, als getan. Aber es lohnt sich für Sie, Ihre Praxis und Ihre Behandlungsschwerpunkte!

6.2.3 Phase 3: Präsentation Ihres Behandlungsvorschlags

Stellen Sie nun die Lösungen dar, die zum Patienten, seinen Wünschen und Ihrem Behandlungskonzept passen. Dabei gilt: »Weniger ist mehr« (»7+/−2-Chip«)

- **Der »7+/-2-Chip«**

Im Marketing kennt man es schon lange: Unser Wahrnehmungsfenster bei kurzfristigen Entscheidungen wird von unserem Kurzzeitgedächtnis bestimmt. Und hier weiß man, dass wir – auch abhängig von der jeweiligen »Tagesform« und dem »Trainingszustand des Gedächtnisses« – nur 5–9 Informationen gleichzeitig aufnehmen können (die Kapazität unseres »Speicherchips« umfasst also 7+/-2 Informationen). Ansonsten sind wir verwirrt und können keine fundierte Entscheidung treffen.

Bedenken Sie bitte auch: Wenn Sie die Ängste und Wünsche Ihres Patienten nicht kennen oder außer Acht lassen, wird dieser schwer zufrieden zu stellen sein und kaum zum Empfehlungsgeber werden.

Über die professionelle Fragetechnik können Sie individuelle Lösungen anbieten und Wünsche erfüllen. Aber: Sie sind der medizinische Spezialist – »Kompromisse« gehen auf Kosten Ihres Rufes bzw. letztendlich Ihrer Behandlungszeit!

6.2.4 Phase 4: Preis benennen – aber richtig

Nun sagen Sie Ihrem Patienten den Preis – und dies mit ruhiger Stimme und festem Blickkontakt (»Das kostet 4876 EUR«). Dann benennen Sie anschließend direkt dazu den Nutzen für den Patienten (»Dafür erhalten Sie einen Zahnersatz, der zum einen … ist und zum anderen … sicherstellt). Wichtig in dieser Phase ist auch eine »innere Ruhe«, bei der Sie nach der Preisnennung eine kleine Pause machen können. Diese Technik nennt man auch Sandwichtechnik: Der Leistung folgt der Preis und darauf folgt der Nutzen, so dass der Preis »gut verpackt« wird.

Abschließend können ggf. noch Finanzierungsmöglichkeiten angeboten werden: »Mithilfe unseres Abrechnungspartners haben Sie die Möglichkeit, die Summe bequem in 12 Raten zu zahlen!«

6.2.5 Phase 5: Entscheidung, individuelle Kostenplanerstellung und Terminierung

Viele Praxen verhalten sich eher abwartend, anstatt den Patienten, wie er es vom Mediziner auch verlangt, »an die Hand zu nehmen« und bei größeren Investitionen zur Kostenplanbesprechung und ggf. zur detaillierten Besprechung der Finanzierungsmodalitäten einzubestellen.

Zum Abschluss ist eine persönliche Bestätigung der guten Entscheidung durch Sie und Ihr Praxisteam (in der Assistenz sowie an der Rezeption) empfehlenswert.

Dann folgt das: Ihr Patient hat gelitten, Geld und viel Zeit investiert, und nun ist es vollbracht: Machen Sie bei der Fertigstellung statt eines schnöden Einsetztermins ein Fest für den Patienten daraus! Zeigen Sie Ihm seinen Zahnersatz vor einem ansprechenden Hintergrund. Lassen Sie Ihr Team hier schon ein bestätigendes Urteil abgeben über die neuen Zähne. Und wenn die neuen Zähne dann eingesetzt sind, bestätigen Sie und Ihr Team das gute Gefühl und loben Sie die Arbeit. Ihre Mitarbeiterinnen haben hier eine besonders wichtige Aufgabe, damit ihr Patient mit einem sehr guten Gefühl nach Hause geht und Ihre Arbeit auch würdigt.

6.3 Die Körpersprache sagt mehr als 1000 Worte

Dem Bereich Kommunikation wird heutzutage von Zahnärzten auch dank hervorragender Experten wie z. B. Sammy Molcho eine größere Bedeutung zugeschrieben. Und trotzdem bemerken wir immer wieder, dass dem gesprochenen Wort (verbale Kommunikation) mehr Aufmerksamkeit zuteil wird als der Körpersprache.

- **Die 55-38-7-Regel**

In ihrer Studie zeigten Mehrabian u. Ferris (1967) für das Gespräch zwischen Menschen sowie für Präsentationen vor Gruppen:
- 55% der Wirkung werden durch Ihre Körpersprache bestimmt, d. h. Körperhaltung, Gestik und Augenkontakt.

- 38% des Effekts erzielen Sie durch Ihre Stimmlage.
- Nur 7% werden durch den Inhalt Ihres Vortrags bestimmt.

Diese Untersuchung bestätigt u. a., dass – wenn Sie fachlich korrekt und ehrlich beraten – es in vielen Beratungen des Patienten wichtiger ist, wie ruhig und innerlich aufgeräumt Sie ins Gespräch gehen, als dass Sie verkrampft darauf achten, was Sie inhaltlich alles erzählen. Wie bereits erwähnt: Meist wird im Beratungsgespräch ohnehin zu viel vom Zahnarzt erzählt und zu wenig zugehört!

6.3.1 Merkmale der Körpersprache

Es ist deshalb für Sie als Zahnarzt wichtig, sich Ihrer körpersprachlichen Wirkung bewusst zu sein. Wir haben deshalb einige typische Körpersignale aufgeführt und eine »grobe« Definition beigefügt. Zur Kontrolle und Beachtung der Körpersprache Ihres Gegenübers gilt es auch zu beachten, dass *ein* Signal allein noch keine Aussagekraft hat. Passen Sie auf, dass Sie Ihr Gegenüber z. B. nur aufgrund verschränkter Arme nicht in eine ablehnende Haltung hineindenken und ihm somit durch dieses »Schubladendenken« keine Chance mehr geben.

Augen
Interesse am Gegenüber und das Wahrnehmen, was dieser einem sagt, geht oft mit dem Augenkontakt einher. Wollen Sie Ihren Patienten erfolgreich beraten, benötigen Sie seine Aufmerksamkeit und somit letztlich den Blickkontakt.

Ein aufmerksamer Patient wird Ihnen einige Minuten bei Ihrer Aufklärung zuhören können, dann ist jedoch jeder Zuhörer auch einfach mit Informationen »gesättigt«. Sie bemerken dies oft an einem »Nach-innen-Blicken«. Diesen »Blick nach innen« haben Sie sicher vor Augen. Vorsicht vor einem vorschnellen Urteil, denn er ist nicht gleichzusetzen mit Desinteresse. In vielen Fällen müssen das gerade Wahrgenommene und die ganzen Informationen erst verarbeitet oder überdacht werden.

In einer Beratung eines Zahnarztes saß der Patient während einer Beratung mit verschränkten Beinen auf dem Behandlungsstuhl, der Blick war nach draußen durch das Fenster gerichtet. Es ging hier um die Remotivation des Patienten für eine Professionelle Zahnreinigung und der Zahnarzt meinte es bei seinen Ausführungen gut. Das Gespräch wurde jedoch ohne festen Termin und mit einem Appell des Zahnarztes beendet, jetzt doch endlich in der Prophylaxe bei der Stange zu bleiben. Der Patient sagte uns später nach dem Gespräch: »An sich wollte ich dem Zahnarzt heute sagen, dass ich mit dem Typ Frau Meier (Anm.: die Prophylaxemitarbeiterin) nicht klar komme und ich das dann auch so nicht möchte. Die behandelt mich wie ein Kind, das muss ich mir nicht antun und schon gar nicht dafür bezahlen. Wenn ich jetzt wirklich zur PZR gehen muss, dann werde ich das wohl in der Praxis meiner Frau machen.«

Mund
Wichtig ist es für Sie in der Patientenberatung auch, neben dem Augenkontakt den Mund- und Kinnbereich mit einzubeziehen. Allgemein gilt, dass bei Verkrampfungen, bei Angst oder Nervosität, der Mund sich eher verschließt. Der Mund öffnet sich jedoch umso eher, je aufmerksamer vom Patienten nach Informationen Ausschau gehalten wird und je eher Ihr Patient bereit ist, sich Ihnen gegenüber zu äußern und am Gespräch bzw. der Beratung aktiv teilzunehmen. Achten Sie auch auf den Mund, und wenn dieser sich öffnet, halten Sie inne und fragen nach!

Stimme: Der Ton macht die Musik
Zum Bereich der Körpersprache gehört auch der Tonfall. Insbesondere am Telefon macht sich ein gutes Gehör für die Signale tausendfach bezahlt. Jedoch auch in der Beratung ist es bei stimmstarken Patienten interessant, auf die Stimme zu achten. Am aussagekräftigsten sind hier die Lautstärke, die Geschwindigkeit (Routine), Sprachmelodie und Tonfall, ob aggressiv oder freundlich, sowie die Pausen, die jemand macht.

Tipp: Stimmen Sie Ihre Fragetechnik auf Ihren Patienten ab:
- Spricht er mit einer leiseren Tonstärke, benutzen Sie offene W-Fragen, um ihn zum Reden

und Mitteilen jener Dinge zu motivieren, die ihm in der Beratung wichtig sind.
- Ist er lauter und redet mehr, fragen Sie geschlossen, so dass er mit Ja/Nein oder eben auf Alternativen antworten kann.

Gestik: Was sagen die Hände?
Auch die Gestik gilt es zu beachten:
- Fallen die Gesten – egal ob unangenehm oder angenehm – auf?
- Sind sie kongruent zum Gesagten und passen sie zur Person bzw. zur Situation?
- Wirkt die Gestik eher offen oder verschlossen?
- Sind die Gesten flüssig oder verkrampft, nervös oder sogar aggressiv?
- Sind Handlungen vorhanden, die sich wiederholen? Wenn ja, in welcher Gesprächsphase?

Bei einer Praxisanalyse haben wir während einer Beratung hospitiert und dabei beobachtet, dass der Patient bei den Erklärungen des Behandlers 2-mal die Hand leicht anhob und der Zahnarzt mit etwas lauter werdender Stimme »Ich komme gleich darauf zurück« erwiderte. Die Beratung war inhaltlich vollkommen korrekt. Der Patient nahm die Empfehlung des Zahnarztes zur Füllung im Adhäsivverfahren nicht an. Der Patient sagte uns später im Vertrauen, als wir ihn auf diese Situation ansprachen: »Ich wollte ihn etwas fragen, aber das war ihm (Anm.: dem Zahnarzt) wohl nicht wichtig.«

Haltung
Wie geht der Mensch mit seinem Gewicht, seinem Schwerpunkt um? Ist die Haltung offen, d. h. sind Hals und Brustraum frei oder eher verschlossen? Teils sind Neigungen erkennbar, die Schultern anzuheben oder den Kopf einzuziehen. Wirkt die Haltung insgesamt locker oder verkrampft.

Die verschiedenen Gesprächszonen
Welchen Abstand wir zu einem Gesprächspartner einnehmen, ist ein wesentlicher Teil unserer Körpersprache. Unbewusst drücken wir damit aus, ob wir jemandem »nahe stehen«, Distanz halten oder »auf die Pelle rücken« wollen. Im westlichen Kulturkreis unterscheiden wir typischerweise beim Abstand zweier Gesprächspartner zwischen der Intimzone (<0,5 m), der persönlichen Zone (<1 m), der sozialen Zone (<4 m) und der öffentlichen Zone (>4 m).

- **Intimzone**

Die Zone, bei der Ihr Gesprächspartner sehr nahe an Sie herankommt, wird auch Intimzone genannt [im Angelsächsischen auch »bubble« (Blase)]. Dieser Begriff beschreibt, dass diese Zone uns eher wie eine zweite Haut umgibt. Die Bedingung, unter der wir jemanden freiwillig in diese eintreten lassen, ist absolutes Vertrauen. Es gilt hier der Satz: Jemand, der die Intimzone eines anderes missachtet, missachtet gleichzeitig auch dessen Person.

Insbesondere bei Gesprächen am Beratungstisch, wenn 2 Personen sich einen Tisch teilen, bedeutet dies zunächst, dass jeder unbewusst etwa den halben Tisch als Teil seiner Intimzone betrachtet. Beachten Sie dies, wenn Sie zum Beginn einer Beratung in einem Beratungszimmer Ihren Patienten aus der gewohnten Umgebung vom Behandlungsstuhl wegholen. Lassen Sie ihm Platz und Raum, konzentrieren Sie sich auf Ihr Gegenüber und sagen Sie kurz, weshalb Sie das Gespräch nun in diesem Praxisraum durchführen.

Eine Zahnärztin wollte ihr neu gestaltetes Büro nun endlich als Beratungsraum nutzen und lud den Patienten bei einer Beratung nach einer 01-Kontrolluntersuchung und festgestellten wiederholten Druckstellen bei einer alten Prothese spontan zur Beratung in Ihr Beratungszimmer ein. Dieses war zwar auf- der Schreibtisch aber nicht leergeräumt, so dass die Zahnärztin ein wenig Platz machte und sich schließlich auf die Seite der Patientin setzte – mit einem Abstand von Füßen und Oberkörper von höchstens 50 cm. Das Gespräch begann sehr holprig, weil die Patientin sichtlich unruhig und mit der Situation überfordert war. Sie sagte schließlich: »Das ist mir hier alles zu eng, da kann ich nicht denken, geschweige denn mich konzentrieren!« und brach das Gespräch abrupt ab.

6.3.2 Umsetzen in den Praxisalltag

Zugegeben: Es ist schon schwierig, auf all diese Punkte zu achten. Wenn Sie aber konsequent innerhalb der nächsten 72 Stunden mit den Veränderungen beginnen und diese dann über einen Zeitraum von 3 Monaten umsetzen, werden Sie die Erfolge spüren. Die folgenden Regeln helfen Ihnen beim erfolgreichen Einsatz der Körpersprache im Praxisalltag.

Achten Sie auf Ihre eigene Körpersprache:
1. Sehen Sie den anderen aufmerksam an, wenn Sie mit ihm sprechen, und nehmen Sie Augenkontakt auf.
2. Ist Ihr Mund ent- oder verspannt?
3. Ist Ihre Haltung eher offen oder verschlossen?
4. Denken Sie an den Pygmalion-Effekt: Wenn ich dazu neige, den anderen negativ einzustufen, signalisiert dies meine Körpersprache!
5. Wie ist meine Sprechweise? Ist mein Tonfall eher hektisch, dynamisch, belehrend, aggressiv, gereizt, nörgelnd, sachlich, laut oder leise?
6. Beginnen Sie das Gespräch mit einer offenen W-Frage, um den Patienten sofort zu beteiligen, aber auch, um sich auf den Patienten auch persönlich und nicht nur fachlich einstimmen zu können.
7. Beachten Sie, dass jede plötzliche Veränderung der äußeren Haltung Ihres Patienten immer auch eine Veränderung der eigenen inneren Haltung widerspiegelt: Welches Thema hat sich gerade verändert? Ist die Körpersprache (noch) kongruent zum Wort? Ist der Gesamteindruck eher offen oder verschlossen?
8. Augenkontakt heißt Augenkontakt, weil er Kontakt schafft. Beachten Sie dies gerade zu Beginn des Gesprächs, wenn Sie sich mit Ihrem Patienten durch richtiges Einstellen der Sitzhöhe auf gleiche Augenhöhe begeben.
9. Beachten Sie im Rahmen der Beratung auch Abstandssignale. Dies können klare Anzeichen dafür sein, dass Ihr Patient räumlich wie auch von seinen Wünschen her mehr Freiraum haben möchte. Lassen Sie Ihren Patienten zum Anfang der Beratung sowie in der Entscheidungsphase in seiner persönlichen Zone, so dass er Raum und Platz hat. Überstrapazieren Sie insgesamt die Intimzone außerhalb der Behandlungssituation nicht.
10. Liegt das Körpergewicht vor, hinter oder über dem Becken?
11. Wie klingen die Worte Ihres Gegenübers? Macht der Patient im Gespräch Pausen und könnten diese einen Signalwert haben? Beobachte ich irgendwelche Handlungen, die mir einen wesentlichen Hinweis geben können?
12. Last but not least gilt der gute alte Satz von C. G. Jung: »Lerne alles, was du kannst, über die Theorie. Wenn du dem Patienten jedoch gegenüber sitzt, vergiss das Textbuch und vertraue Deinem Unbewussten.«

6.4 Ihr Mitarbeiterinnenteam aktiv in der Beratung

Seit 1994 sind wir aktiv in der Beratung von Zahnarztpraxen und deren Teams tätig und haben von der ersten Minute an viele Zahnärzte ermutigt, die Mitarbeiterinnen professionell zu schulen und dann Beratungen für Zuzahlerleistungen im Bereich der Prävention, der Füllungstechniken und -materialien oder auch der endodontischen Therapie vom Team vornehmen zu lassen.

Unabhängig davon, ob es betriebswirtschaftlich sinnvoll ist, dass ein Zahnarzt für eine Leistung mit 10 EUR Zuzahlung bei einem notwendigen Praxisstundensatz von meist über 300 EUR 10 Minuten selbst spricht, haben Mitarbeiterinnen auch andere nachvollziehbare Vorteile im Beratungsgespräch. Die Erfolge lassen deshalb hier – bei richtiger, professioneller Systematik – nicht lange auf sich warten, denn Mitarbeiterinnen haben bei der Beratung des Patienten eine einfachere, verständlichere Sprache ohne unnötige Fachbegriffe. Der Patient unterstellt ihnen zudem keinen persönlichen finanziellen Nutzen an der Zuzahlung, weswegen sie bei der Vermittlung der Zuzahlung verständlicher und objektiver auf den Patienten wirken.

Wichtig für den Erfolg im Beratungsgespräch ist meist, dass die Teammitglieder dem Patienten die faire Chance auf die Mehrwertleistung auch geben. Klar ist auch, dass Sie als Zahnarzt hinter dieser Leistung zu 100% stehen müssen. Haben Sie auch nur kleinste, noch nicht ausgeräumte Zweifel z. B. an der Wirksamkeit des Lasers im Bereich Endo, wird Ihr Team dies spüren und sehen – und Ihr Patient diese Zuzahlerleistung überwiegend nicht annehmen. Ihre Aufgabe als Zahnarzt ist dabei, dass Sie die medizinische Notwendigkeit einer jeden Zuzahlungsleistung v. a. dem neuen Patienten gegenüber erst einmal darstellen. Danach kann Ihre Mitarbeiterin den wirtschaftlichen Aufklärungsteil übernehmen.

Folgende Systematik hat sich bei der Beratung durch das Assistenzteam im Zuzahlerbereich bewährt:

1. **Einstieg in das Gespräch**
   a. Die Mitarbeiterin sollte am Anfang die problematische Stelle mithilfe der intraoralen Kamera, dem Hand- oder Mundspiegel oder aber bei der Endo mithilfe eines Röntgenbildes klar skizzieren. Es gilt auch hier: Ohne persönliches Problembewusstsein wird der Patient nicht bereit sein, zuzuzahlen.
   b. Dann sollten offene Fragen gestellt werden, um zum einen viele Informationen über den Patienten und seine Einstellung zu seinen Zähnen oder über sein Wissen zu der beabsichtigten Technik bzw. den Materialien zu erhalten. Zum andern haben offene Fragen einen enormen Vorteil: Der Fragende führt das Gespräch und erhält die volle Aufmerksamkeit des Patienten.
2. **Eingehen auf den Patienten und Präsentation**
   a. Die dem Patienten wichtigen Punkte und Informationen sollten dann auch aufgegriffen werden. Ihre Mitarbeiterin sollte zur Bestätigung ruhig mit ihren eigenen Worten das Gehörte wiederholen.
   b. Dann sollte der individuelle Nutzen – z. B. der gewünschte lange Erhalt der eigenen Zähne – auch mithilfe von Anschauungsmaterial präsentiert werden. Modelle oder Bilder helfen, die Situation darzustellen. Stimmen Sie sich in jedem Fall mit Ihrem Team über die Argumente ab, die für oder gegen eine bestimmt Mehrwertleistung aus Ihrer Sicht sprechen!
3. **Abschluss des Gesprächs**
   a. Das Gespräch ist nun nach in der Praxis üblichen 3–4 Minuten fast zu Ende. Erklären sollte Ihre Mitarbeiterin nun – nochmals ganz wichtig – den Inhalt und das Ziel der Behandlung (Schwerpunkte setzen), und dann sollte gleitend der Preis mit Blickkontakt sowie der individuelle Nutzen benannt werden.
   b. Es sollten die notwendigen Behandlungszeiten genannt werden.
   c. Lassen Sie Ihre Mitarbeiterin in jedem Fall noch Informationsmaterial mitgeben.
   d. Sie vereinbart dann einen Termin: »Frau Müller: Wenn Sie keine Fragen mehr haben, begleite ich Sie nach vorne, und wir würden einen Termin für diese Behandlung vereinbaren.« Hier erhält der Patient dann auch die rechtlich notwendige Einverständniserklärung und kann sein schriftliches OK geben. Last but not least erfolgt natürlich in jedem Fall eine freundliche Verabschiedung.

Wichtig für den Zahnarzt wie auch für sein Mitarbeiterteam ist, sich ohne Entschuldigung, sondern vielmehr mit Selbstbewusstsein der Beratungs- und Aufklärungsrolle zu stellen. Im Therapiespektrum können Sie sich von anderen Praxen nur abheben, wenn Sie Mehrwertleistungen anbieten und beraten können. Patienten sind gerne bereit, für Besonderheiten dazuzahlen, wenn

- sie ihren persönlichen Vorteil erkennen,
- ihr Zahnarzt bzw. ihr Zahnarztteam ihnen dies empfiehlt.

> **Praxistipp**
>
> Fangen Sie bei der Einführung von Zusatzleistungen nicht zu günstig an. Wenn Sie eine Technik wie die Längenmessung bei der Wurzelkanalbehandlung erst praktisch üben müssen, dann setzen Sie sich ein Datum, bis zu dem diese Leistung kostenlos durchgeführt wird. Wählen Sie hierfür einen Zeitraum von 4–6 Wochen und informieren Sie Ihren Patienten, dass er nun eine besondere Leistung erhält, die diese und jene Vorteile hat.

6.5 Beispielfragen

In unseren Seminaren werden wir oft um Beispielfragen gebeten, so dass der Start in ein dialoggeführtes Beratungsgespräch vereinfacht wird. Wir

6.5.1 Themenbezogene Fragen

- **Prophylaxe**
- Waren Sie schon einmal bei einer Professionellen Zahnreinigung?
- Was wissen Sie bereits über die Professionelle Zahnreinigung?
- Welche Erfahrungen haben Sie gemacht?
- Waren Sie zufrieden? (Geschlossene Frage zum Wiedereinstieg)
- Was wurde bei Ihnen gemacht?
- Welche Hilfsmittel benutzen Sie beim Zähneputzen?
- Hatten Sie schon einmal Zahnfleischbluten?
- Seit wann haben Sie Mundgeruch?
- Woher haben Sie die Verfärbungen?
- Wie zufrieden sind Sie mit Ihrer Zahnfarbe?

- • **Vorzüge benennen**
- Die Verfärbungen durch Kaffee, Tee, Rotwein, Rauchen etc. werden entfernt und Ihre natürliche Zahnfarbe wird wieder sichtbar.
- Nach der Politur haben Sie ein schönes glattes Gefühl und können die Zähne und Zahnzwischenräume wieder leichter sauber halten.
- Ein weiterer Vorteil ist, dass Defekte am Zahnhals bzw. am Kronenrand sichtbar werden, wenn die harten Beläge entfernt sind.
- Zudem verringert sich die Blutungsneigung Ihres Zahnfleisches und wir können exakter arbeiten bei Füllungen und bei Abdrücken für Zahnersatz.

- **Bleaching**
- Wie zufrieden sind Sie mit Ihrer Zahnfarbe?
- Was wissen Sie über Bleaching?
- Wie wichtig ist Ihnen ein schnell sichtbarer Erfolg?

- **Füllungen**
- Wie wichtig ist Ihnen …
  - … die Haltbarkeit?
  - … die Ästhetik?
  - … dass es danach aussieht wie ein natürlicher Zahn?
  - …eine schonende Behandlung?

- • **Vorzüge benennen**
- Kunststofffüllung mit hohem Keramikanteil wird aus mehreren Schichten aufgebaut.
- Füllung mit keramischen Füllstoffen ist belastbarer und langlebiger.
- Füllung mit keramischen Füllstoffen in der Schichttechnik ist farblich besser anzupassen.

- **Zahnersatz**
- Wie wichtig ist Ihnen…
  - … metallfreier, biologisch verträglicher Zahnersatz?
  - … festsitzender Zahnersatz?
  - … zahnfarbener – also eher unsichtbarer – Zahnersatz?
  - … die Erhaltung Ihrer gesunden Zähne?

- • **Einstiegsfragen**
- Welche Gedanken haben Sie sich zum Thema Zahnersatz gemacht? Was ist Ihnen bei Ihren neuen Zähnen wichtig?
- Was wissen Sie über …?
- Was erwarten Sie von Ihrer neuen Versorgung?
- Soll diese unsichtbar sein?
- Wie lange soll die neue Versorgung/sollen Ihre neuen Zähne halten?
- Was bedeutet für Sie lange? Was ist Ihnen wichtig?

6.5.2 Die Anpassung der Fragetechnik an den Gesprächspartner

In der Praxis haben sich verschiedene Persönlichkeitstypen herauskristallisiert, die es zwar nicht in der Reinform, jedoch in der jeweiligen Situation gibt und die somit ein Abstimmen Ihrer Frage- und Beratungstechnik auf Ihr Gegenüber vereinfachen. Wir wollen Ihnen im nachfolgen Abschnitt die wesentlichen 5 Typen und passende Fragen dazu kurz darstellen.

Der Befehlstyp

Der Befehlstyp hat Selbstvertrauen, ist offen und direkt, liebt die Herausforderung und die Veränderung. Er ist bereit, im Gespräch die Führung zu übernehmen und zu handeln: Solche Leute warten nicht, bis etwas geschieht, sondern sie sorgen dafür, dass es geschieht.

- **Welche Fragen stellt man einem Befehlstyp?**
- Wenn Sie von einem Befehlstyp etwas wollen, stellen Sie ihm eine direkte Frage. Fassen Sie sich kurz und machen Sie keine Umschweife. Denken Sie daran: Einen Befehlstypen interessieren Resultate und keine Details.
- Folgende direkte Frage wirken am besten: Welches Ziel haben Sie? Wie viel Zeit werden Sie für Ihre Entscheidung brauchen? Wann kann ich damit rechnen? Brauchen Sie noch Unterstützung oder Einzelheiten? Stellen Sie lieber Fragen, die sich auf das Wesentliche und nicht auf Einzelheiten beziehen: Fragen, die Ihnen die Information verschaffen, die Sie für Ihre Arbeit benötigen.
- Fragen Sie in der Entscheidungsphase auch direkt: Wann fangen wir an? Was wollen Sie mit Ihren neuen Zähnen erreichen? Was ist Ihnen wichtig? Was können wir nun gemeinsam besser machen (Zahnfarbe, Funktionalität)?

Der Überzeugertyp

Der Überzeuger wirbt für etwas, setzt seine Überredungskunst ein. Menschen, die dieser Kategorie angehören, sind gefühlsbetont, gesellig, begeisterungsfähig und etwas unsystematisch.

- **Erkennungszeichen**
- Man hört den Enthusiasmus dieser Menschen quasi aus ihrer Stimme heraus.
- Es ist typisch für sie, dass sie eher unruhig hin und her wandern und Probleme haben, längere Zeit auf dem Behandlungsstuhl zu sitzen.
- Sie bringen ihre Ideen z. B. für die neuen Zähne schnell und begeistert hervor, neigen jedoch auch dazu, sie hinterher rasch wieder zu vergessen. Überzeuger müssen bei der Stange gehalten werden. Mit konkreten Terminen müssen hier auch die nächsten und folgenden Schritte geplant werden. Nach dem Satz »Überlegen Sie es sich …« zum Ende der Beratung wird der Überzeuger dagegen bis zur nächsten Kontrolluntersuchung mit Sicherheit nichts veranlassen.

- **Welche Fragen stellt man einem Überzeugertyp?**
- Beim Überzeugertyp kommen Fragen wie »Was für ein Gefühl haben Sie dabei?«, »Wie möchten Sie es haben?« sehr gut an.
- Jede Frage, mit der Sie ihn persönlich ansprechen, ist ebenfalls gut.
- Ein Überzeuger spricht gerne über sich selbst, und sein zweites Lieblingsthema sind andere Menschen.
- Verwenden Sie im Umgang mit ihm also nicht das Fragewort »Was?« sondern lieber »Wer?« oder »Wen?«. Wen kennen Sie, der so schöne Zähne hat, wie Sie selbst gerne hätten? An wen denken Sie, wenn ich sage, so schön und trotzdem dezent soll Ihr Zahnersatz werden?
- Wenn Sie Ihre Kommunikation mit einem Überzeugertyp verbessern wollen, gleichgültig ob Sie für ihn arbeiten oder er für Sie, müssen Sie zunächst einmal darauf achten, dass er seine Gedanken richtig ordnet. Helfen Sie ihm dabei, seine überschäumende Energie in zielbewusstes Handeln umzusetzen.
- Um einen Überzeugertyp dazu zu bringen, dass er beim Thema bleibt, braucht man unter Umständen ein wenig Humor. Wenn man in Zeitdruck ist, kann man z. B. versuchen, ihn mit folgender Frage festzunageln: Wir haben nur noch 5 Minuten Zeit. Welche 3 wichtigen Themen möchten Sie besprechen? Ich zähle.
- Weitere gute Fragen für Überzeuger sind: Was sind Ihre Hauptprobleme? Können Sie mir vor der Behandlung einen kurzen Zeitplan nennen, so dass wir die wesentlichen Termine abstimmen können?

Der Typ, der sich um alles kümmert

Solche Menschen können gut Aufgaben bewältigen und harmonisch mit anderen zusammenarbeiten. Sie bewegen sich bedächtiger, machen sich aber über alles mehr Gedanken als die Überzeugertypen und fügen sich gut in ein Team ein. Ein solcher Mensch handelt nicht übereilt, wenn es darum geht, einen neuen Zahnarzt zu wählen oder aufzugeben, eine persönliche Beziehung aufzubauen oder wieder abzubrechen.

Der Typ, der sich um alles kümmert, überlegt, analysiert, wägt ab, ehe er sich zu einer Änderung entschließt. Ein Problem bei diesem Persönlichkeitstypus ist, dass er manchmal allzu große Rücksicht auf die Bedürfnisse anderer nimmt. Deshalb kann er sich nur schwer entschließen, etwas zu tun, ohne die Zustimmung eines wichtigen Menschen einzuholen. Die Konfrontation, ob passiv oder direkt, möchte er meiden.

- **Wichtig für das Beratungsgespräch**
- Das Schlimmste, was Sie einem solchen Typ antun können, ist, ihn durch plötzliche und vielleicht riskante Neuerungen zu verwirren.
- Wenn Sie ihm schon eine Veränderung, z. B. einen neuen Zahnersatz, »zumuten« wollen oder müssen, müssen Sie ihm das schmackhaft machen, indem Sie alles genau erklären, am besten schriftlich in Details mitgeben, damit er sich damit vertraut machen kann.
- Es ist gut, alle Vorteile darzulegen und zu zeigen, wie die Veränderung in die Gesamtkonzeption hineinpasst.

- **Welche Fragen stellt man einem Typ, der sich um alles kümmert?**
- Solche Typen sprechen am besten auf Fragen an, die das »Wie« und den Menschen in den Mittelpunkt stellen: Wie wird dieses Projekt bearbeitet? Welche Systeme müssen umorganisiert werden? Wer braucht Unterstützung? Wie können wir dafür sorgen, dass wir diese Behandlung zu Ende führen können? Wie kann ich Ihnen helfen, um den für Sie idealen Zahnersatz zu planen?

Der kalkulierende Typ

Dieser Typus Mensch ist kompetent, konservativ und gewissenhaft und richtet sich genauestens nach den Vorschriften. Das sind die Leute mit dem Blick für das Detail, die Perfektionisten, sie stellen erst einmal alles in Frage, machen sich viele Sorgen.

Kalkulierende Typen haben ein gutes Gespür für Menschen und Ereignisse, aber sie vermeiden es, sich persönlich allzu stark zu engagieren. Das überlassen sie lieber den Überzeugern und den Menschen, die sich um alles kümmern.

- **Erkennungszeichen**
- Sie erkennen den kalkulierenden Typ daran, dass er in seinem Umfeld sowie in seiner Beziehung zu Menschen möglichst alles aufgeräumt hat.
- Wenn Sie einen Blick in sein Büro werfen, werden Sie merken, dass dies eher nüchtern eingerichtet ist und dass eher tabellengrafische Darstellungen seine Wände zieren.
- Er hat wahrscheinlich das modernste Auto und kennt den Preis und die Funktion aller Geräte, mit denen es ausgestattet ist, ganz genau. Kalkulierende Typen sind systematisch und sehr genau. Sie prüfen bei allen Dingen exakt die Qualität.
- Viele kalkulierende Typen sind zudem schweigsam, aber wenn sie einen Menschen respektieren, sprechen sie mit ihm. Je besser Sie einen kalkulierenden Typ kennen, umso aufgeschlossener wird er Ihnen gegenüber.

- **Was für Fragen stellt man einem kalkulierenden Typ?**
- Im Umgang mit einem kalkulierenden Typ dürfen Sie auf keinen Fall vergessen, dass er Kritik nicht gut verträgt, weil er diese persönlich nimmt.
- Auch eine persönliche Fragen zu stellen, ist Zeitverschwendung: Der kalkulierende Typ wird selten etwas über sich erzählen. Solche Typen sind sehr aufgabenorientiert. Die Verbesserung der Funktionalität der Zähne ist solchen Patienten deshalb wichtig. Die Statik des neuen Zahnersatzes z. B. ist für ihn interessant.
- Er reagiert am positivsten auf präzise analytische Fragen und will in die einzelnen Entscheidungen am liebsten mit eingebunden werden.

- **Wichtig für das Beratungsgespräch**
- Eine kurze Zeichnung hat schon vielen Zahnärzten geholfen, den kalkulierenden Typ auf ihre Seite zu ziehen. Kalkulierende Typen achten auf spezielle Ausbildungen, auf Kontrollen

und auf systematische und qualitätserzeugende Vorgehensweisen.
- Hüten Sie sich davor, einem kalkulierenden Typ einen unvollständigen oder ungenauen Bericht abzuliefern.
- Auf jeden Kontakt und jeden Termin müssen Sie gut vorbereitet sein. Er wird genau bemerken, ob Sie wissen, was die nächsten Schritte sind. Ihr Team wird er respektieren, wenn dieses sich ebenfalls durch Qualität und Zuverlässigkeit seinen Respekt verdient.

6.6 Die Patiententypen nach den Kriterien des Neurolinguistischen Programmierens (NLP)

Hinsichtlich der Beratung des Patienten empfehlen wir auch gerne, sich der Wahrnehmungsmuster Ihrer Patienten bewusst zu werden. Bei dieser Typologie unterscheiden wir grundsätzlich 3 Typen: den visuellen Patienten, den kinästhetischen Patienten und den auditiven Patienten (Ulsamer 2001). Diese Unterscheidung ist für den professionellen Berater wichtig, da er dann versteht, welche Informationen sein Gegenüber letztlich benötigt, um die Vorteile zu verstehen.

6.6.1 Visueller Typ

Der visuelle Typ nimmt seine Umgebung primär visuell wahr, er denkt sehr viel in Bildern. Da er Sprache v. a. dazu verwendet, seine inneren Bilder zu beschreiben, spricht er auch häufig sehr schnell. Seine Atmung ist eher flach und schnell und seine Augen wandern oft nach oben rechts oder links, weil er dort fortwährend seine inneren Bilder betrachtet. Seine Schulter- und Bauchmuskeln sind meist angespannt.

Äußere Attraktivität ist für ihn bei der Partnerwahl besonders wichtig. Er legt Wert auf ein schickes Auto und achtet ganz besonders auf die Auswahl der Farben für seine Kleidung. Leicht verschafft er sich einen guten Überblick und erkennt kleinste Details recht schnell. Er beobachtet Körpersprache und Mimik sehr genau und misst dem Blickkontakt eine große Bedeutung bei.

- **Sprache**

Visuelle Patienten benutzen Formulierungen, die mit Bildern, Licht und Farben zu tun haben:
- »Ich sehe, worauf Sie hinauswollen«
- »Das sieht viel besser aus«
- »Ich kann mir vorstellen, was Sie meinen«
- »Heute ist ein heller und strahlender Tag«

6.6.2 Kinästhetischer Typ

Der kinästhetische Typ lebt v. a. in seinen Gefühlen. Daher atmet er tief im Bauch und seine Augen sind häufig nach unten gerichtet. Er spricht langsam und mit einer tiefen Stimme. Insgesamt scheint er eher passiv zu sein, da seine Gefühle ihm weniger spontane Reaktionen erlauben. Seine Muskeln sind entspannt.

Bei einem Treffen wird Sie der kinästhetische Typ nicht mit einem freundlichen Blick oder ein paar warmen Worten begrüßen, sondern wahrscheinlich mit einer herzlichen Umarmung oder einem kräftigen Händedruck. Er achtet sehr auf Bewegungen und innere Gefühle.

Wenn er sich an etwas erinnern möchte, dann sucht er den Zugang zu dieser Erfahrung durch das Gefühl, das er in der Situation empfunden hat. Er treibt in der Regel sehr viel Sport. Dabei will er nicht über etwas reden oder bei etwas zusehen, sondern er will anpacken und etwas tun. Er ist neugierig darauf, wie sich etwas anfühlt, was dazu führt, dass ein Produkt, das der kinästhetische Typ kaufen will, erst einmal gründlich betastet bzw. anprobiert wird, ehe er eine Entscheidung trifft.

- **Sprache**
- »Wir bleiben in Kontakt«
- »Ich versuche, ein Gefühl dafür zu bekommen«
- »Ich kann es einfach nicht in den Griff bekommen«
- »Der Typ ist eine solche Nervensäge«

6.6.3 Auditiver Typ

Der auditive Typ kann gut zuhören – seinen Gesprächspartnern und seinen eigenen inneren Stimmen. Er spricht oft zu sich selbst und ist sensibel für alle äußeren Geräusche und Stimmen. Seine Atmung ist weder besonders flach noch besonders tief. Seine Augen richtet er geradeaus nach vorne. Er spricht ruhig und langsam, während er gleichzeitig auf Wortwahl und Satzbau achtet. Wenn er nachdenkt, dann richtet er seine Aufmerksamkeit nach innen und nimmt sich Zeit, denn er denkt nicht in Bildern, sondern in Worten oder Sätzen. Der auditive Typ ist ein recht anspruchsvoller Gesprächspartner mit einem enormen Wortschatz. Brillante Formulierungen machen ihm ebenso Freude wie lange Fachgespräche über politische oder philosophische Themen.

Gesichter kann er sich nur schlecht merken, dafür aber Zahlen, Daten und Fakten in ganz ausgezeichneter Weise. Während eines Gesprächs kann es passieren, dass der auditive Typ lange Zeit keinen Blickkontakt aufnimmt, was besonders visuelle Typen häufig sehr verärgert, weil sie es als unhöflich empfinden. Auditive Menschen lesen sehr gerne und weisen Sie im Gespräch gerne darauf hin, dass »das gleiche« und »das selbe« voneinander unterschieden werden müssen. Ein auditiver Typ achtet auch sehr genau darauf, mit welcher Betonung etwas gesagt wird.

- **Sprache**
- »Bei mir hat's sofort geklingelt«
- »Das klingt gut«
- Ich habe schon herausgehört, worauf Sie hinauswollen«
- »Das hat bei mir eingeschlagen«

6.6.4 Anwendung auf das Beratungsgespräch

In der Beratung sollte der Zahnarzt herausfinden, welcher Typ vor ihm sitzt. Zu viele Beratungen laufen dergestalt ab, dass der Zahnarzt 80% der Zeit redet – und der Patient zuhören muss. Oft werden keinerlei Fotos und Bilder gezeigt. Wenn überhaupt, wird das Röntgenbild gezeigt – ein Bild, das vielen Patienten wie ein »böhmisches Dorf« vorkommt.

Nutzen Sie vielmehr das Wissen über die Modalität Ihrer Patienten, um diesen die notwendigen Informationen bei der Zahnersatzberatung zu geben:
- Bilder, Kamerabilder, die eigenen Zähne im Spiegelbild sind wichtig für den visuellen Patienten.
- Modelle und Materialien – also alles Angreifbare, alles zum Anfassen – sind geeignet für den kinästhetischen Patienten.
- Der auditive Patient verlangt von Ihnen dagegen klare Worte, gute und verständliche Erklärungen. Und da er sich gut Zahlen merken kann, sollten Sie diese mit der Nennung des Nutzens im Anschluss an die Preisnennung kombinieren.

6.7 Beratungsschemata

Die Beratungsschemata in ◘ Tab. 6.2, ◘ Tab. 6.3 und ◘ Tab. 6.4 zeigen beispielhaft auf, wie Beratungsgespräche zu verschiedensten zahnmedizinischen Leistungen sinnvoll in den Behandlungsablauf integriert werden können.

6.8 So gehen Sie gelassen und souverän mit Einwänden um

1. Hören Sie Einwänden immer aufmerksam und ernsthaft zu – auch wenn sie auf den ersten Blick abwegig erscheinen (oder auch tatsächlich sind).
2. Falls Ihnen nicht sofort ein gutes Gegenargument einfällt: Stellen Sie taktische Rückfragen, um Zeit zum Sammeln von Argumenten zu gewinnen.
3. Lassen Sie sich nicht provozieren. Zeigen Sie niemals Ärger, denn damit geraten Sie selbst in die Defensive.
4. Denken Sie immer an die goldene Regel, sich zu 100% auf den Inhalt der Frage zu konzentrieren. Greifen Sie das Argument an, nicht den Fragenden, seinen Tonfall oder sein Verhalten.

Tab. 6.2 Ablauf, wenn mehrere größere Behandlungen anstehen

Termin	Was passiert?	Zeit	Wer?
1.	Anamnese und Erstuntersuchung (Zahnstatus, Vitalitätsprobe, Röntgenaufnahme usw.), PA-Status (Messung der Taschentiefe), ggf. API, PBI, Zst	ca. 20 min	ZA
	Beratung: Aufzeigen der Mundsituation, Beratung zu Prophylaxe, ggf. Füllungsalternativen inkl. Nennung des Preises und Terminvereinbarung. Bei erforderlicher größerer Behandlung (PA, ZE, Implantate, Wurzelkanalbehandlung etc.) Vereinbarung eines separaten Beratungstermins	ca. 10 min	MA

Tab. 6.3 Ablauf bei ZE-Behandlung

Termin	Was passiert?	Zeit	Wer?
1.	Beratung: Beratungstermin zur Besprechung der ZE-Versorgung; Aufzeigen der alternativen Möglichkeiten (inkl. Modellen und Anschauungsmaterial) und der individuellen Mundsituation, ggf. Beratung zu implantatgestütztem ZE	ca. 20 min	ZA
2.	Durchführung der ZE-Versorgung		ZA
3.	Eingliederung des Zahnersatzes		ZA
4.	ZE-Kontrolle	ca. 5–10 min	ZA
	Beratung: Beratung zur Prophylaxe für den dauerhaften Erhalt des Zahnersatzes inkl. Nennung des Preises und Terminvereinbarung, ggf. Hinweis auf erweitertes Garantieangebot		MA
5.	Regelmäßige PZR-Sitzungen		MA

Tab. 6.4 Ablauf bei Implantationen

Termin	Was passiert?	Zeitaufwand	Wer?
1.	Beratungstermin zur allgemeinen Information über Implantate (Indikation, Vorteile, Risiken etc.); Aufzeigen der alternativen Möglichkeiten (inkl. Modellen und Anschauungsmaterial) und der individuellen Mundsituation	ca. 30 min	ZA
	Beratung: Beratung zum Einsatz des Lasers und der Notwendigkeit der PZR als unterstützende und begleitende Maßnahmen inkl. Nennung der Preise und Terminvereinbarung	ca. 5–10 min	MA
2.	Implantation inkl. aller weiteren erforderlichen Termine		ZA
3.	1. Implantatkontrolle	ca. 5–10 min	ZA
	Beratung: Beratung zur Prophylaxe für den dauerhaften Erhalt des Implantats inkl. Nennung des Preises und Terminvereinbarung, ggf. Hinweis auf erweitertes Garantieangebot		MA
4.	Regelmäßige PZR-Sitzungen		MA

5. Nehmen Sie notorischen Nörglern den Wind aus den Segeln, indem Sie Einwände, mit denen Sie im Voraus rechnen können, selbst ansprechen – mit passender Lösung oder Erklärung.
6. Weisen Sie sachlich begründete, legitime Einwände nicht zurück. Im Gegenteil: Zeigen Sie, dass es Ihnen wirklich um die Sache geht, und machen Sie aus Ihrer Entgegnung ein Kompliment: »Sie haben Recht, vielen Dank für Ihren Hinweis! Natürlich ist der Preis (der Aufwand/ die Farbe) ein wichtiger Faktor.« Anschließend legen Sie sofort mit Argumenten nach, die den fraglichen Punkt im Verhältnis zum Nutzen und zur Qualität möglichst unbedeutend erscheinen lassen.
7. Lassen Sie es nicht zu, dass man Ihre gute Idee mit vielen Detaileinwänden zerredet. Sehen Sie das als Zeichen dafür, dass gravierende Einwände offenbar nicht vorhanden sind. Kommen Sie deshalb immer wieder auf den zentralen Nutzen Ihrer Idee zurück.
8. Machen Sie kleine Zugeständnisse dort, wo Ihr Anliegen nicht gefährdet ist. Sie werden Ihr größeres Ziel viel leichter erreichen, wenn Ihr Verhandlungspartner sich ernst genommen fühlt.
9. Wenn Sie den Eindruck haben, dass die Einwände nicht einem Sach-, sondern reinem Selbstzweck dienen: Fragen Sie Ihre Kritiker nach deren Lösungsvorschlägen.

6.9 Interview mit Dörte Kruse, Kommunikationsexpertin für Zahnärzte und Ärzte

- **Frau Kruse, worauf sollte der Zahnarzt achten, wenn es um das Thema Beratung geht?**

Der wirtschaftliche Erfolg und der Grad der Zufriedenheit eines Zahnarztes oder einer Zahnärztin hängen ganz entscheidend davon ab, wie strukturiert sie dieses wichtige Thema angehen.

Bei der Vielzahl von zu tätigenden Beratungsgesprächen empfehlen wir, das Team in die Beratungen zu integrieren, auch um selbst möglichst effektiv arbeiten zu können, und das ist der Fall, wenn Sie selbst mehr Zeit für die Behandlungen haben. Um dann die Gewissheit zu erlangen, dass alles in Ihrem Sinne läuft, sind allerdings diverse Vorarbeiten unabdingbar.

- **Wie kann man sich das konkret vorstellen? Gibt es aus Ihrer Sicht ein idealtypisches Vorgehen?**

Es sollte mit dem Hinterfragen des Konzepts und der eigenen Beratungskompetenz beginnen. Bei den zahlreichen Analysen konnten wir immer wieder beobachten dass es noch zu wenig klare und wirtschaftliche Konzepte gibt. Zudem werden die Beratungen überwiegend sehr umfangreich und gewissenhaft durchgeführt, dies allerdings überwiegend ablauforientiert – also aus der Sicht des Zahnarztes – und wenig nutzenorientiert aus der Sicht der Patienten.

Ein Beispiel aus einem Beratungstraining, bei dem ein Testpatient von der Zahnärztin zum Thema Inlay beraten wurde: »Das ist allerdings nicht an einem Tag fertig!« Ein nicht wirklich verlockender Aspekt für den Patienten. Nachdem die Zahnärztin ein Feedback erhalten und sie sich die Beratungssituation bei der Videoauswertung noch einmal selbst vor Augen geführt hatte, konnten wir anschließend zusammen darüber lachen. Nur ein Beispiel für unsere »blinden Flecken« – Dinge, die unserer Umwelt bewusst sind, häufig jedoch nicht uns selbst! Nach meinem Weltbild versuchen die meisten Menschen, Ihre Sache gut zu machen – ohne ein Feedback von außen bleiben blinde Flecken allerdings blind.

- **Kann hier eine Analyse der Ist-Situation durch externe fachkompetente Berater hilfreich sein?**

Ja, auf jeden Fall! Vorbereitende Fragen können für Sie hierbei sein:
- Für was steht meine Praxis?
- Welches Image geben wir nach außen ab? Sind wir authentisch?
- Was sind meine oder – besser noch – unsere Ziele? Kennt mein Team meine Ziele?
- Sind wir uns überhaupt unserer Stärken bewusst?

Bei den Praxisanalysen führen wir auch Mitarbeiterinterviews durch, bei denen nach den Stärken gefragt wird. Viele Teammitglieder, aber auch Behandler sind sich Ihrer Stärken gar nicht bewusst: z. B. der Doppelqualifikation Zahntechniker und Zahnarzt oder des eigenen Praxislabors, der innovativen technischen Ausstattung, des kompetenten und erfahrenen Teams etc.

Weitere Fragen können sein:
- Wie sieht mein Behandlungskonzept aus, insbesondere bei mehreren Behandlern?
- Arbeiten wir alle einheitlich?
- Habe ich die Zuzahlerleistungen fest integriert?
- Benutzen wir alle die gleichen Argumente?
- Werden die Patientenkontakte professionell vorbereitet, indem vorab analysiert wird, welche Leistungen für den Patienten medizinisch sinnvoll und für die Praxis wirtschaftlich attraktiv sind? Wie gut funktioniert der »Staffellauf« bei mir in der Praxis?
- Werden Beratungsergebnisse umfassend notiert?
- Und ziehen alle an einem Strang oder kommentiert auch meine Empfangsmitarbeiterin, nachdem der beratene Patient überzeugt und zufrieden Termine für 6 Implantate vereinbaren will, das Ganze mit einem »Oh …« statt mit »Das ist eine tolle Entscheidung«?
- Stehen ich und mein Team hinter den Leistungen und hinter den Preisen? Sind die Preise wirtschaftlich kalkuliert?
- Aber auch: Welche Stimmung nimmt der Patient wahr, wenn er zu uns kommt oder wenn er anruft?
- Ist das äußere Erscheinungsbild inkl. Internetauftritt innovativ und vertrauensfördernd?
- Wie gehen wir miteinander um?
- Wie empfangen wir den Patienten? Steht er im Mittelpunkt unserer Bemühungen oder wird er als Störfaktor gesehen?
- Achten wir auf die Privatsphäre des Patienten und auf die emotionale Bindung des Patienten?
- Überfordern wir ihn mit Informationen, ohne seine Wünsche und vielleicht auch Ängste zu kennen? Können wir auf die unterschiedlichen Patiententypen professionell eingehen?

■ **Was ist aus Ihrer Sicht ein weiterer Erfolgsfaktor für den Zahnarzt?**

Entscheidend für den Erfolg ist, dass Sie authentisch sind. Nur wenn Sie wissen, was Sie selbst wollen, wenn Sie klare Ziele vor Augen haben, die auch zu Ihnen passen, können Sie klare Vorgaben machen, die erfolgreich umgesetzt werden können von den Kollegen und dem Team. Weitere wichtige Faktoren sind Ihre eigene Vorbildfunktion und das Controlling Ihrer Vorgaben. Nichts ist frustrierender für Sie und Ihr Team, als wenn unendlich viele Dinge besprochen, jedoch nichts umgesetzt wird.

■ **Nimmt ein Patient denn wirklich eine medizinische Fachangestellte im Gespräch ernst?**

Wenn Sie als Inhaber die Vorarbeiten geleistet haben, die Mitarbeiterinnen geschult sind, Preise und Argumente bekannt sind, Sie eine professionelle Überleitung für die Mitarbeiterin machen, dann haben wir sehr gute Erfahrungen gemacht, in der Regel auch mit den Auszubildenden. Schließlich werden den Mitarbeiterinnen keine finanziellen Interessen unterstellt, und viele Patienten trauen sich bei den Beratungen mit den Mitarbeiterinnen auch eher nachzufragen, da sie vor ihnen weniger Scheu haben als vor den Behandlern.

■ **Was raten Sie Zahnärzten, wenn der Patient nicht gleich auf das Behandlungsangebot anspringt?**

Hier gibt es unterschiedliche Ansätze. Beispielsweise bei dem Einwand: »Das überlege ich mir noch einmal« geht es in vielen Fällen um die Finanzierung. Hier hilft die höfliche Nachfrage durch das Team: »Darf ich fragen, was Sie sich überlegen möchten? Vielleicht kann ich Ihnen noch weitere Informationen geben?« Meist kommt dann der Hinweis auf die Kosten. Jetzt kann das Team Ihrem Patienten Lösungen präsentieren, wie z. B. eine Praxis in Magdeburg, die im direkten Umfeld eine sehr hohe Arbeitslosenquote hat: »Wir können Ihnen eine attraktive Finanzierungsmöglichkeit anbieten. Oder lassen Sie sich die Prophylaxe, das Bleaching oder das Cerec doch zu Weihnachten oder zum Geburtstag schenken oder Sie sparen es für einige Monate an.«

Bei der genannten Praxis gab es eine Zeitlang allerdings vermehrt die Aussage: »Wir haben keine Zeit, weil wir so viel zu tun haben.« Zum geplanten »Controllingtermin« gehörten auch Hospitationen bei den Beratungen durch das Team, und schnell wurde deutlich, woran es lag: Die Patienten wurden zwar umfangreich über unterschiedliche Behandlungsvariationen informiert, dies jedoch in Form einer Aufzählung, ohne die Patienten nach Wünschen zu fragen oder mit Fragen aktiv ins Gespräch zu integrieren.

Es wurde auch keine Entscheidungsfrage wie z. B. »Wann wollen Sie mit der Behandlung starten?« gestellt, sondern der Hinweis gegeben: »… dann überlegen Sie es sich noch einmal, und wir schicken Ihnen die Kostenvoranschläge zu.« Anschließend wurden für jeden Patienten mehrere Kostenvoranschläge erstellt. Das Ergebnis war ein Vorgehen, mit dem die Patienten bei der Entscheidungsfindung allein gelassen wurden – mit dem »Erfolg«, dass viel Zeit investiert wurde und viele Patienten vor lauter Gebührenziffern nur die Kosten sahen und ihren individuellen Nutzen nicht erkennen konnten.

Wichtig ist es, die Patienten »mitzunehmen«, indem die Ausgangssituation möglichst mit der intraoralen Kamera visualisiert wird, so dass ihnen bewusst wird, dass es bei ihnen einen Handlungsbedarf gibt. Wenn sie dann über die professionelle Fragetechnik bei der Entscheidungsfindung integriert werden, haben sie ja die Versorgungsvariante mit erarbeitet. Ihre Wünsche werden berücksichtigt und sie kennen ihren persönlichen Nutzen und können zuhause sagen: »Schatz, ich brauche 8000 Euro, das möchte ich aber unbedingt machen, denn dann habe ich langfristig einen ästhetischen und festsitzenden Zahnersatz.«

- **Und die Praxis kann die gewünschte Therapie mit voller Überzeugung und Zustimmung des Patienten vornehmen?**

In den meisten Fällen schon. Viele Zahnärzte sagen uns aber auch: »Ein wichtiger Vorteil für mich ist, dass ich aus der Verkäuferrolle herauskomme, die Patienten sind natürlich auch zufriedener und halten Ihre Termine dann auch ein.«

- **Wenn ich mein Team in die Beratung verstärkt einbauen will – was ist aus Ihrer Sicht zu empfehlen?**

Zunächst sollten die Vorarbeiten, wie oben beschrieben, geleistet werden:
1. die Analyse der Ist-Situation, um dann über die
2. Entwicklung einer individuellen Strategie mit konkreten Maßnahmen zur
3. Umsetzung an der Optimierung zu arbeiten.

Das können dann Maßnahmen wie die Aktualisierung oder auch Fertigstellung Ihrer Preisliste sein, oder auch die Festlegung der Argumente, das Einfordern von attraktiven Modellen bei Ihrem Labor für Sie als »Verkaufsteam« oder auch die Planung und Durchführung von Beratungstrainings.

Da Sie als Behandler eine Vorbildfunktion haben, wäre es von Vorteil, zunächst mit Kollegen aus anderen Praxen in der Gruppe oder bei Praxen mit mehreren Behandlern zusammen in Ihrer Praxis zu trainieren. Einige bevorzugen aber auch ein individuelles Einzeltraining, bei dem dann ein Testpatient einbestellt werden kann. Alle Trainings sollten eine Videoauswertung beinhalten, denn dann können Sie selbst am besten reflektieren, wo Ihre Stärken liegen und was Sie noch optimieren können.

- **Sie sprachen von einer Analyse der Ist-Situation – weshalb ist dies zu empfehlen, wenn ich die Beratung delegieren möchte?**

Besonders effektiv sind die Trainings, wenn vorab die Analyse erstellt wurde, da dann Erkenntnisse vorliegen über die Bereiche, die besonders trainiert werden sollten, und wo aktuell Potenziale brach liegen. Aber auch »Äußerlichkeiten« wie die Körperhaltung und die Sitzposition sind wichtig. Die meisten Zahnärzte befinden sich in der Beratung in einer 90-Grad-Position zum Patienten, sitzen zudem noch erhöht – und viele Patienten befinden sich oft schon in der Waagerechten und haben auch den Mund noch voll.

Die innere Haltung kann wiederum ein ganz anderes Vorgehen bedingen, so z. B. bei einem Zahnarzt, der für sich selbst sehr sparsam war und auch in diesem Sinne seine Patienten beraten hatte. Das heißt, die hochwertigen Versorgungen wurden nicht angeboten und es wurde zu viel »geflickt«.

Hier galt es über ein Einzelcoaching zunächst die inneren Blockaden zu reflektieren und zu »refraimen« – also neu zu bewerten – und die Patienten selbst entscheiden zu lassen.

Ein anderer Zahnarzt aus der Nähe von Hamburg benutzte bei der Beratung für eine Brücke die von ihm selbst im Studium in den 80er Jahren erstellte Schwebebrücke aus Nichtedelmetallen, um den Patienten das Prinzip dieser Behandlung zu erklären. Entschuldigung, aber das ist genauso, als wollte mir jemand ein Auto verkaufen und zeigt mir dann ein Modell vom Schrottplatz. Auch mit diesem Kollegen haben wir anschließend herzlich gelacht, und mittlerweile hat auch er sehr ansprechende Modelle zur Visualisierung – übrigens alle von seinem Labor kostenlos zur Verfügung gestellt.

- **Was sind in diesem Zusammenhang weitere Erkenntnisse und Beispiele aus den Praxisanalysen?**

Generell sehen wir bei den Analysen, dass viel zu wenig visualisiert wird. Zu unserer Fachwelt und den Fachbegriffen haben die Patienten jedoch keine eigenen Bilder vor Augen und deshalb ist es so wichtig, diese zu liefern. Darum bin ich auch ein großer Fan von intraoralen Kameras. Denn für visuell veranlagte Patienten gilt: Alles was diese sehen können, können sie auch leichter nachvollziehen, und Sie brauchen weniger zu erklären.

Ein Beispiel aus Wolfsburg von einer Patientin, die vor 18 Monaten bereits mit großen Defekten zur Kontrolle kam, diese jedoch nicht behandeln ließ. In dieser Praxis gibt es eine intraorale Kamera, die kaum eingesetzt wurde. Bei der Hospitation im Rahmen eines Controllingtermins bei dieser Patientin wurde dann auf meinen Wunsch die Kamera eingesetzt. Der Erfolg war, dass die Patientin, nachdem sie die Bilder das erste Mal gesehen hatte, emotional sehr betroffen reagierte. Sie selbst konnte sich nun ein Bild machen und verstand auf einmal, dass es akuten Handlungsbedarf gab! Sie hat die Behandlungen durchgezogen und ist nun auch endlich der Prophylaxe gegenüber aufgeschlossen.

- **Wie kann ein Zahnarzt sicherstellen, dass das, was er und sein Team in einem Seminar gelernt haben, auch wirklich in die Realität umgesetzt wird? Wie sollte er vorgehen?**

Besprechen Sie in einem Teammeeting, was Sie konkret umsetzen wollen, und halten Sie Ihre Vereinbarungen schriftlich fest. Wer macht was bis wann? Dieses muss dann inhaltlich und zeitlich geprüft werden, damit Sie sich nicht zu viel auf einmal vornehmen. Danach erfolgt die Kontrolle der Umsetzung.

Zugegeben: Dies ist anfangs nicht besonders »sexy«, sorgt aber für schnelle und sichtbare Erfolge, wie ein Kunde aus Berlin sagte: »Der Umsetzungsgrad ist enorm gestiegen und nach dem anfänglichen Gemurre sehen jetzt alle die Erfolge. Wenn ich in meine Praxis komme, denke ich manchmal, ich träume, denn wir haben organisatorisch, von der Stimmung im Team, den Feedbacks der Patienten und nicht zuletzt auch wirtschaftlich einen enormen Sprung gemacht. Über eine Bonusregelung profitiert auch mein Team davon, und dieses Geld gebe ich unheimlich gern aus – das macht mich sehr zufrieden!«

Also, es lohnt sich in jedem Fall, dieses Thema beherzt anzugehen, und dabei wünsche ich Ihnen viel Erfolg und auch viel Freude! Darüber hinaus kann ich nur empfehlen, die in diesem Kapitel beschriebenen »5 Phasen des »Zwei-Gewinner-Gesprächs« (◘ Abb. 6.2) zu beachten und in die Praxis zu integrieren!

Der Zahnarzt in der Zukunft

Francesco Tafuro und Nicole Franzen

7.1	**Trends in der Zahnarztpraxis – 172**	
7.1.1	Mehr Komfort für Patienten und Zahnarztpraxen – Praxiskonzept und Marketing – 172	
7.1.2	Patientenverhalten im Internet – 173	
7.1.3	Der Einfluss des ästhetischen Bewusstseins der Patienten – 174	
7.1.4	Personalstruktur im Wandel – 175	
7.1.5	Einzel- oder Gemeinschaftspraxis? – 175	
7.2	**Vereinbarkeit von Familie und Praxis – 176**	
7.2.1	Work-Life-Balance für Ihre Praxis – 176	
7.2.2	Beruf und Familie im Wandel der Zeit – Die Zahnmedizin wird weiblich – 177	
7.2.3	Die familienfreundliche Praxis – 177	

7.1 Trends in der Zahnarztpraxis

Trends können wir aus sozialen, kulturellen und ästhetischen Wandlungsprozessen ableiten, die in der Gegenwart stattfinden. Wir werden ständig mit neuen Produkten, neuem Verhalten und neuem Denken konfrontiert. Doch was bedeutet das für Ihre Zahnarztpraxis (◘ Tab. 7.1)? Wir möchten Ihnen gerne die aktuellen Trends vorstellen, die wir durch unsere Arbeit als Praxiscoaches im generellen Patientenverhalten erkennen, und welche Entwicklungen speziell die Zahnmedizin beeinflussen.

Neue Trends in der Zahnmedizin verändern das Berufsbild, fordern das unternehmerische Geschick von Zahnärzten heraus und wirken sich auf das Zusammenspiel von Berufs- und Privatleben aus. Die aktuellen Entwicklungen bedeuten für den modernen Zahnarzt, sich, sein Team und seine Praxis ständig weiterzuentwickeln. Es gilt, das eigene Konzept regelmäßig zu überdenken, Veränderungen als Herausforderung und Chance zugleich anzunehmen und sie erfolgreich in den Praxisalltag zu integrieren.

Vier Trends und ihre Bedeutung für die erfolgreiche Zahnarztpraxis gilt es aktuell zu berücksichtigen. Denn sie können die Position Ihrer Praxis in einem zunehmend wettbewerbsgetriebenen Umfeld bei einem sich verändernden Patientenverhalten maßgeblich beeinflussen:

1. Mehr Komfort für Patienten und Zahnarztpraxen
2. Patientenverhalten im Internet
3. Der Einfluss des ästhetischen Bewusstseins der Patienten
4. Personalstruktur im Wandel
5. Einzel- oder Gemeinschaftspraxis?

7.1.1 Mehr Komfort für Patienten und Zahnarztpraxen – Praxiskonzept und Marketing

Nicht jeder Trend setzt sich durch und ist tatsächlich zielführend. Sie sollten daher genau abwägen, welche Vorteile Ihre Praxis, Ihre Patienten oder Ihr Team durch eine Veränderung haben. Fragen Sie sich, ob sich eventuelle Investitionen lohnen und ob die Veränderungen zum Konzept und dem Leitbild Ihrer Praxis passen. Entsprechen die Neuerungen Ihren Zielen für die Praxis und für Ihr Privatleben? Sind sie für Ihr Team und die Patienten nachvollziehbar und wirkt die Umsetzung somit authentisch?

Sie werden seit einigen Jahren verstärkt gefordert, Ihre Praxis in der Rolle des Unternehmers nach wirtschaftlichen Aspekten auszurichten und zu führen. Ihr Tätigkeitsfeld wird vielseitiger und anspruchsvoller. Um dieser Verantwortung Ihres Berufsstands gerecht zu werden, empfehlen wir die Ausarbeitung eines ganzheitlichen Praxiskonzepts, das Sie und Ihr Team als eine Art Richtlinie stets auf dem richtigen Weg hält und Ihnen Entscheidungen über Veränderungen und Investitionen erleichtert.

Dieses Konzept verleiht Ihrer Praxis eine Identität. Formulieren Sie ein Praxisprofil. Wer ist Ihre Praxis? Wer leitet sie, wer arbeitet für sie? Haben Sie eine Philosophie, nach der Sie und Ihr Team handeln? Was sind Ihre Grundsätze und was kann der Patient erwarten? Welche Leistungen bieten Sie an und was macht Sie besonders? Richten Sie die Leistungen Ihrer Praxis auf die Bedürfnisse der Patienten aus.

Viele Praxen und Zahnkliniken integrieren Werbemaßnahmen und forcieren ihre Öffentlichkeitsarbeit mit diesem Praxiskonzept. Sie gehen aktiv auf die Patienten zu, schaffen Transparenz und Vertrauen durch gezielte Kommunikation und Information über die Praxis, die Leistungen und die angewandten Behandlungsmethoden. Diese Entwicklung hat zur Folge, dass Patienten durch verschiedene Medien umfassender informiert sind als früher. Sie kennen moderne Behandlungsmethoden und die Vorteile der neuen Produkte. Sie sehen Praxisbeispiele, die sich von A bis Z auf die Bedürfnisse der Patienten einstellen. Moderne Konzepte reichen von der Farbgestaltung und der Inneneinrichtung einer Praxis über Duftmarketing bis hin zu speziellen Angeboten für Angstpatienten.

Und diese öffentliche Präsenz von modernen »Wohlfühlpraxen« bewirkt ein Umdenken bei Ihren Patienten. Diese Konzepte versprechen eine angenehme Atmosphäre und Komfort durch schonende Behandlungsmethoden und hoch entwickelte Produkte. Auf der Suche nach diesem Gesamtpaket nutzt der Patient von heute vielseitige

Tab. 7.1 Fragebogen »Sind Sie fit für die (Praxis-)Zukunft?

	Stimmt genau	Stimmt nur teilweise	Stimmt eher nicht	Stimmt überhaupt nicht
Unsere Praxis ist durch regelmäßige Fortbildungen informiert, was die Zahnmedizin an Neuerungen bringt.				
Ästhetik und Individualität werden in die Beratungsgespräche unserer Praxis konsequent integriert, indem wir z. B. unsere Patienten stets nach ihrer Zufriedenheit mit Zahnfarbe und -form befragen.				
Wir richten uns nach den Erwartungen und dem Informationsbedürfnis unserer Patienten z. B. durch die Integration »neuer Medien« oder auch ein digitales Arbeiten.				
Patienten werden regelmäßig nach einem Feedback gefragt und nutzen hierzu auch gezielt Zahnarztbewertungsportale.				
Unsere Praxis ist im Web vertreten, auf aktuellem Stand, mit ansprechenden Fotos und auch mit professionellen bewegten Bildern, z. B. auf Portalen wie YouTube.				
Unser zahntechnisches Labor ist ebenfalls »fit für die Zukunft« und bietet u. a. CAD/CAM oder auch CMD-Verfahren an.				
Wir behalten Praxis-Know-how in unserer Praxis, indem wir unsere guten Mitarbeiterinnen Integrationsmöglichkeiten auch während der Elternzeit gewähren.				
Wir halten engen Kontakt mit Kindergärten und einem Hort, um unseren Mitarbeiterinnen die Vereinbarkeit von Arbeit und Kindern zu ermöglichen.				
Unsere Praxis lässt sich regelmäßig extern prüfen bzw. analysieren, um einen objektiven Stand zu erhalten.				
Bei uns gilt: »Stillstand ist Rückschritt«.				

Auswertung

Schauen Sie sich jetzt Ihr Ergebnis nochmals an. Welche Bereiche liegen bei »Stimmt eher nicht« oder sogar bei »Stimmt überhaupt nicht«?
Welche davon wollen oder müssen Sie persönlich zum Erreichen Ihrer Ziele verändern?
Wie wollen Sie dies machen?

Informationskanäle und begründet einen weiteren Trend – das Patientenverhalten im Internet.

7.1.2 Patientenverhalten im Internet

Das Internet ist zweifelsohne das Medium mit den höchsten Zuwachsraten bei Nutzern aller Altersklassen. Auch Zahnarztpraxen und Kliniken profitieren von der Möglichkeit, ihre Patienten direkt und interaktiv ansprechen zu können.

Doch das Internet ist mehr als eine reine Informationsplattform über Behandlungsmethoden und Produkte. Über verschiedene Portale ist die lokale oder regionale Suche nach Zahnärzten möglich. Zusätzlich zur Postleitzahl kann der Patient das Suchergebnis auch nach Leistungen und Fachgebieten filtern. Sie sollten diese Portale kennen und in den wichtigsten vertreten sein.

Die Transparenz durch das Internet und die steigende Präsenz in den klassischen Medien wie Zeitungen, Magazinen und TV beeinflussen den Patienten zunehmend in der Wahl seines Zahnarztes, nicht zuletzt aufgrund der steigenden Behandlungskosten und Zuzahlerleistungen. Der moderne Patient geht nicht mehr wie selbstverständlich zum Zahnarzt um die Ecke, sondern sucht gezielt nach Spezialisten für sein persönliches Anliegen. Alle Experten sind sich einig: Es entsteht eine Kultur des Zahnarzthoppings und ein Trend hin zur Zweitmeinung, wenn die Praxis als »austauschbar« wahrgenommen wird. Der Patient vergleicht Kompetenz, Leistungen, Ambiente und Kosten und wählt aufgrund dieser Informationen und Angebote seinen Zahnarzt. Zahnarztpraxen müssen sich also verstärkt dem Wettbewerb stellen und sich stets im Bereich der eigenen Kernkompetenz fortentwickeln.

Am dynamischen Dentalmarkt verschärft sich mit diesem Trend der Wettbewerb. Daher benötigen Zahnarztpraxen, wie jedes andere Unternehmen auch, ein effektives Marketingkonzept, um Patienten gezielt zu erreichen. Immer bedeutender für eine erfolgreiche Kundenbindung ist ein professioneller Internetauftritt. Abgestimmt auf Ihr Praxisprofil und Ihre Patientenstruktur kann dieser den wirtschaftlichen Erfolg Ihrer Zahnarztpraxis steigern und Ihre Position im regionalen Wettbewerb stärken.

Mit einem bedienerfreundlichen und informativen Internetauftritt erreicht man auch die älteren Patienten, denn die Internetnutzung der über 50-Jährigen verzeichnet in den vergangenen Jahren deutliche Wachstumsraten. Eine aktuelle Untersuchung (ARD/ZDF-Onlinestudie 2010) ergab, dass 9 von 10 unter 50-Jährigen inzwischen online sind. Die Internetnutzung von 50- bis 59-Jährigen liegt derzeit bei rund 69%, während unter den über 60-Jährigen 28,2% das Internet nutzen. Im Jahr 1999 betrug dieser Wert noch 1,9%, 2005 bereits 18,4%.

Einig sind sich alle Experten auch, dass moderne Medien ebenfalls die Beratung in den Zahnarztpraxen verändern wird. Die Aufklärung der professionellen Praxen wird medialer mithilfe bewegter Bilder und auch Imaging-Systemen und Videobrillen, so dass Sie am Behandlungsstuhl dem Patienten zeigen können, wie seine Zähne am Ende aussehen könnten.

7.1.3 Der Einfluss des ästhetischen Bewusstseins der Patienten

Das ästhetische Bewusstsein Ihrer Patienten aller Altersgruppen hat sich in den vergangenen 15 Jahren stark verändert. Immer mehr rücken aus Patientensicht angenehme Behandlungskonzepte und ästhetische Lösungen in den Fokus, die sich Patienten wegen des gesteigerten »Wohlbefindens« leisten wollen, in vielen Fällen auch über ein Darlehen. Denn schöne, feste Zähne sind auch ein Statussymbol in unserer Gesellschaft geworden und werden diese Rolle auch in Zukunft ausbauen.

Die jüngsten Entwicklungen in der Zahnmedizin reichen von Verbesserungen in der zahnärztlichen und Individualprophylaxe über Restauration bis hin zu Spezialbehandlungen.

Prophylaxe ist für Patienten in allen Altersklassen wichtig. Schon in der Kindheit sollten Ihre Patienten ein Bewusstsein für Zahnpflege und regelmäßige Prophylaxetermine entwickeln. Das Angebot von Mundduschen und professioneller Zahnreinigung wird von den Patienten angenommen, und auch neue Vorgehensweisen gegen Karies ermöglichen eine langjährige Behandlung ohne Zahnersatz. Dies verändert zum einen die Rolle des zahntechnischen Labors und zum andern somit auch das Therapiespektrum der Praxis.

Denn auch im Bereich des ästhetischen Zahnersatzes hat sich viel getan:
- Die CAD/CAM-gestützte Behandlungsplanung und der Einsatz von Vollkeramik bedeuten für den Zahnarzt eine effizientere und genaue Planung. Der Patient profitiert von einer schonenden Behandlung in weniger Sitzungen mit einem hochwertigen und natürlichen Ergebnis.
- Metallfreie Restaurationen verdrängen Gold- und Verblendrestaurationen immer mehr.
- Auch Implantate werden kontinuierlich weiterentwickelt. Die Implantate werden günstiger, präziser und besser.

Somit steht Ihnen ein sehr diversifiziertes Produktangebot zur Verfügung, so dass Sie in Zukunft vermehrt direkt beim Hersteller »einkaufen« bzw. fräsen lassen werden – via WLAN und Internet. Zahntechnische Labore werden sich konzentrieren und profilieren und zunehmend eine Filiallösung für die großen CAD/CAM-Zentren sein. Zudem werden diese noch stärker selbst Auslandszahnersatz einkaufen und in eigenen Laboren »veredeln« bzw. deren Qualität sichern. Die Preispolitik beim Zahnersatz – und somit die Verwaltungsarbeit Ihrer Praxis – wird also komplizierter, solange die Krankenkassen den Wettbewerb offen lassen.

Allen Entwicklungen gemein ist die klare Tendenz, dass der Patient als Mensch immer noch im Mittelpunkt stehen will. Es wird also die Quadratur des Kreises sein, den Menschen stärker mit seinen Bedürfnissen wirklich wahrzunehmen und gleichzeitig den größeren technischen Aufwand anzuwenden. Die Rolle Ihres Teams als Kommunikations- und Technikspezialistinnen wird sich also mitentwickeln müssen.

7.1.4 Personalstruktur im Wandel

Wer seine Praxis mit dem Anspruch an ein modernes patientenorientiertes Praxiskonzept mit umfassenden Werbe- und Kommunikationsmaßnahmen sowie neuwertiger Praxisausstattung und Produkten führen möchte, muss sich des Investitionsvolumens bewusst sein.

Die jüngsten Trends in der Zahnmedizin, aber auch die wirtschaftlichen und gesetzlichen Rahmenbedingungen beeinflussen die deutsche Praxislandschaft und die Personalstrukturen einer Praxis. Immer mehr Zahnärzte werden das vermeintlich sichere Angebot, als angestellter Zahnarzt zu arbeiten, wahrnehmen. Aber auch hier wird ein »Profit-Center-Denken« den Gesamterfolg beeinflussen.

Arbeitsverträge des Personals werden offener und leistungsorientierter. Die kurz dargestellten Entlohnungsformen wie eine Umsatzbeteiligung der Mitarbeiterinnen werden greifen. Ebenso werden Arbeitszeitkonten eingeführt und die Arbeitszeiten nach den Bedürfnissen und Jahreszeiten ausgerichtet.

7.1.5 Einzel- oder Gemeinschaftspraxis?

Den Zusammenschluss in einer Gemeinschaftspraxis sehen besonders die jüngeren Zahnärzte als gute Chance, sich vor dem Hintergrund angespannter gesundheitspolitischer und wirtschaftlicher Rahmenbedingungen zu etablieren. Die Vorteile einer Kooperation liegen in der effizienteren und kostengünstigeren Nutzung der Praxisinfrastruktur und der Möglichkeit, das medizinische Leistungsangebot zur Steigerung der Attraktivität der Praxis ausbauen zu können.

In einer Gemeinschaftspraxis können Zahnärzte mit verschiedenen Fachgebieten oder einem Schwerpunkt bei unterschiedlichen Patiententypen praktizieren. Allgemeinzahnärzte und Spezialisten können so direkt unter einem Dach zusammenarbeiten und Patienten einfach intern überweisen. Mit der Bereitschaft zur Tätigkeit am Morgen und am frühen Abend lassen sich darüber hinaus die Öffnungszeiten im Hinblick auf berufstätige Patienten verbessern. Durch gestaffelte Arbeitszeiten sind längere Sprechstundenzeiten möglich, ohne dass die persönliche Präsenzzeit steigt. So besteht auch für Mütter und Väter die Möglichkeit, als Miteigentümer Familie und Beruf optimal miteinander zu verbinden.

Der Nachteil einer solchen Gesellschaftsform liegt in den Unwägbarkeiten, die eine Gemeinschaftspraxis in vielen Fällen mit sich bringt. Fast jede zweite »Berufsausübungsgemeinschaft« trennt sich vorzeitig, die Zahnärzte gehen getrennte Wege. Denn in der Praxis sind unterschiedlicher Arbeitsaufwendungen und -gebiete, Behandlungsschwerpunkte und auch Verdienste schwerer fair zu bewerten.

Es ist deshalb klar – entgegen allen Unkenrufen –, dass es weiter sehr erfolgreiche Einzelpraxen geben wird. Voraussetzung dafür ist eine gelebte Strategie (▶ Abschn. 7.1.1), die Ihre Praxis sich profilieren und konzentrieren lässt.

Diesem Trend werden verstärkt Einzelpraxisinhaber folgen und ihre Praxen in festen, vertraglichen und auch überregionalen Kooperationen zusammenschließen. Jeder wird hier für sich seine Praxis oder einen Anteil daran haben und gleichzeitig entweder die Räumlichkeiten oder aber die

Behandlungsschwerpunkte des Kooperationspartners nutzen. Offizielle finanzielle Ausgleichsmodelle werden entstehen, ohne die langfristig ein solches Modell nicht greifen kann.

Für die interne Personalstruktur einer Praxis bedeuten die aktuellen Trends eine Veränderung der Teamzusammenstellung und eine Spezialisierung des Personals. Mit der Ernennung einer Praxismanagerin werden Sie spürbar entlastet, wie dies im Kapitel zum Thema Teamführung (▶ Kap. 4) ausführlich dargestellt wurde. Auch die Spezialisierung im Team entlastet Sie als Zahnarzt und schafft durch eine klare Struktur zusätzliche Zeit- und Kostenersparnis. Wichtig für ein spezialisiertes und qualifiziertes Praxisteam ist eine fundierte, regelmäßige und gute Aus- und Weiterbildung. Diese wird in Zukunft durch kleine Gruppen individueller sowie durch den Trend zur zunehmenden Nutzung neuer Medien wie »Webinare« und interaktiver Video-/Telefonkonferenzen günstiger.

7.2 Vereinbarkeit von Familie und Praxis

Die Selbstständigkeit als Zahnarzt bedeutet, die stressigen Momente einer vielseitigen Tätigkeit erfolgreich zu bewältigen und eine ausgleichende Balance zwischen Beruf und Privatleben zu finden. Viele Zahnärzte spüren die Konsequenzen ihrer Aufgaben als Zahnarzt, Führungskraft, Qualitätsmanager, Dentalberater und Betriebswirt wortwörtlich am eigenen Leib. Wahrscheinlich gab es auch bei Ihnen schon Tage, an denen Sie, ungeachtet der Familie und der eigenen Gesundheit länger oder auch an Wochenenden gearbeitet haben.

7.2.1 Work-Life-Balance für Ihre Praxis

Das Zauberwort gegen Arbeitsfrust und Stress heißt Work-Life-Balance. Die Work-Life-Balance beschreibt eine neue, intelligente Verzahnung von Arbeits- und Privatleben vor dem Hintergrund einer sich dynamisch verändernden Arbeits- und Lebenswelt. Angesichts dieser Veränderungen rückt die Work-Life-Balance als Element der modernen Personalentwicklung nicht nur bei mittelständischen und großen Unternehmen in den Fokus der Unternehmenskultur. Auch für Zahnmediziner und das Praxisteam ist sie in erster Linie als eine Win-win-Situation für die Praxis und die einzelnen Angestellten zu verstehen.

Work-Life-Balance ist nicht nur ein Modebegriff. Vielmehr wird das steigende Bewusstsein für eine Balance zwischen verschiedenen Lebensbereichen in den kommenden Jahren kontinuierlich an Bedeutung gewinnen und die Weiterentwicklung solider betrieblicher Maßnahmen bewirken. Denn nie zuvor war der Wunsch nach einem ausgeglichenen Berufs- und Privatleben stärker als heute. Angestellte, Führungskräfte und Selbstständige streben gleichermaßen nach einem für sie angenehmen und im wahrsten Sinne des Wortes gesunden Verhältnis von Job und Privatleben.

Ein zentraler Aspekt in dieser grundsätzlichen Perspektive ist die Balance von Familie und Beruf, die zunehmend durch die ernstzunehmenden Entwicklungen des vielseitig wachsenden Drucks und eines gesteigertes Stressempfinden beeinflusst wird. Auch das klassische Bild von Frau und Familie befindet sich im Wandel. Wir möchten daher die aktuelle Situation beschreiben und Ihnen Möglichkeiten und Maßnahmen vorstellen, mit denen Sie und Ihre Angestellten Familie und Beruf künftig besser vereinbaren können.

■ **Wachsender Druck und Stressempfinden**

Die Weltgesundheitsorganisation (WHO) stuft Stress als eine der größten Gefahren für das menschliche Wohlergehen im 21. Jahrhundert ein. In Europa klagen 30% über Stress am Arbeitsplatz und fühlen sich durch das geforderte Leistungspensum, den Zeitdruck und das Arbeitstempo ständig überfordert (Brecht et al. 2009). »EU-weite Studien weisen darauf hin, dass etwa die Hälfte der Fehltage am Arbeitsplatz auf zu großen Stress zurückzuführen sei (Wenninger 2007, S. 2)«. Das sind alarmierende Zahlen, die Stress als Krankheitsursache Nr. 1 bestätigen.

Stress ist ein persönliches Sammelwerk verschiedener Situationen und Reaktionen, die Sie als Unternehmer für sich und für Ihr Team rechtzeitig erkennen und somit auch minimieren können. Betroffen sind aber nicht nur Führungskräfte. Unter dem Druck der wirtschaftlichen und gesellschaftlichen Veränderungen belasten sich viele Menschen – unabhängig von Alter, Beruf und Hierarchieebene – bis zum Äußersten. Sie ignorieren die Warnsignale des Körpers und muten sich oft zu viel zu.

Wenn die Dauerbelastung in Ihrer Praxis über einen langen Zeitraum anhält und keinen Raum mehr für Entspannung lässt, wehrt sich Ihr Körper meist mit stressbedingten Beschwerden wie Rückenschmerzen oder Muskelschmerzen im Nacken- und Schulterbereich. Stimmungsschwankungen können sich zudem negativ auf die Arbeitsatmosphäre in der Praxis und auf Ihr Familienleben zu Hause auswirken. Wenn Sie nicht rechtzeitig die Reißleine ziehen, geraten Sie in einen Teufelskreis aus Unzufriedenheit und Überforderung und sind anfälliger für das Burn-out-Syndrom.

Nutzen Sie deshalb gemeinsam mit Ihren Kollegen und Angestellten die Möglichkeiten zur Verbesserung Ihres individuellen Gleichgewichts. Berücksichtigen Sie neben den eigenen auch die privaten Lebensverhältnisse Ihrer Mitarbeiterinnen und versuchen Sie, den Konflikt zwischen Familie und Beruf für Ihre Praxis in eine effiziente und gewinnbringende Wechselwirkung zu bringen.

7.2.2 Beruf und Familie im Wandel der Zeit – Die Zahnmedizin wird weiblich

In den letzten Jahrzehnten ist in den Industrienationen eine Lockerung der traditionellen Geschlechterrollen und des klassischen Familienmodells zu beobachten. Mit einem Anteil von etwa 60% stellen Familien mit 2 erwerbstätigen Elternteilen in Deutschland inzwischen keineswegs mehr die Ausnahme dar. Die Erwerbsbeteiligung von Frauen ist in Deutschland kontinuierlich gestiegen. Zwar liegt sie im Vergleich zu anderen europäischen Ländern nur auf mittlerem Niveau, doch immerhin 62% der Frauen zwischen 15 und 64 Jahren in Deutschland sind erwerbstätig (ver.di/IG Metall 2009).

Auch der zahnmedizinische Berufsstand befindet sich im Wandel. Immer mehr Frauen bilden den beruflichen Nachwuchs und sind in immer mehr Zahnarztpraxen selbstständig oder – in steigender Zahl – auch angestellt tätig. Das Institut der Deutschen Zahnärzte prognostizierte 2005 (Micheelis 2005), dass der Frauenanteil bei den Berufsausübenden bereits 2017 mehr als 50% betragen wird. Bei den Studienanfängern in der Zahnmedizin beträgt der Anteil junger Frauen an einigen Universitäten mehr als 80%, und auch beim Anteil an den Studienabgängern haben sie vielfach mit ihren männlichen Kommilitonen gleichgezogen oder sie überholt. Die Zahnmedizin ist längst keine Männerdomäne mehr. Viele dieser jungen Zahnärztinnen wünschen sich Familie. Doch die derzeitigen Bedingungen machen es jungen Frauen und Männern schwer, Beruf und Familie zu vereinbaren.

Zwar sind Frauen noch immer stärker an einer Neuverteilung von Berufs- und Familienarbeit interessiert. Doch die aktuellen Entwicklungen und die Akzeptanz der gesetzlichen Neuregelungen machen deutlich, dass Familie längst kein reines Frauenthema mehr ist. Auch Väter wollen das Familienleben aktiv mitgestalten und an der Erziehung und Entwicklung der Kinder teilhaben. Daher sind Frauen und Männer gleichermaßen daran interessiert, Familie und Beruf optimal miteinander zu verbinden.

Mit diesem Wissen können auch Sie in Ihrer Praxis entsprechende Maßnahmen ergreifen, um Familie und Beruf für sich selbst und für Ihre Angestellten in ein ausgewogenes Gleichgewicht zu bringen.

7.2.3 Die familienfreundliche Praxis

Work-Life-Balance-Konzepte sind eine Antwort auf die veränderten Bedingungen in Arbeits- und Lebenswelt. Sie streben einen Ausgleich zwischen den Interessen und Anforderungen der Praxis und der Angestellten an und sollen sicherstellen, dass sich Arbeits- und Lebensziele nicht wechselseitig ausschließen. Der ganzheitliche Ansatz eines integrierten Work-Life-Balance-Konzepts berücksichtigt daher gleichermaßen die Gestaltung der Arbeitszeiten, der Arbeitsorganisation, des betrieblichen Klimas und der Elternzeit. Maßnahmen zur Vereinbarkeit von Familie und Beruf und letztlich zur Mitarbeiterbindung stellen dabei einen zentralen Baustein im Spektrum von Work-Life-Balance-Maßnahmen dar.

Merkmale einer familienfreundlichen Praxis
Offene und direkte Information und Kommunikation

Am erfolgreichen »Balancieren« zwischen Arbeit und Privatleben sind 2 Akteure beteiligt: Die Praxis, die seitens des Betriebes die Arbeitswelt mitgestaltet, und der Berufstätige, der seine Prioritäten im Leben setzen muss. Das fällt nicht unbedingt leicht, denn die wichtigen Dinge werden im Alltag oft genug von dringenden Aufgaben verdrängt. Sie als Praxisleitung müssen daher genauso umdenken wie Ihre Angestellten.

Die offene und direkte Kommunikation mit Ihrem Team ist im Zuge der Umorganisation und Neuausrichtung Ihrer Praxis besonders wichtig. Nutzen Sie zunächst ein Mitarbeitergespräch, das Sie mit den einzelnen Personen oder in der Gruppe führen, um Ihre Idee der familienfreundlichen Praxis vorzustellen und den Bedarf und die Wünsche Ihres Teams zu ermitteln. Wenn Sie Maßnahmen für Ihre Praxis beschlossen haben, werden diese gemeinsam mit dem Nutzen für die Praxis ebenfalls in Mitarbeiter- oder Gruppengesprächen vorgestellt. Die Einführung beispielsweise eines neuen Arbeitszeitmodells allein bedeutet noch keine Balance zwischen Beruf und Familie. Entscheidend ist, dass die Familienfreundlichkeit in der Praxis auch gelebt wird. Die Inanspruchnahme familienfreundlicher Maßnahmen muss sowohl von den Vorgesetzten als auch den Kolleginnen akzeptiert und vorgelebt werden. Schaffen und pflegen Sie diese neue Mentalität. Lassen Sie keine Gelegenheit aus, um sich als familienfreundlicher Arbeitgeber zu präsentieren. Auch in Patienten- oder Vorstellungsgesprächen sollten Sie Ihre Philosophie erwähnen.

Flexible Arbeitszeitmodelle

Verschiedene Studien und Umfragen belegen, dass familienfreundliche Arbeitszeiten die wichtigste betriebliche Maßnahme für die Vereinbarkeit von Familie und Beruf sind und entscheidend zur Motivation von Angestellten beitragen. Gefragt sind flexible Arbeits- und Teilzeitmodelle, die an die individuellen Bedürfnisse Ihrer Angestellten angepasst sind und eine Planbarkeit der Aufteilung von Betreuungs- und Erwerbszeiten ermöglichen. Auch Freistellungsmöglichkeiten für Pflege und Betreuung sind erwünscht.

In die Entwicklung eines neuen Arbeitszeitmodells sollten Sie grundsätzlich das gesamte Praxisteam einbeziehen, um einen Kompromiss zwischen Praxisbelangen und dem Vereinbarkeitsinteresse der Arbeitnehmerinnen zu finden und gegenseitiges Verständnis untereinander zu schaffen.

Arbeitsprozesse und Aufgaben sind daraufhin zu überprüfen, inwieweit sie sich in Vollzeit- oder Teilzeitarbeitsplätzen bündeln lassen. Sofern möglich, können Sie die Arbeit in kleine Arbeitspakete einteilen und Teilzeitangestellten mit einem ähnlichen Qualifikationsniveau ein flexibles »Job-Sharing« anbieten. So haben Ihre Angestellten die Möglichkeit, familiäre Betreuungsaufgaben optimal mit den Anforderungen der Praxis zu verknüpfen. Auch die Weiterbildungsangebote sind so abzustimmen, dass Ihre Angestellten mit Betreuungsaufgaben teilnehmen können.

Betreuung durch Familienbeauftragte

Ein familienfreundliches Betriebsklima zeichnet sich v. a. dadurch aus, dass die Inanspruchnahme von Leistungen zur Förderung von Familie und Beruf – wie Elternzeit, flexible Arbeitszeit oder Freistellung für Pflege – von allen in der Praxis akzeptiert wird. Indem Sie Ihr Team bei der Karriereplanung beraten, in der beruflichen Weiterbildung unterstützen und Perspektiven aufzeigen, vermitteln Sie den Teammitgliedern das Gefühl, als Person ernst genommen und gefördert zu werden. Bereits während der Elternzeit können Sie verschiedene Angebote aussprechen, um den Wiedereinstieg nach der Elternzeit zu erleichtern. Mit Weiterbildungen können Qualifikationen aufgefrischt und eine reibungslose Rückkehr erleichtert werden.

Für Zahnärztinnen und Angestellte bedeutet die kleine Einheit der Praxis auch Nachteile angesichts passender Betreuungsmöglichkeiten. Väter und Mütter, die sich eine Auszeit vom Beruf nehmen, wünschen sich für eine reibungslose Rückkehr in den Beruf verbesserte Betreuungsangebote und nehmen Politik und Berufsverbände in die Verantwortung, kreative und flexible Vertragsformen und Konzepte für den zahnärztlichen Berufsstand zu entwickeln. Denkbar ist die Vernetzung von Betroffenen beispielsweise in einer Praxisgemeinschaft von mehreren Zahnärztinnen mit nahezu gleichaltrigen Kindern oder die Betreuung des Nachwuchses in der eigenen Praxis.

Um sich selber zu entlasten und dem Team eine zentrale qualifizierte Anlaufstelle zu bieten, können Sie eine Angestellte zur »Familienbeauftragten« ernennen. Dieses Angebot ist gleichzeitig eine attraktive und wirtschaftliche Maßnahme der Mitarbeiterbindung. Als feste Ansprechpartnerin kann die Familienbeauftragte das Team in sämtlichen familienrelevanten Fragen beraten, Informationsmaterial bereitstellen und die Vermittlung externer Unterstützungsdienste koordinieren. Auch kurzfristige Freistellungen können durch sie eingereicht und geprüft werden. Sie erhalten als obere Instanz eine kompetente Einschätzung durch Ihre »Familienbeauftragte« und können Entscheidungen schneller treffen.

Die Vorteile einer familienfreundlichen Praxis

Die Relevanz von Work-Life-Balance-Maßnahmen ergibt sich nicht nur aus der sozialen Verantwortung der Praxis, sondern auch aus der konkreten wirtschaftlichen Notwendigkeit, die Motivation und Leistungsfähigkeit von Beschäftigten zu sichern und die Attraktivität des Arbeitgebers für talentierte Bewerberinnen zu erhöhen. Wenn Sie die »familienfreundliche Praxis« tatsächlich leben, spüren das Ihre Angestellten und Patienten. Es wirkt sich positiv auf das Image und den Erfolg Ihrer Praxis aus, und Sie können sich im Wettbewerb um qualifizierte Bewerberinnen positiv von anderen Praxen abheben.

Eine Symbiose zwischen Praxis und Familie ist eine wesentliche Voraussetzung, um die Einsatzbereitschaft, Loyalität und Motivation Ihrer Angestellten dauerhaft zu erhalten. Die Arbeitsatmosphäre wird verbessert und entspannt, Ihr Team identifiziert sich mit der Praxis und Ihren Zielen und setzt sich gemeinsam dafür ein, das bestmögliche Praxisergebnis zu erzielen. Durch Zufriedenheit und flexible Modelle kann der Krankenstand reduziert werden.

Das Engagement und das Vertrauen Ihrer Angestellten sind entscheidend für die Nutzung ihrer Potenziale und somit letztlich auch für den Praxiserfolg.

Laut OECD (Wikipedia 2007) stärkt eine bessere Vereinbarkeit von Familie und Beruf grundsätzlich auch die Gesellschaft: Es resultieren eine höhere Beschäftigungsrate, sicheres Familieneinkommen, die Stärkung der Gleichstellung von Mann und Frau und die Förderung der kindlichen Entwicklung.

Mit einer familienfreundlichen Praxis können Sie …
- … qualifiziertes Personal halten bzw. gewinnen.
- … die Arbeitsmotivation und Leistungsfähigkeit sichern.
- … die Identifikation des Teams mit der Praxis und den Praxiszielen fördern.
- … Fehlzeiten und Personalfluktuation verringern.
- … die allgemeine Zufriedenheit erhöhen.
- … Ihre Wettbewerbsfähigkeit verbessern.
- … die Akzeptanz und das Ansehen der Praxis in der Öffentlichkeit nachhaltig stärken.

Vorgehen: In 4 Schritten zur familienfreundlichen Praxis

Der Wandel der Praxis beginnt oder endet bei Ihnen! Sie müssen den Anstoß geben für eine Neuausrichtung als familienfreundliche Praxis. Sie als Führungskraft müssen die Philosophie vorgeben, sie leben und pflegen.

Darum ist es an Ihnen, die ersten Schritte in Richtung einer »work-life-balanced« Praxis zu unternehmen. Beginnen Sie mit einer Analyse Ihrer eigenen Ziele für Ihr Privat- und Berufsleben, denn sie sind die Basis für die Zielvereinbarung für Ihre Praxis.

- **Schritt 1: Ist-Analyse**

Gehen Sie einmal mit sich »in Klausur« und stecken Sie sich klare Ziele für Ihr Privat- und Berufsleben!

Wie zufrieden sind Sie mit Ihrem Privat- und Praxisleben – auf einer Skala von 0 (gar nicht zufrieden) bis 10 (sehr zufrieden)? Was wollen Sie konkret erreichen? Zu welchem Zeitpunkt? Und wie verfolgen Sie die Umsetzung der Ziele?

Dann fragen Sie sich »Wo steht meine Praxis?« Wie sind die Aufgaben verteilt? Wie sind Sie bisher mit dem Thema »Elternzeit« und »Teilzeitarbeit« umgegangen? Gab es bereits Aktivitäten zur Förderung der Vereinbarkeit von Familie und Beruf und wenn ja, wie wurden sie angenommen? Sprechen Sie mit Ihrem Team über die bisherigen Maßnahmen, das Arbeitsklima und die derzeitige Motivation. Analysieren Sie die Ausfallzeiten Ihrer Angestellten aufgrund von Krankheit, Pflegeaufwendungen und Elternzeit. Vielleicht geben Ihnen diese Zahlen Aufschluss über die Notwendigkeit neuer Maßnahmen?

Machen Sie eine umfassende Bestandsaufnahme Ihrer Praxis, der Arbeitsabläufe und der Einstellung Ihrer Angestellten.

- **Schritt 2: Soll-Analyse und Zielformulierung**

Sicher hat Ihnen die Analyse der aktuellen Situation Ihrer Praxis einige interessante und hilfreiche Informationen und Eindrücke vermittelt. Diese gilt es nun in einen Maßnahmenkatalog für die familienfreundliche Ausrichtung Ihrer Praxis einfließen zu lassen.

Beziehen Sie Ihre Mitarbeiterinnen unbedingt in die Zielformulierung für Ihre Praxis ein. Denn nur wenn der Bedarf auch gegeben ist und die tatsächlichen Bedürfnisse Ihres Teams erfüllt werden, können Sie erfolgreich sein. Führen Sie Einzel- und Gruppengespräche mit Ihren Mitarbeiterinnen und Kollegen. Ermitteln Sie das Interesse an flexiblen Arbeitszeitmodellen und neu strukturierten Arbeitsprozessen. Machen flexible Arbeitszeitmodelle überhaupt Sinn und welche Informationen müssen Sie bereitstellen? Wie hoch ist der Bedarf und welchen Aufwand können und wollen Sie betreiben?

»Entschleunigen« Sie Ihr Leben! Setzen Sie sich Prioritäten und Meilensteine als Privatperson und als Behandler. Formulieren Sie realistische Ziele und einen angemessenen Zeitplan. Denn nur, wenn die Koordinaten klar sind, können Sie als Navigationssystem Ihr Team und Ihre Praxis erfolgreich an das richtige Ziel führen.

- **Schritt 3: Umsetzung**

Nun geht es daran, die vereinbarten Maßnahmen gemäß dem Zeitplan umzusetzen. Idealerweise konnten Sie sich selber entlasten und haben Aufgaben und Verantwortlichkeiten im Team neu verteilt. Nutzen Sie die Erfahrungen und die Motivation Ihrer Angestellten und arbeiten Sie als Team zusammen. Beobachten Sie dabei aufmerksam die Realisierung Ihrer Aktivitäten. Vielleicht erweisen sich einige Maßnahmen als unpassend und nicht harmonisch zum Praxiskonzept. Vielleicht sind Aufgaben falsch zugeordnet oder Fristen einfach nur zu optimistisch gesteckt. Seien Sie aufmerksam und stehen Sie im direkten Kontakt mit Ihrem Team. So können Sie schnell reagieren und rechtzeitig Korrekturen vornehmen.

- **Schritt 4: Erfolgskontrolle und -sicherung**

Das A und O der Erfolgskontrolle der familienfreundlichen Ausrichtung Ihrer Praxis sind regelmäßige Einzel- und Teamgespräche. Nutzen Sie diese Meetings für ein ehrliches Feedback in beide Richtungen. Zeigen Sie Interesse und Handlungsbereitschaft, sofern notwendig. So schaffen Sie eine solide Vertrauensbasis für sich und Ihrem Team, verbessern die Motivation und Leistungsbereitschaft jedes Einzelnen und vermeiden durch Unwissenheit entstehenden Stress und Unsicherheit.

Beobachten Sie die Zahlen Ihrer Praxis und setzen Sie für sich einen regelmäßigen »Bürotag« zur Analyse und Auswertung der momentanen Praxissituation an. Planen Sie darüber hinaus einen jährlichen Strategietag, um den Erfolg für Ihr kommendes Praxisjahr frühzeitig zu planen.

Beobachten Sie die Entwicklungen Ihrer Praxis, Ihre eigenen Ziele und die Bedürfnisse Ihrer Angestellten aufmerksam. Seien Sie offen für Veränderung, beziehen Sie Ihr Team in Ihre Entscheidungen mit ein und stärken Sie den Zusammenhalt. Dieser Weg ist sicher der richtige, um das für Sie passende und erfolgreiche Praxiskonzept zu finden.

Erfolgsfaktoren für die Vereinbarkeit von Familie und Praxis aus Unternehmersicht

In vielen Beratungen haben wir festgestellt, dass ein erfolgreiches Verbinden von Praxis und Familie von folgenden Faktoren abhängt:

- Stimmen Sie als Zahnarzt/Zahnärztin im Vorhinein die Verantwortlichkeiten ab. Wir kennen viele Fälle, in denen z. B. die Zahnärztin an 2 kompletten Tagen für die Praxis da ist und hier auch Abendsprechstunden anbietet. Die Kinder sind währenddessen vom Partner, den (Schwieger-)Eltern oder auch einer Kin-

derbetreuung perfekt »versorgt«. Die anderen Tage sind dann fest eingeplante »Mama-Tage« bei Zahnärztinnen – oder eben »Papa-Tage« bei Zahnärzten.
- Klären Sie deshalb die Betreuungsmöglichkeiten, auch im Krankheitsfall.
- Sorgen Sie bei allen gewählten Einrichtungen wie Kindergarten, Hort oder auch (Grund-)Schule für kurze Wege. Viel Zeit wird mit dem Transport verbracht, der in vielen Fällen den Aufwand nicht rechtfertigt.
- Bauen Sie ein soziales Netzwerk auf, wo Sie Ihre Kinder gut versorgt z. B an schulfreien Tagen unterbringen können – und dafür an anderen Tagen die Kinder übernehmen. Das gemeinsame Spielen sorgt für Entlastung bei Eltern und Kindern. Werden Sie aktiv, viele Berufstätige sind dankbar für ein solches Netzwerk.
- Wo tanken Sie auf? Sorgen Sie für Bereiche, in denen Sie wieder Energie gewinnen können. Und nehmen Sie diese Termine so wichtig wie ihre Patiententermine.
- Planen Sie in Ihrer Schwangerschaft mit »Leistungseinbußen« und Umsatzrückgängen. Sprechen Sie mit Ihrem Steuerberater, wo Sie Kosten kürzen können. Planen Sie mit ihm auch die Höhe der dann notwendigen Steuervorauszahlungen. Reden Sie ggf. rechtzeitig mit Ihrer Bank, wenn Sie eine Unterdeckung bemerken. Und stimmen Sie den höheren finanziellen Bedarf durch Kinderbetreuung, Urlaube etc. mit Ihrem Partner vorher ab. Machen Sie sich für die ersten beiden Jahre einen »Verantwortungsplan«, an welchen Tagen Ihr Partner hauptverantwortlich für die Kinder zuständig ist. Bedenken Sie auch, dass die Haushaltsführung (Einkaufen, Kochen, Waschen etc.) nun komplexer wird.

Literaturverzeichnis

Altmann H-C (1996) Motivieren und Gewinnen: 20 Power-Strategien zur Verkäufermotivation. moderne Industrie, Landsberg am Lech

ARD/ZDF-Onlinestudie (2010) Verfügbar unter http://www.ard-zdf-onlinestudie.de/index.php?id=264 [Zugriff am 13.05.2011]

Bettger F (1990) Erlebte Verkaufpraxis: wie ich meinen Umsatz und mein Einkommen vervielfachte. Oesch, Zürich

Birkenbihl M (1996) Rollenspiele schnell trainiert: So optimieren Sie Ihre Trainings. mvg, Landsberg am Lech

Birkenbihl VF (1995) Der persönliche Erfolg: Erkennen Sie Ihr Persönlichkeitspotential und aktivieren Sie Ihre Talente. mvg, Landsberg am Lech

Birkenbihl VF (1995) Stichwort Schule: Trotz Schule lernen. Gabal, Offenbach

Birkenbihl VF (1996) Fragetechnik … schnell trainiert: Das Trainingsprogramm für Ihre erfolgreiche Gesprächsführung. mvg, Landsberg am Lech

Birkenbihl VF (1997) Freude durch Streß. mvg, Landsberg am Lech

Birkenbihl VF (1997) Kommunikationstraining: Zwischenmenschliche Beziehungen erfolgreich gestalten. mgv, Landsberg am Lech

Birkenbihl VF (1997) Stroh im Kopf: Gebrauchsanleitung fürs Gehirn. mvg: Landsberg am Lech

Blanchard K, Edington DW (1987) Der 1-Minuten-Manager: Fitness. Rowohlt, Reinbek bei Hamburg

Blanchard K, Johnson S (1992) Der Minuten-Manager: Wegweiser für die Erfolgsmanager des AWD. Rowohlt, Reinbek bei Hamburg

Blanchard K, Oncken W jr, Burrows H (1995) Der Minutenmanager und der Klammeraffe. Rowohlt, Reinbek bei Hamburg

Brecht JG, Meyer VP, Micheelis W (2009) Prognose der Zahnärztezahl und des Bedarfs an zahnärztlichen Leistungen bis zum Jahr 2030 – Überprüfung und Erweiterung des Prognosemodells PROG20. IDZ-Information 1: 6

Brown WS (1984) Todsünden des Managers: Die 13 dümmsten Fehler, die Manager begehen können – und wie man Sie zu vermeiden lernt. Oesch, Zürich

Carnegie D (1994) Sorge dich nicht – lebe: Die Kunst, zu einem von Ängsten und Aufregungen befreiten Leben zu finden. Scherz, Bern

Carnegie D (1997) Management: Durch Menschenführung zum Erfolg. Metropolitan, Düsseldorf

Covey SR (1992) Die sieben Wege zur Effektivität; Ein Konzept zur Meisterung Ihres beruflichen und privaten Lebens. Campus, Frankfurt/Main

Deg R (2005) Basiswissen Public Relations. VS Verlag für Sozialwissenschaften, Wiesbaden

Enkelmann NB (1997) Erfolgsprinzipien der Optimisten: Wünschen – Planen – Wagen – Siegen. Gabal, Offenbach

Friedrich K, Seiwert LJ (1993) Das 1×1 der Erfolgsstrategie: der sichere Weg zu konkurrenzlosen Spitzenleistungen; Grundprinzipien und Umsetzungsschritte der ES. Gabal, Offenbach

Fuchs J (1994) Das biokybernetische Modell: Unternehmen als Organismus. Gabler, Wiesbaden

Gay F, Herzler H (1996) Ich brauch dich und du brauchst mich: sich und andere besser kennenlernen – mit dem DISG-Persönlichkeits-Modell. Brockhaus, Wuppertal

Geffroy EK, Seiwert LJ (1996) Zeitmanagement für Verkäufer: mehr Zeit für Verkaufserfolge. mvg, Landsberg am Lech

Gemeinsamer Bundesausschuss (2006) Richtlinie über grundsätzliche Anforderungen an ein einrichtungsinternes Qualitätsmanagement in der vertragszahnärztlichen Versorgung (Qualitätsmanagement-Richtlinie vertragszahnärztliche Versorgung) vom 17. November 2006, BAnz. Nr. 245 (S. 7463) vom 30.12.2006, in Kraft getreten am 31.12.2006

Gewiehs C, Müller C, Hoffmann B, Institut für Fernunterricht (2006) Lehrbriefe zum Lehrgang »PR-Fachkraft Presse- und Öffentlichkeitsarbeit«. Rolf Fr. Weber Verlags-GmbH, Großenkneten-Westrittrum

Gindert C, Schellenberger B (1994) Fit für den Erfolg: Gesund und souverän im Beruf. Luchterhand, Neuwied

Großmann A (1997) Erfolg hat Methode: Durch ganzheitliches Selbstmanagement effektiver arbeiten, seine Zukunft gestalten, glücklicher leben, 3. Aufl. Gabal, Offenbach

Hansen R, Schmidt S (2009) Konzeptionspraxis, 4., aktual. Aufl. F.A.Z.-Institut für Management, Markt- und Medieninformationen, Frankfurt

Harris TA (1975) Ich bin o.k., du bist o.k.: wie wir uns selbst besser verstehen und unsere Einstellung zu anderen verändern können – eine Einführung in die Transaktionsanalyse. Rowohlt, Reinbek bei Hamburg

Hersey P, Blanchard KH (1996) Management of organizational behavior, 7. ed. Englewood Cliffs: London

Herzberg F, Mausner B, Bloch Snyderman B (1959) The motivation to work, 2. Aufl. Wiley: New York

Heymann HH, Seiwert LJ (1984) Personalentwicklung im Management, Enzyklopädie, Bd. 7. Verlag moderne Industrie, Landsberg am Lech

Hill N (1988) Denke nach und werde reich. Ariston, Genf

Höller J (1995) Alles ist möglich: Persönlichkeits-Strategien zum Erfolg. Econ, Düsseldorf

Hull R (1994) Alles ist erreichbar: Erfolg kann man lernen. Rowohlt, Reinbek bei Hamburg

Johnson S (1995) Eine Minute für mich. Rowohlt, Reinbek bei Hamburg

Johnson S, Wilson L (1994) Das Minuten Verkaufstalent. Rowohlt, Reinbek bei Hamburg

Kitzmann A, Zimmer D (1982) Grundlagen der Personalentwicklung. Lexika-Verlag, Weil

Klose M, Seiwert LJ, Graichen WU (1996) Verkaufen Sie sich einfach an die Spitze: Erfolgsgesetze, Verkaufsgespräche, Zeitmanagement. mvg, Landsberg am Lech

Küstenmacher W »Tiki« (1996) Der Ich Kompass: Wer bin ich; was kann ich; mit wem kann ich? Brockhaus, Wuppertal

KZBV-Jahrbuch (Hrsg) (2008) Statistische Basisdaten zur vertragszahnärztlichen Versorgung. Kassenzahnärztliche Bundesvereinigung, Köln

Literaturverzeichnis

Lesch M, Förder G (1994) Kinesiologie, aus dem Streß in die Balance. Gräfe & Unzer, München

Mackenzie A (1990) Zeit für Erfolg: Eine Strategie für Zielbewußte. Sauer, Heidelberg

Maltz M (1973) Erfolg kommt nicht von ungefähr: Psychokybernetik. Econ, Düsseldorf

Mayrhofer W (1996) Personalmanagement, Führung, Organisation. Überreuther, Wien

Mehrabian A, Ferris SR (1967) Inference of attitude from nonverbal communication in two channels. Journal of Counselling Psychology 31: 248--252

Meyer-Hentschel G (1996) Alles was sie schon immer über Werbung wissen wollten. Gabler, Wiesbaden

Micheelis W (2005) Zahnärztemangel oder Zahnärzteschwemme? Prognoseszenarios bis 2020. Interview von Ulrike Nover. BZB Juni 05: 12--13

Müller-Kiement K-G, Seiwert LJ (1997) Zielwirksam arbeiten: Technik, Methodik und Praxis des persönlichen Zeitmanagement. expert, Renningen-Malmsheim

Murphy J (2009) Die Macht Ihres Unterbewusstseins, überarb. Neuausg. Ariston, München

Olbertz S (2009) Zahlenspiel mit Köpfchen. Zahnärztliche Mitteilungen 4: 93

Olson DH (1995) Coping & stress profile: Understanding personal and relationship stress., Carlson Learning Company, Minneapolis/Minnesota (USA)

Parkinson CN (2001) Parkinsons Gesetz und andere Studien über die Verwaltung (übers., Parkinson's Law, 1957), 2., erw. Aufl. Econ: München

Rauen C (2004) Coaching-Tools; Erfolgreiche Coaches präsentieren 60 Interventionstechniken aus ihrer Coaching-Praxis. managerSeminare, Bonn

Richter, S, Rehder H, Raspe H (2009) ndividuelle Gesundheitsleistungen und Leistungsbegrenzungen: Erfahrungen GKV-Versicherter in Arztpraxen. Dtsch Arztebl Int 106(26): 433--439

Riegl, GF (2010) Erfolgsfaktoren für die zahnärztliche Praxis: Innovatives Praxismarketing in der Zahnmedizin mit Patienten- und Zuweiserforschung. Prof. Riegl & Partner, Augsburg

Ries H-P, Schnieder K-H, Althaus J, Großbölting R, Voß M (2007) Zahnarztrecht, Praxishandbuch für Zahnmediziner, 2. Aufl. Springer, Berlin Heidelberg

Ruch FL, Zimbardo PG (1974) Lehrbuch der Psychologie. Eine Einführung für Studenten der Psychologie, Medizin und Pädagogik. Springer: Berlin

Schirm RW (1995) Die Biostruktur-Analyse: Schlüssel zur Menschenkenntnis. IBSA, Baar

Schirm RW (1995) Die Biostruktur-Analyse: Schlüssel zur Selbstkenntnis. IBSA, Baar

Schirm RW (1996) Die Biostruktur-Analyse: Grundlagen. IBSA, Baar

Schmidbauer K, Knödler-Bunte E (2004) Das Kommunikationskonzept. university press UMC, Potsdam

Schüller AM, Dumont M (2010) Die erfolgreiche Arztpraxis, Patientenorientierung – Mitarbeiterführung – Marketing, 3. Aufl. Springer, Berlin Heidelberg

Schulz-Bruhdoel N (2005) Die PR- und Pressefibel, 2. aktual. Aufl. F.A.Z.-Institut für Management, Markt- und Medieninformationen, Frankfurt

Schurr M, Kunhardt H, Dumont M (2008) Unternehmen Arztpraxis – Ihr Erfolgsmanagement; Aufbau, Existenzsicherung, Altersvorsorge. Springer, Berlin Heidelberg

Seiwert LJ (1992) Mehr Zeit für das Wesentliche: Besseres Zeitmanagement mit der Seiwert-Methode. Verlag moderne Industrie, Landsberg am Lech

Seiwert LJ (1996) DISG-Zeitmanagement-Profil »Time Mastery«: Selbstanleitend – Selbstauswertend – Selbsterklärend. Gabal, Offenbach

Seiwert LJ (2000) Selbstmanagement: Persönlicher Erfolg, Zielbewusstsein, Zukunftsgestaltung, 8. Aufl. Gabal, Offenbach

Seiwert LJ (2001) Das neue 1×1 des Zeitmanagements: Zeit im Griff – Ziele in Balance – Erfolg mit Methode. MVG, Offenbach

Seiwert LJ (2005a) Wenn du es eilig hast, gehe langsam; Das neue Zeitmanagement in einer beschleunigten Welt. Sieben Schritte zur Zeitsouveränität und Effektivität, 15. Aufl. Campus, Frankfurt/Main

Seiwert LJ (2005b) Die Bären Strategie – In der Ruhe liegt die Kraft. Hugendubel, München

Seiwert LJ, Gay, F (1996) Das 1×1 der Persönlichkeit: sich und andere besser verstehen; beruflich und privat das Beste erreichen; das DISG- Persönlichkeitsmodell anwenden. Gabal, Offenbach

Seligman M (1993) Pessimisten küsst man nicht: Optimismus kann man lernen. Knaur, München

Simon W (1996) Rede nicht, handle: Ziele setzen, Ziele erreichen. Gabal, Offenbach

Sprenger RK (1996) Mythos Motivation: Wege aus einer Sackgasse. Campus, Frankfurt/Main

Stellfeldt S (2007) Effektivität von Qualitätsmanagement - Eine empirische Untersuchung in Zahnarztpraxen. VDM Verlag Dr. Müller, Saarbrücken

Theisen MR (1997) Wissenschaftliches Arbeiten: Technik – Methodik – Form. Vahlen, München

Tuckman BW (1965) Developmental sequences in small groups. Psychological Bulletin 63: 384-399

Ulsamer B (2001) Exzellente Kommunikation mit NLP. Gabal, Offenbach

ver.di/IG Metall (Hrsg) (2009) Familie und Beruf vereinbaren, vorgelegt von Arbeitsdirektoren und Wissenschaftlern. Berlin/Frankfurt am Main, Mai 2009

Wenninger G (2007) Stress und Burnout – Stressbewältigung und Work Life Balance. Vortrag Bund der Selbständigen/ Deutscher Gewerbeverband am 31. Oktober 2007

Wikipedia (2007) Vereinbarkeit von Familie und Beruf. Verfügbar unter http://de.wikipedia.org/wiki/Vereinbarkeit_von_Familie_und_Beruf#Studien_der_OECD (Zugriff am 13.05.2011)

Williams AL (1996) Das Prinzip Gewinnen: tun Sie alles, was Sie können, und Sie werden alles erreichen. mvg, Landsberg am Lech

Wöckel M (2005) Public Relations für Zahnärzte, 3. Aufl. Edition Printis, Nürnberg

Portraits der Autoren und Interviewpartner

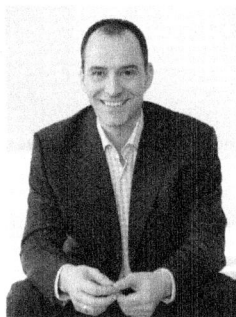

Francesco Franco Tafuro, Dipl.-Betriebswirt
ist seit 1994 in der Beratung und dem Training von Zahnarzt- und Arztpraxen tätig. Er gilt als einer der führenden Experten für erfolgreiche Praxisführung und Coaching in der (Dental-) Medizinbranche.

Der Betriebswirt diplomierte bei Prof. Lothar J. Seiwert und führte bereits früh als Geschäftsführer und Mitbegründer eine Praxismarketingagentur, die deutschlandweit auf Zahnärzte und Ärzte spezialisiert war. Er kann auf die praktische Erfahrung aus über 1500 Praxisanalysen und Beratungen zurückgreifen. Bekannt aus vielen Beiträgen in der Fachpresse, wird in Seminaren und Vorträgen neben seinem breiten und fundierten Fachwissen besonders auch sein Humor geschätzt. Francesco Tafuro gründete 2007 gemeinsam mit Dörte Kruse in Hamburg die Coachingagentur Tafuro & Team – Coaching, Consulting & Controlling für Zahnärzte und Ärzte.

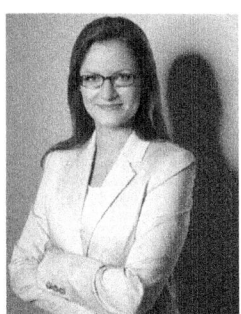

Nicole Franzen
ist seit 2006 in der Beratung von Unternehmen, Kliniken, Zahnarzt- und Arztpraxen tätig. Sie gilt bundesweit als Expertin für strategische PR und Unternehmenskommunikation mit dem Fachgebiet Employer Branding.

Nach ihrer Tätigkeit als PR-Beraterin in einer Agentur war die zertifizierte PR-Fachfrau für Presse- und Öffentlichkeitsarbeit in internationalen Unternehmen für die Kommunikationsarbeit im deutschsprachigen Raum verantwortlich. Als PR-Referentin für Nobel Biocare hat sie sich u. a. ein bundesweites Netzwerk zu Fach- und Publikumsmedien aufgebaut und ihre Beratungskompetenz um die Dentalmedizin erweitert. 2006 gründete sie die Agentur COCON PR (damals unter dem Namen franzenPR) in Düsseldorf und spezialisierte sich auf ganzheitliche Kommunikationskonzepte, Printmedien, interne Kommunikation, Pressearbeit und Online-PR. Mit Leidenschaft und Kreativität integriert sie die vielfältigen Instrumente der klassischen und modernen Unternehmenskommunikation auch in die Konzepte von kleinen Unternehmen, (Zahn-)Arztpraxen und Kliniken.

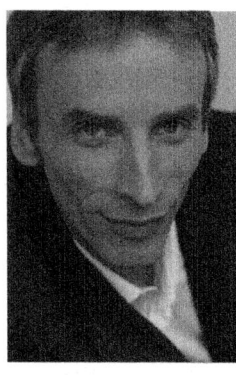

Jörn Ehrlich, Dipl.-Sportwissenschaftler
ist DVNLP-Lehrtrainer, Mediator und Management-Coach. Nach seiner Aus- und Fortbildung in systemischer Familien- und Organisationsaufstellung, der Transaktionsanalyse und in den Martial-Arts ist er seit 1991 Unternehmensberater und Trainer. Als Mitinhaber des Hamburger Weiterbildungsinstituts V.I.E.L Coaching + Training bildet er Menschen zum Business-Coach und Business-Trainer aus. Zudem unterstützt er Führungskräfte und Teams bei der Entwicklung ihrer Leistungsfähigkeit und der Realisierung von Zielen und Visionen.

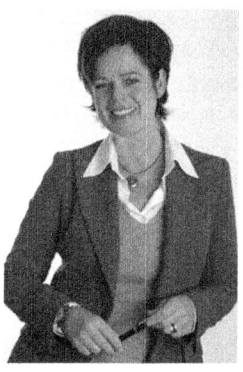

Dörte Kruse, Dipl.-Volkswirtin
ZFA und Business Coach (dvct), gründete 2007 gemeinsam mit Francesco Tafuro in Hamburg die Coachingagentur Tafuro & Team – Coaching, Consulting & Controlling für Zahnärzte und Ärzte.

Bei ihrer Arbeit kann die Geschäftsführerin von Tafuro & Team auf mehr als 30 Jahre Berufserfahrung mit breit gefächerter Fachkompetenz aus Vertrieb, Unternehmens- und Personalberatung sowie auf zahlreiche Analysen, Strategien, Workshops und Seminare zurückgreifen. Die Qualifikation zum Business Coach ermöglicht es ihr, individuelle und passgenaue Lösungen zusammen mit ihren Kunden erfolgreich zu entwickeln.

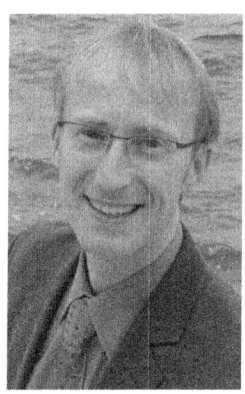

Rudolf Lenz, Dr. med. dent.
ist seit 1993 zahnärztlich tätig und parallel dazu als Lead Auditor für Zertifizierungsgesellschaften aktiv. In seiner Praxis testet er die dental-qm -Konzepte und referiert regelmäßig auf Seminaren und Kongressen über seine Erfahrungen. Die Schwerpunkte legt er dabei auf Organisation von Praxisabläufen, Mitarbeiterführung und Qualitätsmanagement als Erfolgsmanagement. Neben den organisatorischen und wirtschaftlichen Erfolgen der betreuten Praxen motiviert ihn v. a. die persönliche Weiterentwicklung der Teilnehmer.

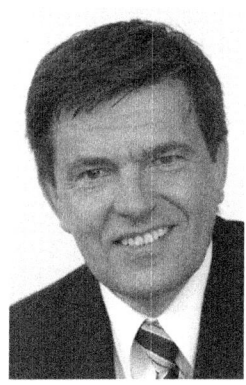

Uwe Schäfer, Dipl.-Finanzierungs- und Leasingwirt
ist seit 2006 Vorstand für die Bereiche Finanzen, Risiko- und Produktmanagement bei der Health AG, Hamburg. Die Health AG ist eine moderne Finanzdienstleisterin für die Gesundheitsbranche. Sie konzipiert Finanzlösungen für Kliniken, Ärzte, Zahnärzte, Labore und weitere Unternehmen im Gesundheitssektor. Als gefragter Referent für die Themen Finanzen, Controlling und Forderungsmanagement ist er u. a. bei der Europäischen Akademie für zahnärztliche Fortbildung (eazf) und der Deutschen Gesellschaft für Orale Implantologie (DGOI) tätig. Der gelernte Bankkaufmann und Diplom-Finanzierungs- und Leasingwirt war Unternehmensberater mit den Schwerpunkten Unternehmensfinanzierung, Finanzkommunikation und Finanzanalysen und arbeitete zuvor sowohl auf Banken- als auch auf Industrieseite, u. a. 10 Jahre bei der ABN AMRO Bank, Amsterdam, in den Bereichen Corporate Banking und Credit Structuring in leitender Funktion.

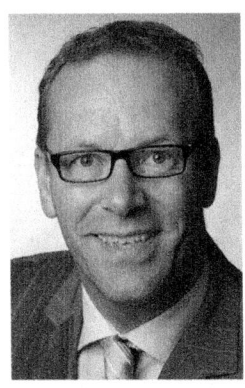

Dr. Karl-Heinz Schnieder, Dr. jur.
ist seit rund 15 Jahren niedergelassener Rechtsanwalt mit dem Schwerpunkt Medizinrecht. Er ist Mitinhaber der kwm, kanzlei für wirtschaft und medizin, die Standorte in Münster, Berlin, Hamburg und Bielefeld unterhält. Gemeinsam mit einem Team von hochspezialisierten Medizinrechtlern betreut er Gesundheitsdienstleister aus allen Sparten des Gesundheitsmarkts.

Nach seiner juristischen Ausbildung, die er u. a. in einer Kammer für Kassenarztrecht beim Sozialgericht Münster absolviert hat, war er 2 Jahre lang Referatsleiter Recht bei der Kassenzahnärztlichen Vereinigung Westfalen-Lippe. Im Anschluss an diese Tätigkeit wurde er niedergelassener Rechtsanwalt. Sein familiärer Lebensmittelpunkt ist Münster; sein Beruflicher die gesamte Bundesrepublik.

Sein besonderer Tätigkeitsschwerpunkt ist das Zahnarztrecht. Neben allen Fragen des KZV-Rechtes sind der kwm die beruflichen Kooperationen von Zahnärzten, das ständische Berufsrecht sowie alle Honorar- und Abrechnungsfragen ein besonderes Anliegen.

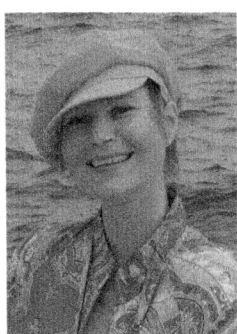

Kirsten Schwinn, Diplom-Kauffrau, Diplom-Handelslehrerin
spezialisierte sich im Jahr 2001 auf Qualitätsmanagement in Zahnarztpraxen und entwickelt seitdem alle Konzepte gemeinsam mit Zahnarzt Dr. Rudolf Lenz. Unter dem Namen dental-qm werden lebendige Erfolgsrezepte für Lebensqualität im zahnärztlichen Praxisalltag angeboten. Alle Produkte zeichnen sich durch ihre sofortige praktische Umsetzbarkeit aus. Es gibt 3 verschiedene QM-Handbücher für unterschiedliche Ansprüche: Small, Medium und Large. Im Jahr 2005 wurde der Erfolg des Konzepts »dental-qm professional« wissenschaftlich bestätigt. Das Konzept »dental-qm light« wurde 2007 speziell zur praxistauglichen Umsetzung der QM-Richtlinie des Gemeinsamen Bundesausschusses entwickelt.

Stichwortverzeichnis

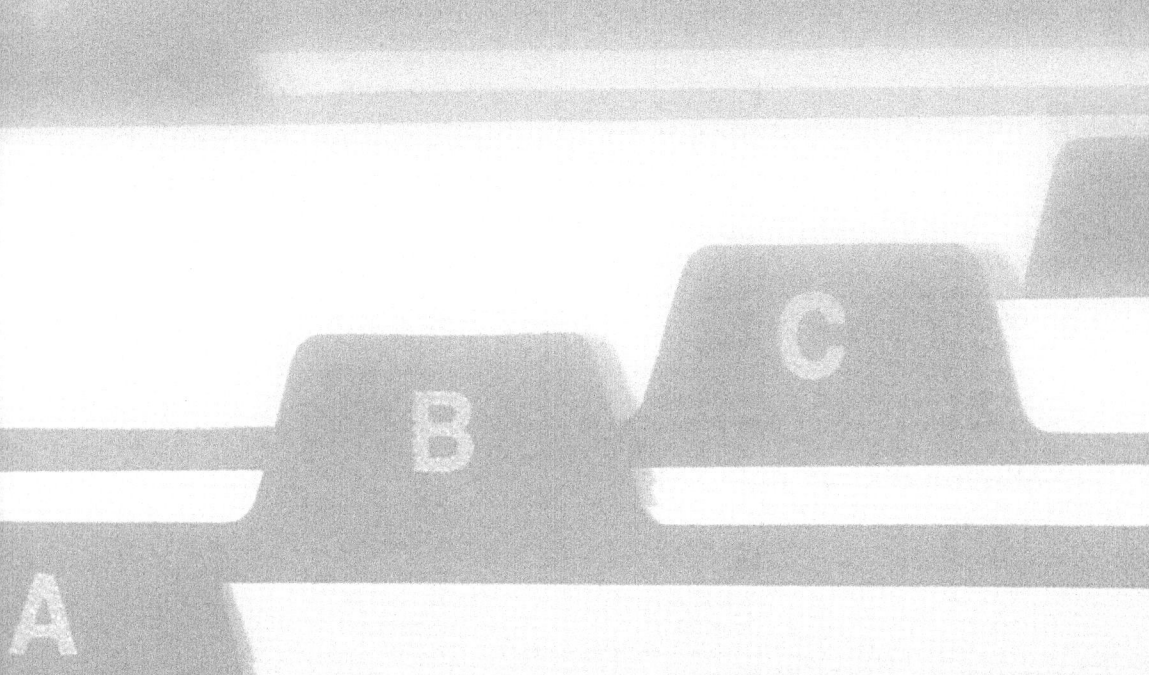

Stichwortverzeichnis

3/11/15-Regel 155
7+/–2-Chip 155
72-Stunden-Regel 12

A

A-, B- und C-Aufgaben 14
A-, B- und C-Mitarbeiterinnen 107
ABC-Einteilung 136
Agentursuche 59
Anforderungsprofil 92
Angst 21
Anzeigen 93
Ärztekammermethode 82
Auditiver Typ 165
Aufgaben- und Kompetenzverteilung 117

B

Befehlstyp 162
Befragungsbogen 37
Begründung von Privatleistungen 152
Begrüßung 128
Behandlungskonzept 2
Beispielfragen 160
Beratungsschemata 165
Beschwerden 133
Beschwerdetypen 131
Bewegte Bilder 53
Bewerbungsgespräch 94
Bewerbungsinterview 95
Bilanz 72
Botschaften 39
Businessplan 86
BWA 69

C

Cash-Flow 85
Checklisten 145
Coaching 108
Corporate Behaviour 42
Corporate Communications 42
Corporate Design 42
Corporate Identity 42

D

Delegieren 13
DISG-/Persolog-Persönlichkeitsprofil 8

E

Eigenbild-Fremdbild-Analyse 37
Einarbeitung 99
Einarbeitungsplan 100
Einwände 165
Einzelbonus 123
Entperfektionieren 13
Entscheidungen 20
Erfolgskontrolle 37, 40

F

Factoring 86
Faustformeln für die Praxis 85
Fehler und Fallen im Bewerbungsgespräch 95
Fehlermanagement 147
Festigungsphase 78
Firmenfarben 44
Flyer 52
Forming 102
Formulierungen 133
Fragetechnik 154
Führungsaufgaben 90
Führungsstil 107

G

Gesprächszonen 158
Gestik 158
Gründungs- und Aufbauphase 78

H

Hamsterrad 10
Homepage 54
Honorarumsatz 76
Hygienefaktoren 90

I

Imageanalyse 37
Immaterieller Wert 82
Informationsmaterial 51
Innere Antreiber 24
interne Kommunikation 46
Internet 54
Interviewfragen 96

K

kalkulierender Typ 163
kinästhetischer Typ 164
Kommunikationskonzept 36
Kommunikationsmaßnahmen 33
Konflikte 18
Konfliktlösungsmuster 19
Konzeption 36
Körpersprache 157
Kritikgespräche 112
Kündigung 113

L

Leistungsstundensatz 76
Liquiditätsplanung 72
Liquiditätsverbesserung 73
Lob/Anerkennung 111
Logo 43

M

Marketing 34
Marketingkonzept 33
Marketing-Mix 34
Marketingstrategie 34
Maßnahmenplanung 37, 39
Materieller Wert 82
Mentoring 99
Mitarbeiterentwicklung 111
Mitarbeitergespräch 48
Mitarbeiterzeitung 48
Motivation 90

N

Nachfolge/Abgabephase 79
Nein-Sagen 17

Stichwortverzeichnis

Neue Medien 54
Norming 105

O

Öffentlichkeitsarbeit 34
Öko-Check 21
Online-Netzwerke 56
Organigramm 145

P

Patiententypen 164
Patientenzielgruppe 5
Patientenzufriedenheit 133
Performing 106
Personalauswahl 91
Persönlichkeit 7
Planen 14
POS 5
PR-Agentur 59
Praxisanalysen 168
Praxis-Benchmark 68
Praxishandbuch 147
Praxiskäufer 83
Praxiskäufermarkt 83
Praxisliquidität 71
Praxismanagerin 121
Praxismarketing 32
Praxiswertermittlung 82
Praxiszeitung 52
PR-Berater 59
Preis benennen 156
Pressearbeit 49
Pressemitteilung 51
Presseverteiler 50
professionelles Marketing 33
Public Relations 34

Q

qualifiziertes Zeugnis 114
Qualitätsmanagement 140

R

rationalisieren 154
Rentabilität 75
Rezeption 130

S

schwarzes Brett 48
Sicherungsphase 78
Situatives Führen 109
SMART 38
Stellenbeschreibung 118
Stimme 128
Storming 103
Strategie \b 4
Stressmanagement 23

T

Tätigkeits- und Zeitanalyse 11
Teambesprechung 116, 144
Team-Meetings 48
Teamuhr 100
Telefon 128
Terminblöcke 138
Terminmanagement 136
Themenplanung 50
Typ, der sich um alles kümmert 162

U

Überzeugertyp 162
Umgang mit Kritik 131
Umsatz pro Mitarbeiterin 76
Umsatzbeteiligung kombiniert mit Bonus-Malus-System 124
Umsatzzone 138
Unternehmenscoaching 66

V

Veranstaltungen 52
Verhaltensregeln 122
Visualisierungen 152
Visueller Typ 164
Vorgründungsphase 77

W

Wahl der idealen Zahnarztpraxis 33
WAKK 47
Wartezeitmanagement 130
Werbebudget 36
Werbemaßnahmen 36
Werbung 34
Wochenplanung 12

Z

Zeitplan 36
Zeitplanung 39
Zielgespräche 109
Zielgruppen 34, 38
Zusammenarbeit mit Ihrem Dentallabor 152
Zwei-Gewinner-Gespräch 153

Printed by Printforce, the Netherlands